道与养生保健

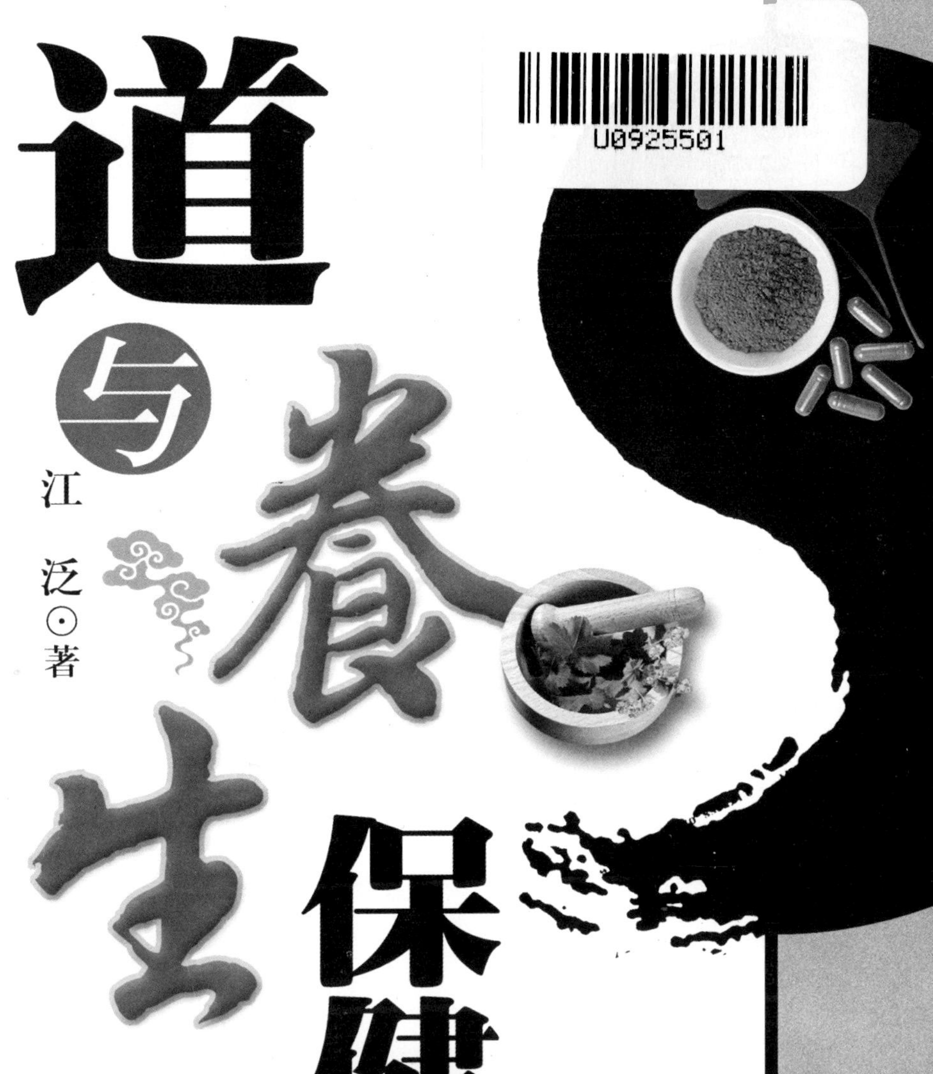

江泛◎著

團结出版社

图书在版编目（CIP）数据

道与养生保健／江泛著．—北京：团结出版社，2008.4

ISBN 978-7-80214-414-9

Ⅰ.道…　Ⅱ.江…　Ⅲ.道教—养生（中医）Ⅳ.R212

中国版本图书馆 CIP 数据核字（2008）第 036482 号

出版：团结出版社

（北京市东城区东皇城根南街 84 号　邮编 100006）

电话：（010）65133603　65238766　85113874（发行部）

（010）65228880　65244790（总编室）

（010）65244792　65126372（编辑部）

网址：http://www.tjpress.com

E-mail:123456@tjpress.com（出版社）　65228880@tjpress.com（投稿）

65133603@tjpress.com（购书）　65244790@tjpress.com（投诉）

经销：全国新华书店

印刷．三河市腾飞印务有限公司

装订：三河市腾飞印务有限公司

开本：170×230 毫米　1/16

印张：16.5

字数：180 千字

版次：2008 年 6 月　第一版

印次：2008 年 6 月　第一次印刷

书号：ISBN　978-7-80214-414-9/R·14

定价：28.80 元

（如果有印装差错，请与本社联系）

前言

和谐是当今社会发展的主题，代表了人类共同的价值取向。和谐也是中华民族的人文追求，天时地利人和、和为贵、家和万事兴……都体现了几千年来中国百姓的共同梦想。和谐社会是指以人为主体的社会和谐发展状态，它包括人与自然的和谐、人自身的和谐、人与人的和谐、社会结构间的和谐等方面的基本内涵，其本质在于人的全面发展，基本前提和关键是人的健康。

健康长寿是人类世代相传的一种理想。有了健康，才会有宁静祥和的感觉、白头偕老的意境、幸福美满的结局，才会有和谐的家庭、和谐的社会。为了实现这个美好的理想，数千年来，人类一直都在孜孜探索，奋力追求，古今中外，莫不如此。

在养生保健的探索历程中，世界两大医学体系之一、东方医学的代表——中医无疑做出了杰出的贡献。而中医是在道教炼丹的过程中形成和发展起来的。学道者往往兼攻医术，故有“十道九医”之说。在中医学史上，很多重要医药典籍和名医都与道教有着不可分割的关系，如中医学理论的奠基之作《黄帝内经》、中药学的奠基之作《神农本草经》等，著名的医家如孙思邈、葛洪、陶弘景等也都属道士。张伯端的《悟真篇》不仅是全真派的内丹经典，也是当今世界气功界所尊崇的修行宝典……

道教是中国土生土长的传统宗教，具有国教的地位。它以长生成仙为终极追求，养生保健是其教义思想的核心，追求长生成仙是其基本特征。道教本身就乐生恶死，因此，对于生命的保护、延长甚至永生，就成了道教最为关注和探索最多的课题。道教确信“我命由我不由天”。正是在这种积极人生态度的驱动下，两千年来，无数的道教徒在寻求长生成仙的道路上努力探索，锲而不舍，创造和发明了种类繁多、功效各异的养生延年之术，如外丹、内

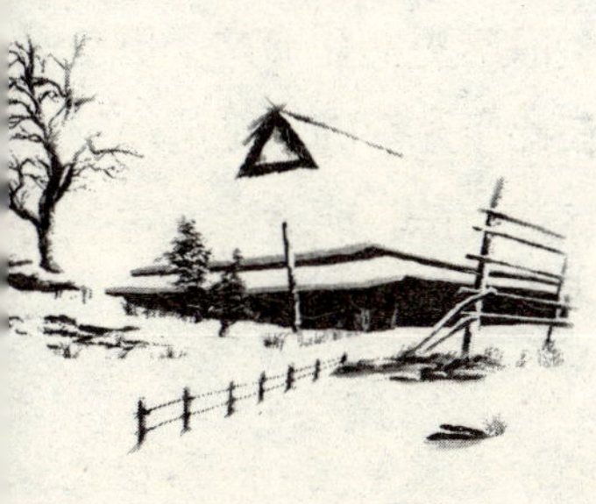

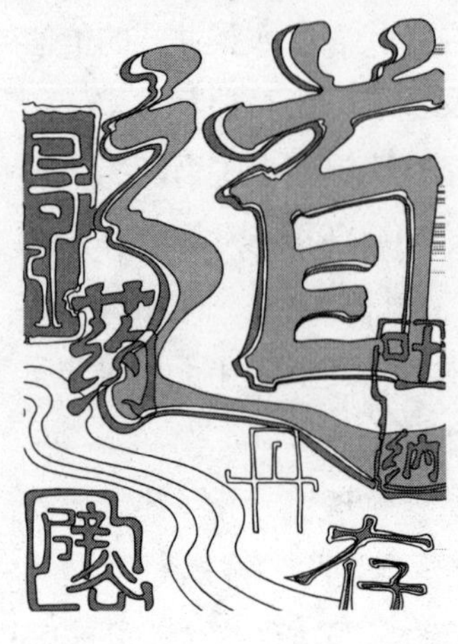

丹、服气、胎息、吐纳、服食、辟谷、存思、导引、按摩、房中等等养生术。大多数养生方法都收到了与众不同的奇效，这些已被海内外医家和养生学家所公认。这充分表现了道教热爱生命、渴望永生的热忱和探索精神。

儒、释、道三足鼎立，成为中国文化的支柱，也都讲养生。儒家讲入世，佛家讲遁世，道家讲出世。但道家的出世，着眼点在于通过自身修炼，达到长生久世、羽化登仙的人生境界。从养生健身、延寿成仙的宗旨出发，道教全面继承发展了中华传统诸家的各种养生方法，并吸收了外来文化的精华，形成了独树一帜的多渠道、多层次的养生保健体系。较之以精神解脱为根本宗旨的佛教和以道德修养为根本立场的儒家，道教更长于养生，独具佛、儒两家所缺的叩咽、辟谷、服饵、房中等术，具动静兼备、内外结合的特点。较之以治病为根本宗旨的医家以及以技为根本宗旨的武术气功，道教气功更富高层次的功法及精深系统的理论。在中国封建社会的佛、道、医、儒、武等诸家中，道教被公认为最擅长于养生。以儒治世，以佛治心，以道治身，被许多封建帝王奉为教条。道教丰富多彩的养生文化，充分体现了华夏民族的科学水平和卓异智慧。没有道教徒长期不懈的养生实践，中国文化遗产中便不可能留下这一大批独特的养生思想和方法的瑰宝。

道教养生不仅在中国养生学中有重要的地位，同时也是一个亟待开掘的宝库。这珍贵的历史文化遗产，更有待于我们今天的发掘和利用。在此所介绍的只是沧海一粟。但我希望通过我所介绍的这些方法，能给国人带来健美的体魄、美满的生活，让古老的道教为建设和谐社会做出应有的贡献。

目录

第一章 道教与中医

第二章 长寿的秘密

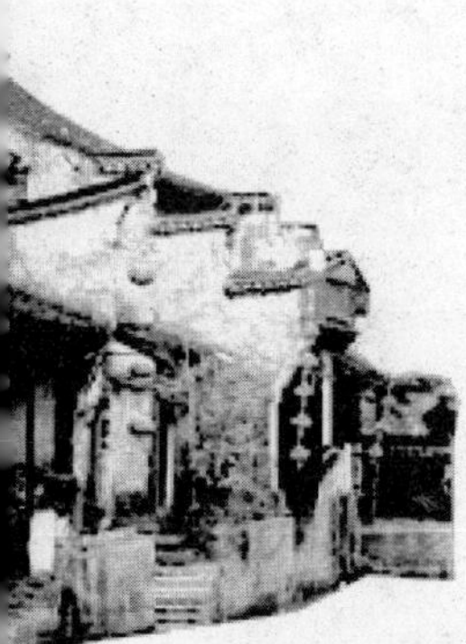
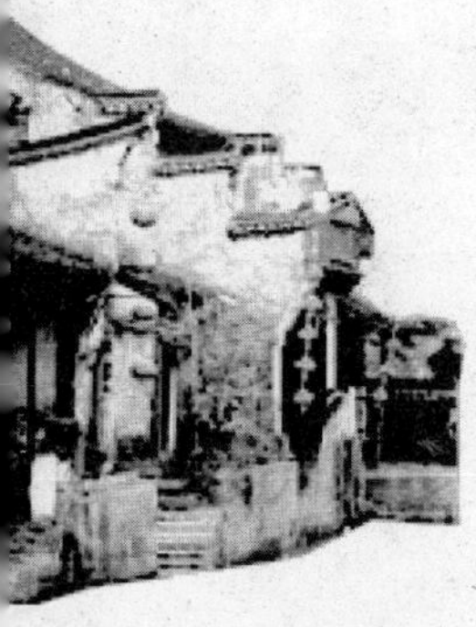
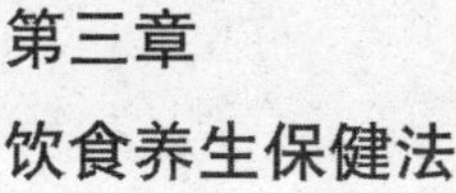

第三章 饮食养生保健法

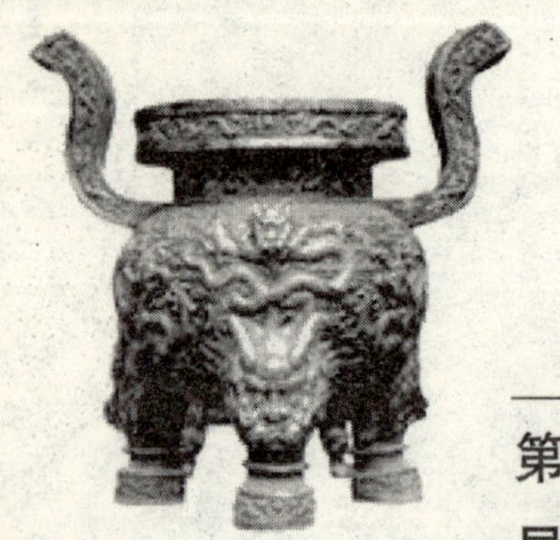

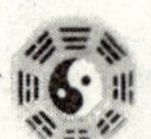

第四章 导引养生保健法

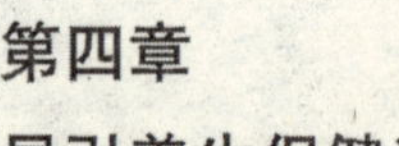

第五章 行气养生保健法

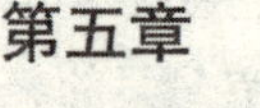

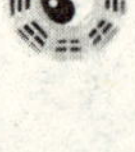

第六章 意念养生保健法

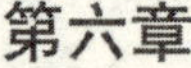

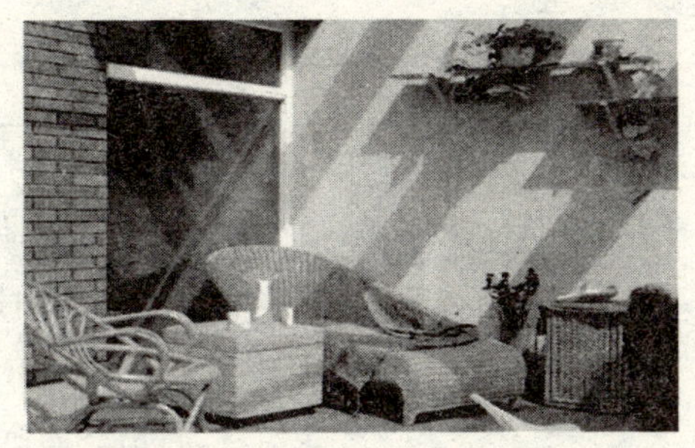

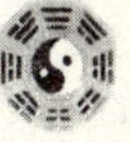

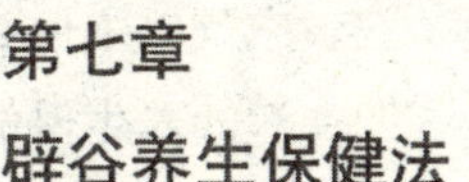

第七章 辟谷养生保健法

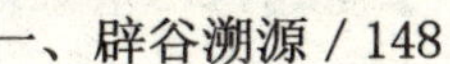

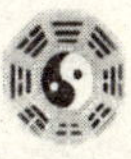

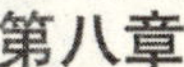

第八章 香汤养生保健法

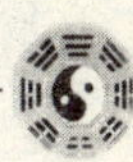

第九章 房室养生保健法

第十章 起居养生保健法

第十一章 自然养生保健法

第一章 道教与中医

一、国教、国医、国药

道教是中国土生土长的宗教，中国的国教曾为中国传统文化的发展做出过巨大贡献，在中国文化中占有着重要的地位。中国传统文化的三大支柱——儒、释、道，根底全在道教。由于长生不死的信仰是道教义理的核心和道教人士孜孜以求的最高境界，因此对于生命的保护、延长甚至永生，就成了道教最为关注和探索最多的课题，道教的一切宗教活动因而也都是围绕养生保健、修道成仙而展开的。从这一立场出发，道教必然要形成崇尚医药的传统——要达到修道长生这一度世目的，首先要祛病延年。正如古代医学家葛洪所言："神农曰：'百病不愈，安得长生。'"陶弘景也指出："夫学生之道，当先治病……不先治病虽服食行无益于身。" 而医术的作用正是在于治病防病，延长人的寿命。掌握一定的医药知识和技能是道徒进行自救，并进而济人的基础和前提，因此，修"仙道"必须要先通"医道"，而自古以来历代修道而兼修医术者层出不穷，并有"十道九医"之说，这也是道教区别于其他宗教的一个显著特征。

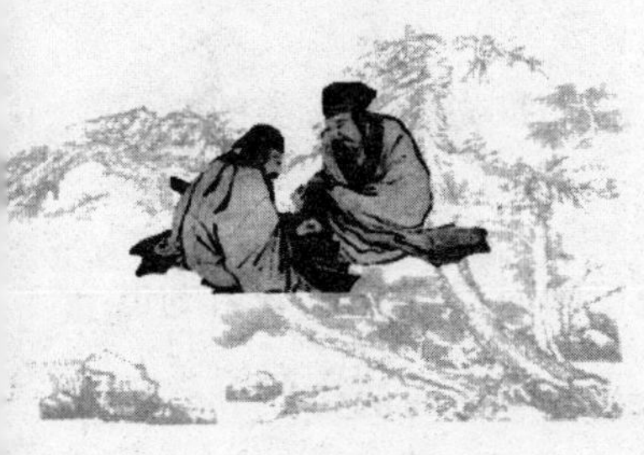

道教为什么尚医，还有一个伦理原因，那就是道门奉行的"道人宁施人,勿为人所施"的祖训和"功行双全"的宗教伦理。道教本着"内修金丹、外修道德"的教伦要求，认为行医施药是一种济世利人的"上

功”和“大德”，这也是长生不死的一个先决条件。葛洪就指出：“若德行不修，而但务方术，皆不得长生也。” 宋、元、明时期的净明忠孝道，从忠孝为本的教义出发，认为医术既是一门仁术，也是一门孝术。知医懂药，并且会用药，这是服侍父母、尽孝行善的一个重要内容和体现，所以为人子者不可不懂医。以上这些原因，促使道教人士崇尚医术方药，在修道求仙的实践活动中自觉研习医术，将方药纳入道法之中，从而达到“自医又复医人，医医不已，达道堪传妙道，道道皆通”的境界。

道教重视医药的出发点虽然是为了修道成仙、长生不死、济世救人，但在客观上倒也促进了国医——中国传统医学的发展。在道教的一些经典中，如《太平经》、《周易参同契》、《黄庭经》、《悟真篇》等，不仅有大量医药学内容，而且在《道藏》中还收集和保存了大量的中医药著作及养生书。其中的纯医药著作，有《黄帝内经》、《肘后备急方》、《千金要方》等，在养生方面，也有《摄生论》、《养性延命录》、《存神炼气铭》等有名的作品。

在中医学史上，很多重要医药典籍，如中医学理论的奠基之作《黄帝内经》、中药学的奠基之作《神农本草经》等都与道教有着密不可分的关系。张伯端的《悟真篇》不仅是全真派的内丹经典，也是当今世界气功界所尊崇的修行宝典。著名的医家如《肘后备急方》的作者葛洪、《养性延命录》的作者陶弘景、《千金要方》和《千金翼方》的作者孙思邈等，也大都属道士。另外，在道教史和中国医学史这两个领域同时都享有很高声誉的道医，还有被誉为“建安三神医”之一（与华佗、张仲景并称）的董奉，对《内经》校注有卓著功绩的王冰、杨上善，中医学史上第一位女针灸家鲍姑，在脉学史上独树一帜的崔嘉彦，以及宋代主编官修医方书《太平圣惠方》的道士王怀隐等等，不胜枚举。

为了达到长生不死的境界，先辈们通过各种各样的方式，致力于用人类的智慧来制造一些神丹妙药。这种工作的结果是充分利用了地上的万物为人类生存而服务，这也使得中医学因为这一过程而得到了长足发展。华佗是三国时期的一位著名的道医，他不仅发明了导引疗法“五禽戏”，还发明了为外科手术在术前使用的麻醉药物“麻沸散”，这对整个世界医学史的发展来说都是一个重大贡献。《神农本草经》是中药学的奠基之作，而陶弘景的《神农本草经集注》七卷，不仅使这部中国医学最重要的典籍之一得以保存下来，而且还对中医典籍的注释学立下了开创之功。此外，陶弘景所著《肘后百一方》三卷尚存，可惜的是其他如《断谷秘法》一卷、《集金丹药百要方》一卷、《服草木杂药法》一卷、《灵方秘奥》一卷等医药学著作均已散佚。葛洪在他的《抱朴子 · 内篇》中，对古化学、矿物学、地理学、博物学、医药学等许多领域都有重要贡献，其中的《金丹》、《黄白》等篇，对还丹术和炼化金液方法有相当深入的论述。隋唐之际的孙思邈也是一位道士，他的突出成就是集唐代以前医方之大成，对祖国方剂学的发展起了极大的促进作用。他经由上山采药和大量临床实践，累积了丰富的采药和制药经验，并因此赢得了“药王”的美誉。孙思邈在《千金要方》中收集了达5300个医方，《千金翼方》中也收集了两千多个方子。这两部著作对后世影响是公认的，它为唐代以后许多中医药书籍所引据。特别是《千金要方》，在宋代以后流传极广，甚至曾被日本列为医学生的教科书。

不可否认，养生是中医学的重要组成部分之一，它的特点就在于调摄生活，保养精、气、神，使之生生不已，从而得以防病祛病、延年益寿。在我们的养生活动当中，主要内容包括炼神、服气、存思、 内丹、导引等气功养生术。道教的医药养生术虽然不能完全达到自主生命、长生成仙的宗教目的，也有不少失败的教训，但毕竟开拓了一些行之有效的修炼养生途径，积累了大量的实践经验，留下了数百种修炼养生的著述，对人类健康长寿事业做出了一定的贡献。先辈们正是在修道过程中身体力行地发展了中医学，并结合了练功，对中医学的阴阳、气血、经络、三焦、精气神，以及辨证施治等理论及实践做出了特殊的贡献。他们不但通过医道对身体的有效作用而加深了对道的理解，而且也以道的本体理论推动了中医学的发展。道教医药学思想和养生学思想极大地丰富了中华传统医药科学思想宝库。

道教的医学模式是融生理治疗、心理治疗、精神信仰治疗于一体的综合性、多元化的医学模式。现在，道教医药养生术已开始受到重视，并被加以科学的改造，用于医疗和气功养生，实践证明可以取得治病健身、延年益寿的良好效果。道教医药养生术具有很强的实用性和医疗保健功效，可以在无病时用于预防，有病时用于治疗，病后用于康复。如今，道教医药养生术愈发显示出其内在价值和独特的魅力，对人类医疗保健事业的发展产生了积极的作用。

二、易道、药道、医道

《周易》本为商周之际的占筮纪要资料，这些占筮记录构成的《易》古经文，展示了上古时代自然变易与社会生活中的一些历史片段情况，也保存了占卜师们的一些片段的思想理念性的资料。那些由占筮分衍而来的奇、偶数组成的卦象、爻象，代替了可直观的具体事物的形式表象，而这些表象又进而演变成蕴涵一定事理的抽象意象，成为供后人思索的素材；那些简练、古奥的卦辞、爻辞，比类寓意，寓深于简，启迪和驱动着智慧者们不断地钻凿推求。

而道家始祖老子这样一位以察古鉴今、究天人之际为职守的史官、思想家，便从不断的运思体悟中，吸取《易》古经文中象数、义理的思想资料，加以提炼、深化，并摄取、融通广泛的社会思想资料，成就了他伟大的经典著作《道德经》，从而创始了道家哲学流派。在《易》产生之后，是道祖老子的《道德经》正式拉开了我国传统哲学的序幕，它如同第一缕曙光射进了尚处在混沌迷蒙之中的中华大地。可以说《老子》源于《易》，或者说是老子引《易》入“道”，也可以说是老子使《周易》古经文经发掘、发挥、弘扬而进入了哲学的殿堂。

道祖老子将《周易》中对立的奇、偶爻象与对立的乾、坤卦象，同自然界的气候寒、暑，昼夜的明、暗，人性的男、女，人事的吉、凶等对立的现象与事物相沟通，借用上古以背日为阴、向日为阳的对立观念，提出了宇宙间普遍存在“阴”与“阳”两种对立的基本属性的概念。认为正如卦、爻象的变易表明事物的变易一样，阴与阳的对立、交感、消长、相互推移等，是引发宇宙万物变易的根本因由。这种阴阳之间的消长变易，受支配于一种周而复始的自然法则，这个法则便是“道”，是宇宙万物的本原。来自对自然天道的体悟牵引着老子的思维，他摆脱了占筮行为“与鬼为谋”和“向神求示”的束缚，解除了心灵上的无形枷锁，认为道本来就是宇宙间运动着的一种自然而然的力量；没有任何力量可以超越阴阳变易而推动宇宙万物的演变。

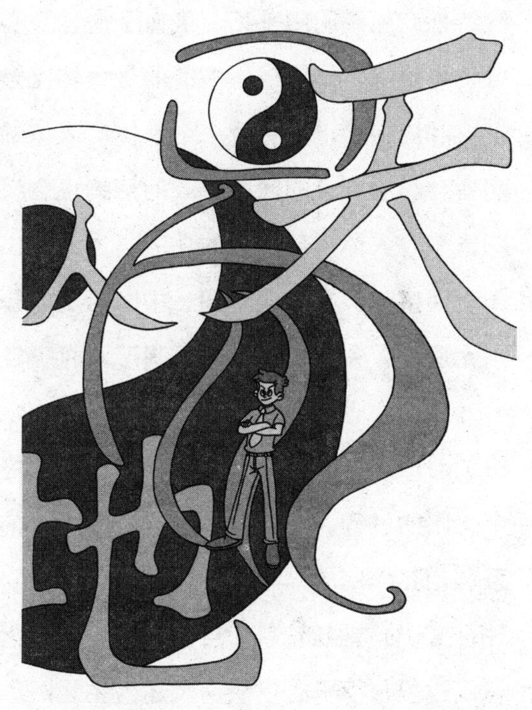

简单地说，易道包括天道、地道、人道

简单地说，易道包括天道、地道、人道。所谓天道为“阴与阳”，是指天的阴阳之气；所谓地道为“柔与刚”，是就地质而言的；所谓人道为“仁与义”，是就人之德而言的。而人道之所以为“仁与义”，乃是由于人禀受了天地阴阳、刚柔之性而形成的。所以，易道是天道、地道、人道合于一体之道。周易的基本思想是阴阳转化与天人感应。阴阳的对立统一是宇宙的一般规律，同时也是生命运动的规律，作为万物灵长的人类同样也不例外的。现代科学研究表明，太阳、地球的活动及其形成的气象变化，都能在生物体内引起反应。受自然界周期节律的影响，人类发现了生物钟，发现了药物在不同季节的药性，形成了独特的中医理论。

从根本上说，中医也是医道。“人命至重，贵于千金”，“生死反掌，千里毫厘”。这些都来自道教的学说。而中医要真正做到“察隐、回天、通变、万全”，就必须“上晓天文，下知地理”，延年益寿、治病救人的目的和原则实际就是调和阴阳，使之平衡的过程。因此，孙思邈说：“不知易，不足以言太医”。中医之道与易道是相通的，中医学中的时间医学、气血津液相互转化所体现出的运动特性，天人相应、辨证施治的基本法则所体现的整体特性，五行、脏象、经络、方剂配伍等理论所体现的系统特性，强调阴阳平衡、气血平衡、身心和谐所体现出的平衡观……无不是易学的哲学思想的具体体现。中医的最大特点是它的整体观念。它把人看作一个整体，又把人和周围的世界看成一个整体。人体的某一部分有病，会影响其他部分，肉体的病变会影响到人的情绪，人的情绪也会反过来影响器官的功能。外界的变化也在时刻影响着人体内部器官的功能，当人体出现不平衡，即正气不足，邪气有余；或者阳衰阴盛时，人就会生病。中医治病的原则，就是补正去邪，或者调正阴阳。人和则无病，人失和则病，中医调于人而病自和。

中医之道与老子的道是一脉相承的，中医是道家的一个支脉。老子论道曰大、曰逝、曰远、曰反，无边无际，无始无终，认为道是一个无限光口的时空，也是一个无限的过程。而道就是对这个过程的描绘和阐述，是对其中各种运动方式相互关系和相互作用的描绘和阐述。《黄帝内经 · 素问》中曾问雷公："子知医之道乎？"并且又说："医道论篇，可传后世，可以为宝。"中医囊括了过程、枢机、结构领域，但以过程与枢机的描绘、阐述为主。医道的认识领域在哪里？主要在人的生命过程里，而不是人体的结构，不是局部。神、气、形相合，实现了生命的大统一，天、地、人相合，实现了自然的大统一。生命过程的主导在神气，而形体只是神气的载体。《阴阳应象大论》中有"治病必求于本"的说法，《生气通天论》中有"生之本，本于阴阳"的理论，实际就是指人整个生命过程这个根本，而不是指疾病本身。《移精变气论》中的"标本已得，邪气乃服"，强调了标本相得的要领。中医是天地人和通的大道。医道是生命之道，又与自然之道、社会之道相融通。中医不是治病的医学，而是调人的医道。每一个人都有调理失和与转化疾病的本能，医生的作用只是帮助与促进这一本能的实现。

中药也是药道。中医所用之药大多取材于植物、动物、矿物三大部分，受各种不同自然环境条件的影响，药物形成有四气五味。天为阳，地为阴；气生于天，味生于地。一日之中阴阳之气时刻在变，地域有东西南北中之分，随着季节气候的变化、地气五行及方位之所属，于是药物便有了寒热温凉之分，有了酸甜苦甘咸淡之别。五运六气有一定的周期性变化，中医高手会不失时机地根据当年的司天之气储备相应的药物，这样的药材得专气，效力专注，可以收到最好的治疗效果。

在用药中取象类比是医易相通的另一个特点。只要是药，就都有它的形、性、气、质，各入其经，其中有因形相类的，有因性相从的，有因气相求的，也有因质相同的。比如，连翘形似心就可以入心，红花的汁如同血就可入血等等，这就是道法自然以意而得。有的中药材还运用了河图洛书、后天八卦之数和卦象来解释它的性味和功效，如人参，在离卦中属于阴、坎水；阿胶则以水济火，可以坎填离。每味中药，虽有特定的性能功效，有一气之偏，但以易经理论观之，仍是一个阴阳复合之体。一味中药本身，往往具有多种功能，如丹参，既可扩张冠状动脉，增加血流量，又对中枢神经系统有明显的镇静作用。还有的药物本身同时具备有毒和解毒两种有效成分，可以和解，互为利用。这就是中医的对立统一。

中医与易都是人类智慧的结晶，都是人类文明的精髓，中医与易皆为大道。《周易》主要论自然之大易，易之道也；《老子》主要论社会之大德，德之道也；《黄帝内经》主要论生命之大医，医之道也。中医是化变之道，化变之道通于德与易。中医与易本一而道生，同为道之用。二者同源同生，相与相随，相辅相成。医道与易道通贯自然与生命之道，而对自然与生命本原的认识正是人类永恒的追求。

三、中医学的奠基之作——《黄帝内经》

在中国，现存最早的一部医学理论经典著作是《黄帝内经》，它也是中医理论体系形成的标志，不仅在历史上对祖国人民的保健事业做出了巨大贡献，就是现在，还依然在起着指导临床实践的作用，因为它蕴涵着丰富的科学成分，包括了祖国医学的基本理论知识。

《内经》的成书年代，一般都认为是战国时期，集合了多人的力量，用了几十年的时间才完成的，可以说汇集了当时中医界优秀理论的“百家之言”。作者被托以黄帝之名。在它被汇编成书以后，又经过两汉及更晚时期的学者的修订和补充，逐渐被历代医家视作无上的经典，成为从古至今中医学不可背离的“立医之本”。

从性质上说，《内经》是一部集医理、医论、医方等于一体的综合性的著作。它采用对话的形式，以黄帝和几位上古著名医学先知岐伯等人相互问答医学知识的形式，阐述了重要的医学理论。《黄帝内经》包括《素问》和《灵枢》两大部分，各九卷，每卷九篇，内容十分广泛，有生理、病理、解剖、疾病的诊断和治疗，以及预防医学等各个方面。从整体上看，其理论的来源不外乎“阴阳五行”和“整体观念”两大基本内容。

《内经》认为，阴阳两气是一切产生的根源。当时有神鬼致病的思想存在，而《素问·四气调神大论》中则说：“故阴阳四时者，万物之终始也，死生之本也，逆之则害生，从之则苛疾不起，是谓得道。”什么意思？这是说阴阳四时的变幻是天下万物生、盛衰、亡之根本，违背了这个规律，就要产生疾病，而顺从了这个规律，疾病就不会产生，这就是中医的养生保健的原则。《内经》又说：“阴阳者天地之道也。万物之纲纪，变化之父母，生杀之本始……”治病当然必求于本了，因此对疾病的诊断和治疗，都不能离开阴阳这个“纲纪”。五行规律实际上就是运用自然界的五种基本物质（即木、火、土、金、水）来取类比象的一种思维方法。《左传》记载：“天生五材，民并用之，非一不可”。这里虽然没有出现“五行”一词，但显然木、火、土、金、水五种材料是人们生活当中不可缺少的物质基础。

后来，先辈们又把自然界和人体的一切事物归到阴阳合五行的体系当中。例如，升为阳、降为阴，热为阳、寒为阴，人体的背为阳、腹为阴等皆被归类于阴阳；酸苦甘辛咸五味、肝心脾肺肾五脏、东南西北中五方、目舌口鼻耳五官等则被归类于五行，让万物都有所属。像五行有相生相克一样，万物之间也都是相互依赖，相互推动，相互制约的关系。因而，整体观也就体现出来了。自然界是一个整体，它本身就存在各种阴阳转化和生克制化的关系；人身各部分与自然界密切相关，因此人与自然又是一个整体；同样，人体自身的各脏腑之间，精、气、津、液、血、脉、皮肤、肌肉、骨骼、五官等之间，也都有相互的联系，牵一发而动全局，也是一个整体，更重要的是以经络贯串了这个统一的整体。中华人民几千年的临床疗效和丰富的实践经验，对这种思维方式和哲学观进行了无数次的验证，充分证实了这一理论体系的科学性、合理性、超越性和极高的实用价值。

在对疾病的治疗方面，《内经》充分考虑了整体的客观环境。如《素问 · 至真要大论》指出："谨察阴阳所在而调之，以平为期。"这说的就是通过仔细观察阴阳的所在，加以调整，从而达到阴阳平衡的目的。也就是说，正常情况下，阴阳两气在人的体内维持着动态平衡，人就健康，如果阴阳失调了，就会生病，而治病实际就是去调整人体内环境失调了的阴阳，使之重新恢复平衡。《黄帝内经》还指出生理、病理现象除了和自然界外在环境有关以外，还与人体本身内在的情志活动，即七情，有着密切的相互关系。《内经》始终认为在讨论疾病原因以及保健方法上，都必须充分考虑内外两种环境的影响。

《内经》还充分体现了预防医学的思想。如在《灵枢 · 本神篇》中写道："故智者之养生也，必顺四时而适寒暑；和喜怒而安居处，节阴阳而调刚柔。如是则避邪不至，长生久视。"这是说，明智的人采取的养生保健方法，一定是顺着春夏秋冬四季的时令，适应寒暑不同的气候，调和自己的情志，不过喜不过怒，并能很好地适应周围的环境；调节阴阳的盛衰变化，使它相对平衡。这样病邪就无从侵袭，于是可以延长生命而不易衰老了。《素问 · 四气调神大论》也说："是故圣人不治已病治未病，不治已乱治未乱，此之谓也。"

四、中药学的奠基之作——《神农本草经》

先秦以来，中医药学的发展与神仙思想有着必然的联系。东汉以后，仙方与汉代方士医群体崛起，神仙不死术盛行。人们对神仙不死药的追求，逐渐经历了一个从寻觅到炼制的过程，在这个过程中，方士们对中国传统医药学的吸收和发展起着不可忽视的作用。譬如，在对先秦医药学有集大成意义的《神农本草经》中就有不少汉人的神仙思想，吸收了汉代方士和早期原始道教的医药学成就。

《神农本草经》简称《本草经》或《本经》，是我国早期临床用药经验的第一次系统总结，可谓中药学的奠基之作，被历代誉为中药学的经典。书中对药物及药事的论述，直到今天仍是医药工作者的主要理论依据和操作规范。“本草”是中药的代称。虽然在中医药物中，动物类和矿物类以及其他种类的药物也不少，但占绝大多数的还是草木之类的，因而以此命名。这部书的作者已不可考了，现代学者一般都认为，它也是集体所创作，而非一人之手笔，不过是托名于神农。因为我国自古就有“神农尝百草”之说，如《史纪纲要》中说“神农尝百草，始有医药”，《淮南子》中也有“神农……尝百草之滋味，水泉之甘苦，令民知所避就，当此之时，一日而遇七十毒”的记述。

陶弘景着重研究老、庄的哲学思想和葛洪的神仙道教，并且对历算、地理、医药等都有造诣，他曾整理修订古代的《神农本草经》，并增收魏晋间名医所用的新药，编成《本草经集注》7卷，对本草学的发展有很大的影响。

《本经》全书分三卷，叙述了各种药物的名称、别名、性味、有无毒、功效主治、生长的环境、采集的时令、部分药物的质量标准，以及炮制、真伪鉴别等，所载主治病症包括了内科、外科、五官科、儿科、妇科等各科疾病一百七十多种。全书共记载药物365种，其中包括植物药252种，矿物药46种，动物药67种。又根据养命、养性、治病三类功效将药物分为上、中、下三品。上品120种，主养命以应天，以滋补营养为主，无毒，多服久服不伤人，既能祛病又可强身延年，如人参、阿胶、甘草、地黄、大枣等；中品120种，主养性以应人，多数具补养和祛病双重功效，一般无毒或有小毒，不须久服；可补虚扶弱的如百合、当归、龙眼、鹿茸等，可祛邪抗病的有黄连、麻黄、白芷、黄芩等；下品125种，主治病以应地，可用于除寒热邪气、破积聚、愈疾患，多数有毒或药性峻猛，不可久服，不宜过量使用，如大黄、乌头、甘遂、附子、巴豆等。

另外，《本经》对每味药的性味、主治、别名及生长环境等也都有比较详尽的描述。药物之间的“君臣佐使”、“七情和合”关系也是中药学的一大关键，《本经》

指出寒、热、温、凉四气和酸、苦、甘、辛、咸五味是药物的基本性情，可针对疾病的寒、热、湿、燥性质的不同相互配伍，选择用药。并参考五行生克的关系，对药物的归经、走势、升降、浮沉等都有所交代。为了保证药物质量，书中指出要注意药物的产地，采集药物的时间、方法、真伪等。书中还指出剂型对药物疗效的影响，丸、散、汤、膏适用于不同的药物或病症，用药剂量及服药时间也应随病情的发展和病灶所在而区别对待，违背了这些，就会影响药物的疗效。

应该说，《神农本草经》的历史地位是不可低估的，它将东汉以前零散的药学知识进行了系统总结，其中包含了许多具有科学价值的内容，被历代医家所珍视。在很长一段历史时期内，《神农本草经》都是医生和药师学习中药学的必读书，被放在了非常重要的位置上。书中对于药物性质的定位及对其功能主治的描述十分准确，其中规定的大部分药物学理论和配伍规则，直到今天也仍是中医药学的重要理论支柱。

五、气功修行宝典——《悟真篇》

内丹修炼是道教文化的重要内容之一。丹经之王魏伯阳的《周易参同契》集外丹与内丹修炼之大成，在从东汉至宋代的漫长岁月里，一直影响着众多修炼的人士。而张伯端的《悟真篇》是继《参同契》之后的又一部重要的丹经著作，二者同为丹经之祖。

张伯端主张“万卷丹书语总同”，所以他博采儒佛之理，倡导三教归一之说。他积极吸取了《周易参同契》的精华，援佛入道而形成性命双修的思想。在这个基础上，他结合自己的修炼实践，写出了千古经典《悟真篇》，借用外丹烧炼的名称，依托卦象传播内炼的药物、鼎炉、火候、防危等丹经必须的知识。行世以后，备受推崇。于是诸家蜂起，阐秘显微，门派林立，绵延不绝。

《悟真篇》不仅是道教内丹丹法的主要经典，而且对中国传统的气功学也影响深远。中国的传统气功学多来自道教内丹学，以吐故纳新、除欲净虑为要旨。张伯端认为“草木金石为渣质”，还说“人人本有长生药，自是迷途枉自抛”。认为修炼内丹是成仙的唯一途径，因为人人自身本有长生药，用不着向外去寻求“众草”。主张按照万物化生的法则，反其道而修炼自己的“内三宝”精、气、神。精是指人身水液中的精华；气是指人身中虽不可见而具推动运转之能的生命能量；神指精神或心理功能。陆西星在《心印妙经注》中说：“灵明知觉之谓神，充周运动之谓气，滋液润泽之谓精。以其分量而言，则神主宰制，气主作用，精主化生，各专其能。”《悟真篇》则从传统的“人身一小天地”的“天人合一”观出发，以人身为鼎炉，以精气为药物，以神为火候，循行一定的经络，经过一定的步骤，提倡修炼自己的精、气、神，使之在体内凝聚不散，结成金丹，从而达到长生成仙的目的。

内丹以祛疾健身为初效，延年永寿为中效，“阳神”飞升为最高目标。归纳起来张伯端的丹法修炼须经三步才能炼成金丹：第一步炼精化气，第二步炼气化神，第三步炼神返虚。前两步称为命功，第三步称为性功。具体修炼有收心敛性、养气守神、无欲无念三个过程。这三个过程是“道生一、一生二、二生三、三生万物”的逆行，即重新由三而二、由二而一、守一而归无，最后归于万物之初的“道”。亦即所谓的命功(收心敛性、养气守神)和性功(无欲无念)。这实际上就是积精累气的气功之学，在修身养性方面，具有较高的科学价值。

《悟真篇》用百余首诗词曲讲述了内丹理论。上卷为七言四韵16首，是总论。指明了修炼的关键在于阴阳得类和调停火候，技巧在于坎离颠倒，最高境界是玄珠成象、返本归源，最终目的是“寿永天地”。中卷即绝句64首，可以看作是分论，从宏观上看六十四首绝句主要讲述丹经的理论来源、药物、鼎炉、火候、抽添性命双修、先命后性。下卷所收19首词，是对前面内容的归纳总结。外篇韵文32首，主要阐明性命双修的道理，教诲修真之士察心观性，以儒养仁，以佛培性，事事处处，无分大小，弃恶从善，脱离诸相，才能无为自用，顿超彼岸。否则纵有千种奇妙丹法，终因根性迷失，亦难于成丹、成仙得道。

六、世界最早的养生学专著——《养性延命录》

陶弘景是南朝齐梁时期的道教思想家、医学家，他精于医学，通晓佛、道，《梁书·处士传》说他“十岁得葛洪神仙传，昼夜精研，便有养生之志”。后来成为历史上有名的养生学家。他通过自己养生的心得体会，在前人的基础上，辑录了“上自神农以来，下及魏晋之际，但益于养生者”，撰写了《养性延命录》，对养生学做了较为全面的总结。这部书在养生理论和方法上，都比前代有所发展，可说是世界最早的养生学专著。由于养生得法，陶弘景终年 81 岁，在当时可谓高寿。

《养性延命录》继承了《黄帝内经》“天人一体”的整体观念，认为天地自然是人体生命活动的源泉，指出人体“载形魄于天地，资生长于食息”，并引用《妙真经》等书的论述，精辟地阐明了在整体观念指导下进行养生的理论认识。例如，《养性延命录·教诫篇》里说：“仙经曰：我命在我，不在天。”这个口号使人们认识到在养生过程中如果能够发挥主观能动作用，是完全可以达到健康长寿的目的的。另外，该书收录了梁代以前各类书籍所载的养生法则和养生学家的方术，可概括为顺应四时、调摄情志、节制饮食、适当劳动、节欲保精、服气导引六个方面。

《养性延命录》认为，益气、保精、摄神是养生的大法，“人所以生者，神也；神之所托者，形也。神形离别则死，死者不可复生，离者不可复返”，“神大用则竭，形大劳则毙”。所以，它把调神、养形作为养生的“都领大归”，这与《黄帝内经》中关于“故能形与神俱，而尽终其天年，度百岁乃去”的养生思想是一脉相承的。书中还指出养生宜顺天时、适地理、和阴阳，取其中和，无太过，勿不及。例如“勿大温消骨髓，勿大寒伤肌肉，勿咳唾失肥液，勿猝呼惊魂魄，勿久泣神悲戚，勿恚怒神不乐，勿念内志恍惚”，只有“能中和者必久寿也”。

这部书集合了古代练气功诸家的大成，提出一整套的方法，指出气功、导引、按摩、服气、吞津等动养各法，都是有利于健康的。如“常每旦啄齿三十六通，能至三百弥佳，令人齿坚不痛。次则以舌搅漱口中津液，满口咽之，三过之。次摩指少阳，令热以熨目，满二七止，令人目明。每旦初起以两手叉两耳极上下热挼之二七止，令人耳不聋。次又引两鬓发举之一七，则总取发，两手向上级势抬头一七，令人气血通，头不迫。又法摩手令热以摩面，以上至下去邪气，令人面上有光彩。又法摩手令热，雷摩身体，从上至下名曰干浴，令人胜风寒时气热头痛。”这个周身按摩的方法被后世医家所接受，因而流传下来，直到今天，一些养生书籍中都还记载着它，可见其影响之大。还有《服气疗病篇》说：“凡行气以鼻纳气，以口吐气，微而引之，命曰长息，纳气有一，吐气有六。纳气一者谓吸也，吐气六者谓吹、呼、唏、呵、嘘、呬，皆出气也。凡人之息，一呼一吸元有此数。欲为长息吐气之法，时寒可吹，时温可呼。吹以去风，呼以除热，唏以去烦，呵以下气，嘘以散滞，呬以解极。”其中《食诫篇》引《黄庭经》说：“玉池清水灌灵根，审能修之可长存，名曰饮食自然。自然者则是华池，华池者口中唾也……漱而咽之，溉脏润身，流利百脉，化养万神，支（肢）节毛发宗之而生也。”根据现代医学研究成果，人如果有唾液分泌障碍，就会引起皮肤的萎缩、弹性减弱、色素沉着、脱发、皮脂腺分泌减少等症状。可见在进行气功、导引的过程中，将口中唾“漱而咽之”，有助于改善发、皮、骨、筋状况，增进功力。

《养性延命录》还提出“百病横夭多由饮食”，“饱食即卧生百病”的科学观点，同样具有现代意义。如《食诫篇》要求人们食不要过饱，饮不要过多，夜不要食，还有饥饿之后进食，食必多，大渴之后饮水，饮必过等等。并进一步指出，在出现饥渴感觉之前，“先饥乃食，先渴而饮”，这样才有益于身体健康。总而言之，《养生延命录》对于推动养生学发展，有着重要的研究价值。

七、开老年医学体系之先河——《千金方》

孙思邈所作《千金方》，包括《备急千金要方》（简称《千金要方》）和《千金翼方》两部著作。这两部医书内容丰富，理法方药各有所宗，分门别类，有纲有目，体系完整，是集唐代及唐以前祖国医药学之大成的现存最早的医学类书，代表了盛唐医学的先进水平。它既是中医自身理论发展和实践经验积累的成果，也是吸收外来文化，取各家之长的结晶。尤其是《千金方》中强调了养生对老年病防治的重要性，并提出一些切实可行的养生方法，这在以往的医学典籍中是前所未有的，可谓开了老年医学体系之先河，亦为世人所瞩目。

孙思邈，世称孙真人，后世尊其为“药王”。孙思邈历经隋唐两代，是一位知识渊博、医术精湛的医家。他诊病治疗，不拘古法，兼采众家之长，用药不受本草经书限制，所用方剂，灵活多变，疗效显著。他对民间医疗经验极为重视，经常不辞辛劳，不远千里跋山涉水，为得一方一法，不惜千金，以求真传。他不仅精于内科，还兼擅外科、妇科、小儿科、五官科、眼科，并对摄生、食疗、针灸、预防、炼丹等都有研究，同时具有广博的药物学知识和精湛的针灸技术。

洋洋洒洒30卷的《备急千金要方》是孙思邈在71岁时完成的。在书中，他对之前的医学资料进行了汇总、研究，并结合了自己的实践经验。内容分为医学总论、妇人、少小婴孺、七窍、诸风、脚气、伤寒、内脏、痈疽、解毒、备急诸方、食治、平脉、针灸等。书中还首创了“复方”之说，直到现在我们还在沿用这个说法。在体例上，由《伤寒论》的一病一方，发展为一病多方，并灵活变通了张仲景的“经方”。有时两三个经方合成一个“复方”，以增强治疗效果；有时一个经方分成几个单方，以分别治疗某种疾病。这是孙思邈对中医学的一大建树。孙思邈还强调医德在中国医学史上有极为重要的地位。他在《千金要方》中首创《大医精诚》论，要求医生对技术要精，对病人要诚。治疗中要全心赴救，不得问其贵贱贫富，不得自炫其能，贪图名利。这也正是他身体力行，躬身实践的写照。“人命至重，有贵千金，一方济之，德逾于此。”其著作以《千金方》命名，正是体现了这种高尚的品德。

《千金要方》书成之后，孙思邈仍埋头于临床治病和学术研究，又积30年经验，著成《千金翼方》(统称《千金方》)，书成当年去世，享年101岁。《千金翼方》也

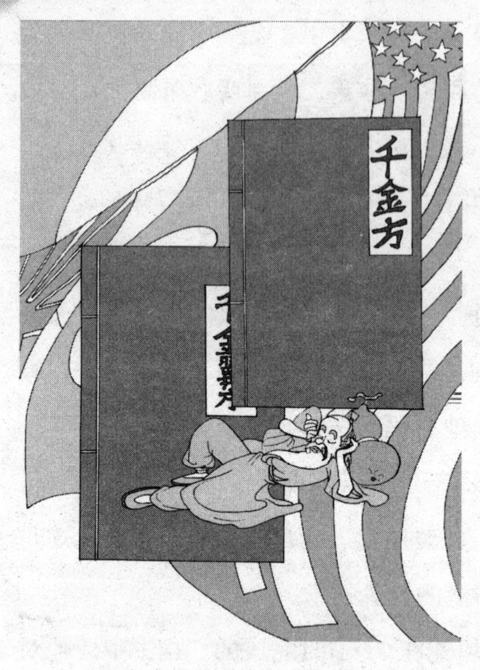

孙思邈的著作受到我国历代医家推崇

是30卷，是对《千金要方》的补编，其中收录了唐代以前本草书中所未有的药物，首载药物八百余种，详论了其性味、主治等，并补充了很多方剂和治疗方法。其显著特点是，用大量篇幅深入阐述药学问题，论述养生学说和老年医学，更深入地论述了针灸的具体应用，书中还有两卷“禁经”，为孙思邈搜集的禁咒之术，其中涉及心理疗法，并搜集了不少“禁咒”文献。

年过百岁的孙思邈仍身强体健，精神矍铄。很多人都向他求教长寿之道。说：“四体勤奋，每天劳动，节制饮食，细嚼慢咽，饭后盥漱，睡眠充足，这就是我的养生之道。”

关于老年养生之术，书中提到这样几点：一是每一个人都要了解自己的生理进程，掌握老年人的生理、心理变化规律然后据此安排好自己的生活和医疗保健。二是要注意节护精气神，要“啬神”、“爱气”、“养形”，以及“戒房事”。主张老人要“反俗”，众人大言我小语，众人多繁我小记，众人悖暴我不怒，不去强求符合世俗之仪，“淡然无为”。三是提倡食疗重于药疗，有病先用食疗，食疗不愈，然后用药。中老年人应当掌握一些食疗方法，以备自用。《千金方》中的服食方59则，大多适合老年人的生理、病理特点，无病时补养防病，有病时祛病延年。他本人经常吃一点茯苓酥、杏仁酥，以调补身体。老人饮食要清淡，注意节制，否则肉食入口，“喜生百病”；久饮酒者，“腐烂肠胃，渍髓蒸筋，伤神损寿”；五味过多，则伤五脏。四是要做适当的轻体力劳动和适度运动，这是孙思邈健康长寿的一条重要经验。许多传统运动方法，如黄帝内视法、叩齿吞津法、摩耳面法、吐纳法、天竺国婆罗门法18势、呵气法、老子按摩法49势等，书中都有说明。老年人长期坚持适度做这些运动，就可以眼明身轻，食欲增进，寒热平和，百邪不侵，从而达到“预防诸病”、寿度百岁的目的。五是要养成良好的生活习惯，如衣服、身体要清洁，睡眠勿覆其头，不吃生腐食物，注意口齿卫生等等。六是老年人应适当服食汤、丸、散、酒等补益和祛病药物，这也是预防疾病、保障晚年健康、益寿颐养的重要手段。

从这个意义上说，《千金翼方》是奠定我国老年医学的基础之作。

孙思邈还对妇幼科十分重视，在书中他强调了设立妇幼专科的意义，从而成为我国创建妇科的先驱者。两书都把妇儿科放在了很突出的位置，所收录的妇科方子，从调经到求子，其中也包含了许多对妇科特殊疾病的治疗。特别是《千金要方》，其中关于妇科的内容极其丰富，一直被看成一部妇科专著。在幼科方面载述不少病症和护理方法，对中医妇科和儿科的发展做出了重要的贡献。

孙思邈的这两部巨著问世至今千数百年，对我国方剂学的研究和发展起了很大的促进作用，而孙思邈亦成为“时方之祖”。《千金方》还收录了唐代编修的《新修本草》，为后世保留了这一重要的医学文献。宋人郭思《千金方》说：“世皆知此书为医经之宝”，给予了高度评价。清代医学家徐大椿则说该书“用意之奇，用药之功，亦自成一家，有不可磨灭之处。”此书一直受到我国历代医家的推崇，在国际上影响也越来越大，朝鲜、日本以及英、美、德、法诸国都有学者从事孙氏著作的研究。

第二章 长寿的秘密

一、人类的寿命究竟有多长

道教养生学中有“年命”一说。什么叫年命？简单地说，就是指人活了多少年。那么，人的正常寿命该是多少？这就不好用一句话来概括了。从历史看，人类的平均寿命也是不断增长的。我们现代人的平均寿命已大大超过古代人。在两千年以前，人类的平均寿命约为 20 岁；18 世纪增长到 30 岁左右；19 世纪末期，也还仅仅是 40 岁上下；1980 年，世界人口平均寿命已达 61 岁，发达国家为 72 岁，发展中国家为 57 岁。1985 年，世界人口平均寿命提高到 62 岁，发达国家为 73 岁，发展中国家为 58 岁。有科学家预言，在攻破癌症难关之后，人类平均寿命会再次飞跃，将超过 80 岁。从地区情况看，全球最长寿的前 10 个国家依次为日本、澳大利亚、加拿大、法国、西班牙、新加坡、希腊、以色列、意大利和瑞典，这些国家的人均寿命都超过了 78 岁。冰岛及日本是平均寿命最高的国家，均为 77 岁。全球人均寿命最短的国家是非洲地区的塞拉利昂，1997 年的平均寿命仅为 36.62 岁，比日本人整整少 40 岁。就中国的情况看，古人云“人生七十古来稀”。清朝时人均寿命 33 岁，民国时期只不过 35 岁，而目前中国的人均寿命已达 75 岁。

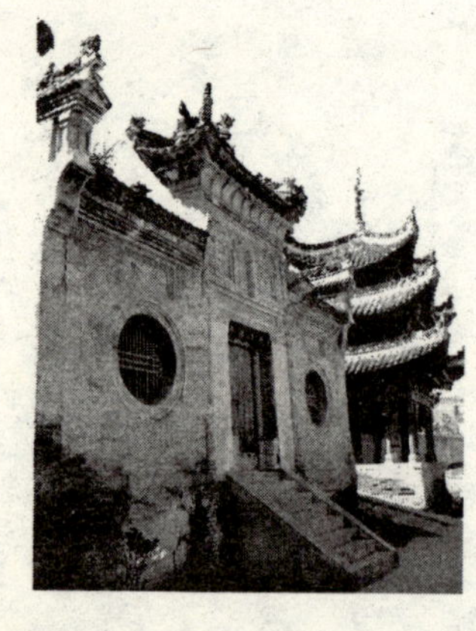

关于人类长寿的记载很多，而且有关国家和地

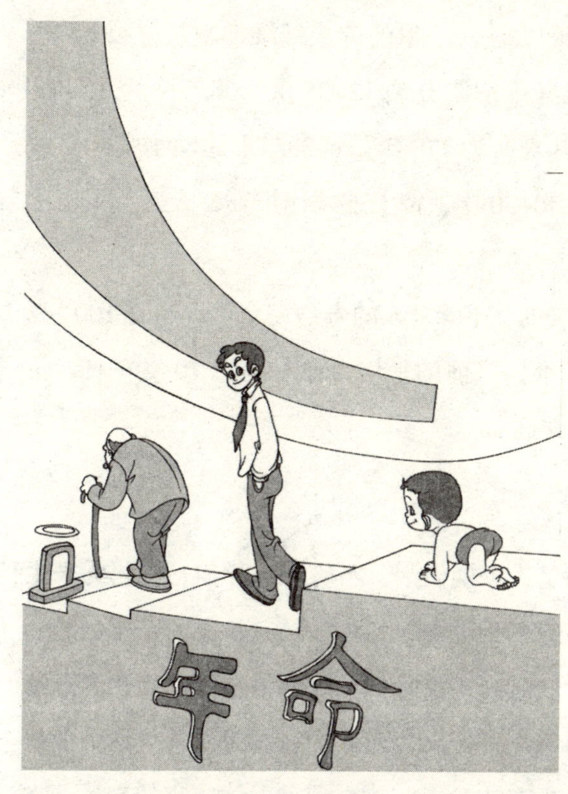

道教养生学中有“年命”一说

区的长寿调查也证实了大面积多人群的长寿也是存在的。以长寿闻名的保加利亚，百岁以上的老人有426人，10万人中有5.2人。新中国成立初期，中国百岁以上老人有3384人，最高年龄150岁；现在这方面各地的报道都不断增长。迄今为止，人类寿命最高者是英国人弗姆·卡恩，活了200岁。从以上统计资料可以看出，人的寿命完全可以长达100—200岁。

现代科学研究结果表明，人类的正常寿命不应该少于100岁，也有的说人类的自然寿命应该是100—150岁。这是有理论依据的。

古希腊哲学家亚里士多德曾说：动物凡生长期长的，寿命也长。后来科学家研究哺乳动物时发现，其最高寿命相当于生长期的5—7倍。这样，他们也就得出了一个公式：哺乳动物寿命（年）= 生长期（年）× 寿命系数。照这个公式来计算，那么，我们就可以推算出一种动物的寿命。例如：马的寿命 =5 年 ×（5—7）=25—35 年。犬的寿命 =2 年 ×（5—7）=10—14 年。象的寿命 =25 年 ×（5—7）=125—175 年。人类也属于哺乳动物，生长期为 20—25 年。依此推来，自然寿命则应为 100—175 岁。

还有一种方法是从性成熟期来计算的。哺乳动物的寿命 = 性成熟期 ×（8—10），人类的性成熟期约 14 年左右，由此推算，则人的寿命 =14 年 ×（8—10）=112—140 年。

另外，研究还发现，细胞分裂的次数、周期与寿命是相关的，所以可用细胞分裂次数乘以分裂周期来推算出每种动物的寿命。美国科学家海弗里克还提出了根据肺成纤维细胞分裂次数来推算人类寿命的方法。小鼠的肺成纤维细胞只分裂 14–18 次便死亡，其寿命为 3.5 年半；鸡肺成纤维细胞分裂 13–35 次，其寿命为 30 年；海龟的肺成纤维细胞分裂 72–114 次，其寿命为 175 年。这都与上述动物实际寿命相符。而人肺成纤维细胞的分裂次数为 40–60 次，按上述规律推算，人寿至少也可达 110 年。

不管用什么法来计算，有一点是明确的，那就是人的寿命完全可以超过 100 岁。事实上，人类的人均寿命远未达到此标准，目前的平均寿命只达到 70 岁左右，距离人类真正“寿终正寝”的年限还差之甚远。

二、重人贵生：道教的生命观

世上流行的生死观不外乎两种：一是为今生而活，不管死后如何；二是为来生而活，唯死后不朽是求。前者认为生前的享受对人之生命才是有意义的，死后的余荣对死者毫无意义，只要把握今生今世的时光，及时行乐，哪怕是因此而遗臭万年亦无不可。后者则以为生前的作为可以留之于死后，死后的状态对死者有极大的价值与意义，所以就必在生前确立某种人生奋斗目标，放弃种种肉体感官的享乐，在人世间孜孜不倦，使自己跨越了生死之界，永恒不朽。这两种不同的生死观，衍生出两种不同的人生操作，究竟哪种更好？恐怕是仁者见仁，智者且智，难有定论。

现代社会文明的表现之一就是尊重人权，尊重人权的基本前提是捍卫人的健康。一个不健康的人，你给他多少人权，他都无法来享受。在对待生命的问题上，道教自古以来就讲求重人贵生。道生万物，我们的生命从其诞生、成长、修炼及结束也都必须遵循大道的运行法则。因此，道教特别强调“摄生”、“贵生”、“乐生”、“自爱”和“长生久视”之道，这与现代社会的文明标准是一致的。

道教十分关心天地间的生命，认为：“长生者，道也。死坏者，非道也。死王乃不如生鼠。故圣人教化，使民慈心于众生，生可贵也。”在道教看来，人是天地阳气与阴气化合而成，万物之中最高级、灵贵的就是人之生命了。人居于天地之间，其同天地一样尊贵。每个人只有一次生命，不得复生，所以，人获得了生命，就应该好好地珍惜之、保养之，让生命更滋润、更绵长。因为在我们生活的这个世界，到处潜伏着危险，生命随时随地都会受到各种外物、内因的威胁和伤害，生死事大，不可掉以轻心，故应该防患于未然，所以就有了养生。

所谓摄生，就是我们说的养生，也就是善用大道以摄养自己的生命。这包括两方面的意思：就自身而言，恬淡寡欲，清静安宁，不为情欲所伤，这叫“内解”。就身外而言，慈悲为怀，善待万物。也就是老子所说的“以虚静为里，以柔弱为表，块然如木石之无知，侗然若婴儿之无欲，虽遇猛兽恶人，亦不能为害也。” 我们只有善于“摄生”，才能“陆行不遇兕虎，入军不被甲兵”，才能健康长寿。所谓乐生，就是人一生应该“纵心”、“纵性”，也就是说人不应该为外界事物所禁锢，而应该让自我的本性自然地展露出来，既不为虚名假誉、外在得失而改变自我的天然本性，更不要因为怕死而让人生变得苍白痛苦乏味。

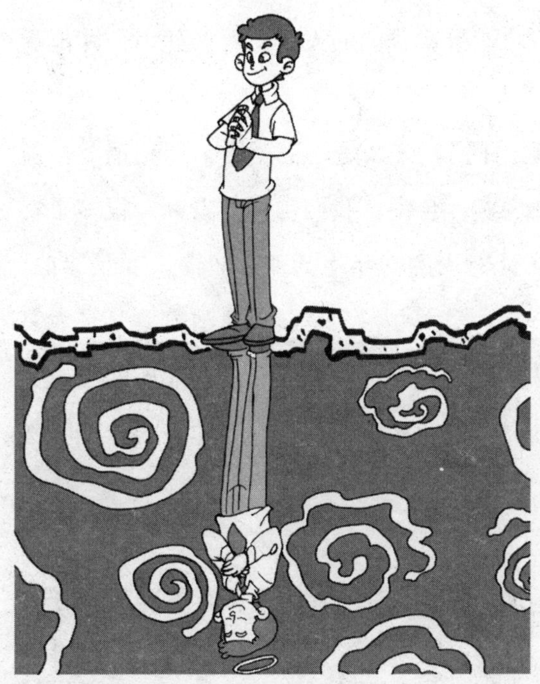

在重人贵生的同时，面对死亡，道教不消极回避，而是正面地提出了“安然处顺”、“齐生死”和“死生一体”的豁达观点

在重人贵生的同时，面对死亡，道教不消极回避，而是正面地提出了“安然处顺”、“齐生死”和“死生一体”的豁达观点。

道家从道的高度来看待生死，始终追求人生境界的提升和超越，认为生死都是自然的事情。人的生命是由元气化来，死后又复归为元气，生死只是自然的一种变化而已，如同四季更替一样。在生死面前，人们理应与自然一视同仁，应当豁达，顺其自然。季节的更替人们能顺其自然、坦然面对，那又何必为死而大哭呢？人活着的时候固然有不同的状态，可以分成三六九等，但人的死却都是一样的，都要化为腐骨一堆，从来就没有例外。既然如此，人又何必非要去追求死后的余荣呢？庄子就曾借“真人”这个概念表达自己对生死的认识，说：“古之真人，不知说生，不知恶死；其出不訢，其入不距；翛翛然而往，翛然而来而已矣，不忘其所始，不求其所终；受而喜之，忘而复之，是之谓不以心损道，不以人助天。”他还借子来的事迹来描述这种安然的心态。子来病危之际，其妻为他哭泣。子犁去看他，他对子犁说，大自然赋我形体，用生教我勤劳，用老赠我安逸，用死赐我安息。如果把生看成是一种安善，那么死也应该是一种安善。一个人如果能愉悦、平和、安然地面对人生，勤奋工作，一无所求，善于养生，到年老体衰时，定会毫无悔意，以闲逸而安宁的心态，坦然地面对死亡，视死如归。道教就是这样让人们不畏惧死，而是以坦然、平静、甚至喜悦的心态，去面对死亡、步向死亡。看淡身外之物，才能丰富我们的人生；看淡死亡，才能更投入地生活，享尽生命的欢欣。

道家还认为，人还应该“生相怜，死相捐”。什么是“生相怜，死相捐”？就是活着时相互爱怜，死后便相互抛弃。在现实社会中，我们常可以看到，很多子女对年迈的父母生前不闻不问，不尽孝道，让老人的晚年生活孤苦凄惨，晚景凄凉。当老人去世了，做子女的却突然热心起来，大操大办，又是请乐队演奏，又是大宴宾客，送葬队伍声势浩大，也不惜钱财厚葬老人。如此生前的冷落与死后的大操大办，形成鲜明对照。可这种种丧葬的安排，对逝者又有何益呢？无非是为这些不孝子孙脸上贴金，死人是无所谓风光的。

道家讲“生相怜”，并不只是感情上要相互同情，而且还要落实在行动上，使穷困的人能够得到幸福。讲“死相捐”，也不是说不对死者表示悲哀，随便把死者丢掉就完了，而是说不必给死者口含珍贵的美玉、身穿纹彩绣衣等等。“生相怜”之“怜”，不仅是对世人感情上的同情，更是对需求者有实际上的帮助和照顾；“死相捐”之“捐”，也不是抛弃死者之意，而是在悲痛逝者的同时不去毫无理性地花大量的财物厚葬死者。

总之，一个人只有跳出个人生死的局限，以宽广的胸襟，立于造物者“道”的高度来反观人的生死问题，才能超越生死。不然的话，就会生时疲精费神，死时惊恐不安。因此，道教对生死规律进行了艰苦探求，在“道法自然”和“我命在我，不在天”的双重心态下，通过以德为本、性命双修的基本途径，来实现其孜孜以求的长生、久视之道，通过内修与外养的修炼途径，来超度生活中的人们，使其摆脱世俗的物累，保持精神的安宁，达到心灵的恬淡，从而最终进入形全精复、羽化升仙、与天同寿的最高理想境界。

三、会养生才能长寿

出于对健康长寿的追求，人们一直在探索着，期望揭开人体衰老之谜，找到长生不老的途径。现在，不少人在谈“抗衰老”，还发明了很多抗衰老的药物。这是不科学的。生老病死是一个宇宙规律，谁能违背？我们人类能做的最多是“延缓衰老”。所谓的长寿，也就是延缓了衰老。

其实真正想预防衰老，光靠吃药和治疗是不够的，更重要的还要有养生之道，也就是要懂得养生学。近年中国大陆和台湾对道教中的内丹仙学感兴趣的人越来越多，欧美和日本诸国也有不少学者致力于内丹仙学的研究和修炼。为什么？因为大家发现，历史上一些著名道士，如孙思邈、叶法善、吕洞宾、陈搏、刘海蟾、石泰、张三丰等，皆因修炼有成而获高寿。清代龙门派如王常月、沉常敬、王永宁、陈清宽、高东篱、白马李等人皆超过百龄。他们是怎样实现长寿的呢？下面举例来说明。

1. 彭祖的延年法

彭祖是轩辕黄帝的第八代传人。相传他历经夏、商两代，活 767 岁都不见臃肿老态，因“制羹献尧”而受封于大彭，并传说 800 岁时而不知去向。这些说法虽无考证，但彭祖长寿当可信也。作为长寿的象征，连春秋的先圣孔子都很倾慕他，庄子和葛洪也赞叹他寿命之长久。彭祖何以能够获得高寿？主要有以下方面的原因：

在饮食方面，彭祖注重食疗。中国关于食物养生的历史最早要追溯到彭祖时代了，他发明的“雉羹”是我国典籍中记载最早的名馔，被誉为“天下第一羹 ”。它是选用雉鸡，加以养生辅料，用文火煮 6–8 小时做成的，是调养房室亏损、阴阳失调的极佳养生食谱。《本草纲目》载：稷米有“益气、补不足、作饭食，安中利胃宜脾，凉血解毒”之功效；雉有“补中、益气力、止泻痢、除蚁瘘”等功效。两者合二为一,对人体作用可窥见一斑。已有4600多年历史的上古名菜“羊方藏鱼”也与彭祖关系密切。据说是彭祖的妻子将其弟子所钓之鱼放到羊脯中闷煮，彭祖回家后发现特别鲜美，询问以后说：从文字上讲，鱼、羊相合就是一个“鲜”字。羊肉为燥性，鱼肉为凉性，一阴一阳，阴阳相合以至平衡，是一道不错的食疗养生膳食。另一食疗养生菜叫“云母羹”。云母现在工业用途极广，但彭祖选用云母作为食养原料，可谓别具一格，说明彭祖对食物的性味有一定的经验。《本草纲目》载，云母有“治身皮死肌、中风寒热、除邪气、安五脏，益子精、明目，久服轻身延年。下气坚肌，续绝补中，永五劳七伤。虚损少气、止痢，久服悦泽不老。耐寒暑”等功效，并说“久服云母”，能“颜色日少，长生神仙”。可见云母对延年益寿有一定的作用。

在运动方面，彭祖注重动静结合来锻炼身体。他把长寿气功作为强身的手段，认为导引行气可使人长寿。葛洪在《神仙传》中记载彭祖的养生治身方法是“常闭气内息，从旦至中，乃危坐拭目，摩搦身体，舐唇咽唾，服气数千”。此即后世的气功修炼、吞咽唾液方法。后来人们把彭祖的长寿气功作为强身的手段，通过“气”在体内循经环路的运行，把废物排出体外，再吸进天地间的“灵气”，以达到养身的目的。

在情志方面，彭祖养生的要领是：“神强者长生，气强者易灭”，认为保神是养生的根本，切不可伤神、散神、烦神、败神。他淡泊名利，平和保神，注重品性修养。《神仙传》记述“彭祖少好恬静，不趋世务，不营名誉，不饰车服，唯以养生治身为事”。

他心地善良，心胸豁达，思想开朗，不受“慎喜毁誉”所累，精神状态经常保持良好，这些正是身体健康的首要保证，也是尽享天年所必不可少的条件。据传，殷王前后赠给彭祖数万金，他都受纳了，但却用来救济贫贱，自己无所留。

还有一个对后世影响很大的方面就是房中养生。从阴阳之道来说，“男不可无女，女不可无男。若孤独而思交接者，损人寿，生百病。”强调人不能“委弃妻子，独处山泽”去过“断绝人理”的孤单生活。亦不可强行禁欲。“有强郁闭之，难持易失，使人漏精尿浊，以致鬼交之病。”在彭祖看来，性机能完全发育成熟的成年男子，若长期禁欲而不交合，就会因郁闭而产生各种疾病，如性器官尚未发育成熟就急于交合，则既不利于后代繁衍，也不利于自身健康。他认为交接之道和谐，自然有益于双方的身心健康。怎么才算和谐呢？就是两性交媾要“从容安徐，以和为贵”，“深接小摇，以致其气”。男女方应把握时机，积极配合，力争同时达到性高潮。还有“交接时，多含舌液及唾”，还可以降逆气，治消渴，增强肠胃功能，使人肌肤光泽，容颜美丽。他还特别告诫人们不要放纵情欲，尤其反对奸妓淫娼，认为奸淫欲“使人不寿”。还有就是避免性交过频，可以胜过吃补药，这就是后世所谓“独睡丸”的出典所在。

2. 庄子的长寿之道

在人均寿命只有不到30岁的先秦时代，庄子竟然活到了83岁，这不能不说是个高寿的奇迹。庄子为何能如此长寿呢？他自己是这样说的：“人之养生亦当如是，游于空虚之境，顺乎自然之理。”这就是说要保持健康，须清心寡欲，遵循自然法则。庄子十分推崇心境平和、从容自得、处世旷达，认为惟有如此，才能实现长寿。而要达到这个目标，就要保持平常心。《庄子·让玉》中道：“不能自胜而强不从者，此之为重伤者也。”因而庄子告诫人们：一个人犹豫不决是最容易引出苦恼的。应在深思熟虑的基础上早做决断，才能避免精神上的“重伤”。从庄子以上言论可以看出，人要想达到长寿，必须情绪安定，无忧无虑，安逸自在，自始至终保持精神系统的正常运行，使之处于遵循自然法则的最佳状态，就不易生病而可以得寿福之乐了。

具体来说，庄子的养生之术有四个特征。

一是少躁。“清静多寿”是庄子倡导的养生法则。庄子认为静默可以祛病。如果一个人终日躁动不安，思想不能逸息，定会心力交瘁，百病丛生。他提倡，凡有志于养生者，都应当磨炼自我控制的能力，要善于在纷乱的环境中保持自我放松，自我稳定，做到轻松自如。为此，他首创了以“头空、心静、身松”为要领的“静坐功”。

二是少欲。“寡欲多寿”是庄子推崇的养生要诀。庄子认为，人类原始本能的欲望有很多种，如果控制不当，便会造成个人的心理阴影，给健康带来严重的影响。所以他强调说人不能没有欲望，但也不可纵欲。纵欲必招染疾病。一个人如果抑制情欲，就不会欺男霸女、损肾伤尊；节制食欲，就不会谋财害命、贪吃伤身；节制权欲，就不会投机钻营、逢迎伤神。

三是少私。“少私多寿”是庄子总结的养生规律。在他眼里，人的心境能否保持平和，情绪是否愉快，对于人的身心健康影响极大。“私”是万恶之源，百病之根。一个人如果处处总是把自己的个人利益放在首位，遇事便会斤斤计较，患得患失，终日得到安宁，久而久之，就会导致形劳精亏，积虑成疾，疲困不堪，早早归西了。只有剔除求名贪财之心，让精神得到宽慰，才“可以保身，可以养身，可以尽年”。

四是少忧。“豁达多寿”是庄子养生的切身经验。庄子主张处世要乐观开朗。忧伤脾、气伤心、怒伤肝。当遭遇挫折伤心时，悲伤、愤怒、抑郁、忧愁等恶性心理情绪便会与之俱来。一个人长期锢于自己设置的精神枷锁之中，必然会忧愁苦恼。“病由心起”，健康就会受到影响。所以，心情不好应学会心理调节，尽量想办法宣泄或转移，使心胸开阔，热爱生活。

3. 孙思邈的养生之道

“药王”孙思邈不但在养生理论上有自己的创见，而且通过自己的实践获得101岁的高寿。他的养生之道就是修身、养性、淡食、运动、健脑。

首先是他注重修身养性。道家重视以德养生，这在孙思邈身上有很好的体现。他以医药济世为怀，不慕功名利禄。隋文帝、唐太宗都曾给他高官厚禄，他都坚辞不受，反而隐居著述，完成了《千金要方》、《千金翼方》两部医药学经典。他认为，人要健康长寿，就要修身养性。如果心性不善，即使吃灵丹妙药，也不得长寿。他在隐居的同时，常常出游各地，访求方药，并为百姓防治疾病。而且他为人治病，不论贫富贵贱，都待如亲人；病人求医，不论昼夜寒暑，必亲往救治。

其次是顺其自然。人生的每个阶段都有其生理、心理特点，人体有其自然的发展规律，养生之道只有顺其自然，才会有利于健康。特别是人进入老年之后，生理、心理、体质、性格、脾气、兴趣、言行等方面都会发生变化，我们只有适应这些变化，不逆自然而动，才不会有损于健康。他告诫子孙要充分认识这些老年人的生理和心理的特征，并顺其自然，“与宜常预慎之”，“不得令其意负不快”而影响健康，因为“怒甚偏伤气，思多太损神”，“神疲心易役，气弱病相侵”。孙思邈的这种养生观，是根据他自己的实践体会总结出来的，也是他长寿的宝贵经验。

三是中庸平和。孙思邈为世人留下了总结自己养生保健、延年益寿宝贵经验的十二少秘诀：“少思、少念、少事、少语、少笑、少愁、少乐、少喜、少好、少恶、少欲、少怒”。他认为人的七情六欲，是人难以回避的精神活动，如果放纵或者抑制都会对身体有损害。为此，要做到适度，就是贵在一个“少”字上。什么事情要有所节制，保持中庸之道，不能太过，不走偏锋，这对于养生益寿多有裨益。在倡导“十二少”的同时他还提出了 “十二多”，即“多思则神殆，多念则志散，多欲则志昏，多事则形劳，多语则气亏，多笑则脏伤. 多愁则心慑，多乐则意溢，多喜则忘错混乱，多怒则百脉不定，多好则专迷不理，多恶则憔悴无欢。”按他的养生理论，“十二少”是养生的真谛，而这“十二多”是丧生之本。只有二者紧密地结合起来，有所倡又有所忌，才能达到真正的养生的境界。他就是这样身体力行的，所以才能在当时超过了百岁之龄。

四是饮食清淡。“安身之本，必资于食。”孙思邈很重视食养，认为只有吃得好，才能强身防病。但吃得好不是大鱼大肉，而是有规律、清淡。他自己是“春七十二日，省酸略甘，以养脾气；夏七十二日，省苦增辛，以养肺气；秋七十二日，省酸增甘，以养肝气；冬七十二日，省咸增苦，以养心气；季月各十余日，省甘增咸，以养肾气。”这就是说，饮食要顺四时，与季节的变化联系起来，根据季节的不同和身体的营养需要来确定进食的重点，让平日的一日三餐成为养生健身的手段。他还极力主张饮食清淡，注意节制，细嚼慢咽，食不过饱。他在著作中详细介绍了60多种素食，除了常见的蔬菜外，还有大量的野菜，如荠菜、莼菜等。他对黄花菜、荠菜、芹菜、竹笋、莴苣等蔬菜的评价很高；将葡萄、大枣、胡桃视为果中佳品，认为“久食轻身耐老”。对于肉食则主张适量，说“厨膳勿使脯肉丰盈，常令俭约为佳”。他平时就爱吃淡食，较少吃肉，还经常服用蜂蜜、莲子、山药、芝麻、牛乳等。

五是注重养脑。除了以上几种，他还很注意脑养生。他知道，大脑是人体的司令部，机体衰老首先表现于大脑的衰老，所以平时就勤于动脑，善于思考，直至白首之年仍不释卷。他的医学著作《千金翼方》就是他100岁时写成的。为了写这部书他平日不辞辛劳，常常步行外出收集民间药方，并经过亲自的试验、证实，才收入书中。这种体力与脑力的活动，都构成了他增强体质、延缓大脑衰老和健康长寿的因由。

四、从天人合一到与天地同寿

1. 道教的天人合一观

“天人合一”的理念是一个新鲜的理念，但对道教来说，却是一个古老的话题——道教从一开始就认为，人是天地阴阳之化生，钟五行之秀气，所以人体结构、形貌，具体而微地体现了天地的构成内涵；人身是小宇宙，是大宇宙的一个缩影。道教的“天人合一”有五个方面的内涵：一是天人同源，二是天人同构，三是天人同律，四是天人互感，五是天人协调。

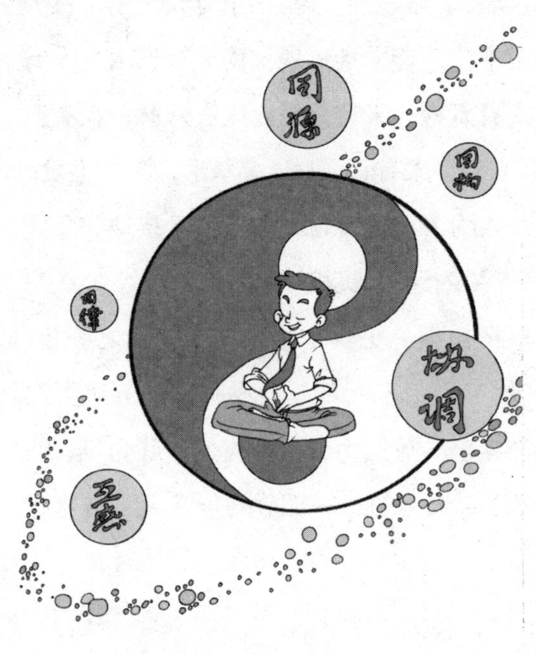

道教的天人合一观

（1）天人同源

天人同源是说人与自然、人与物、物与物也都是同根同源的，它们本是同根生，人与万物有一个共同的本原，就是“道”。天与人，形态虽殊，本质则一，都在进行阴阳交变，都要遵循阴阳之道，正所谓“物物皆太极。”中国传统哲学所讲的“万物一体”，从本体论上讲也就是这个意思。《道德经》说：“道生一，一生二，二生三，三生万物。”张伯端在《悟真篇》释为：“道自虚无生一气，便从一气产阴阳。阴阳再合成三体，三体重生万物昌。”《元气论》说：“人与物类，皆禀一元之气而得生成。”可见，人与万物在本原上和禀受上都有着同一性。世界上的万物，包括人在内，尽管千差万别，各不相同，但又息息相通，融为一体。每个人、每个物都以这个“一体”为它的根源，离开了这个“一体”，就谈不上有任何人和任何物的存在。万物一体既包括人与人一体相通，还包括人与自然一体相通。当然还应包括自然物与自然物的一体相通。

（2）天人同构

不仅如此，构成人与万物的物质基础也是一样的。宇宙自然不过是人体的放大，而人体则是缩小了的宇宙自然，“人身一小天地，天地一大人身”。《太平经》里说：“人者，乃象天地，四时、五行、六合、八方相随。”《度人经注》中指出“天地运度，以道用方，则人之身得天地正中之骛。头像天，足像地，故曰人身一天地……别求于道，人同天地，心比天，肾比地，肝为阳，肺为阳。一上一下，仰观俯察，可以赜其机。”《灵宝毕法》中以心比天、以肾比地，心肾相去八寸四分，相当于天地相去八万四千里之比例。《太上长文大洞灵宝幽玄上品妙经》说：“于万物之中，惟人为贵。惟人是万物之首也，头圆足方，上阳下阴，皆同于天地。固天有风雨，人有血气；天有日月，人有眼目；天有万象，人有万神；天有八极，人有八脉；天有五行，人有五脏；天有四季，人有四肢；地有五岳，人有骨节；地有草木，人有毛发；地有江湖，人有血脉；此者无不应于天地。人为万物之首也，若不禀天接地，负阴抱阳，岂于天地之中，惟人动合天地造化？”《内经 · 灵枢 · 岁露论》说：“人与天地相参也，与日月相应也。”《淮南子 · 精神训》更具体指出：人“头之圆也，象天；足之方也，象地。天有四时五行九解三百六十六日，人亦有四肢五脏九窍三百六十六节。天有风雨寒暑，人亦有取与喜怒。故胆为云，肺为气，肝为风，肾为雨，脾为雷，以与天地相参也。”总而言之，人体的每一部分均可在天、在宇宙找到一个对应物。道家内丹派即是依此而修行。

（3）天人同律

人的生命活动节律也与天地同一，与天地日月、一年四季之气的运转规律、度数存在着一致性，直接和地球、太阳及月球间相对位置的周期变化对应。月亮的圆缺和运转周期对人类女性的月经周期产生影响力，还有如气血之循环等。《周易参同契》说：“人身法天象地，其气血之盈虚消息，悉与天地造化同途。”并引用《素问》的话论证说：“月始生，则血气始精，卫气始行。月廓满，则血气实，肌肉坚；月廓空，则肌肉减，经络虚。卫气去，形独居。是故天地有昼夜晨昏，人身亦有昼夜晨昏。天地有晦朔弦望，人身亦有晦朔弦望。其间寒暑之推迁，阴阳之代谢，悉与天地胥似。”天地因子调控着生物节律，使其周期与之同步。那么，一切生物只有将自己的活动节律服从于获得能量的时间，与之同步，才能保证自己取得足够的能量，才能维持其生命，否则健康就会受到损害；人凭借着自己严密的节律性，能最有效地获得能量，趋利避害，获得最佳的适应能力。这一点运用在养生上，就是“顺天时、合地理”地去安排一个人的生活、工作、饮食、睡眠等活动。

（4）天人互感

天人感应的基本含义是，人的善恶行为能够被天所感应到，并予以反馈，给人降福或降祸。既然天人同构，而天地之间又有一气贯通，那么天地变化，就要引起人体变化。

地球是宇宙星河中的一分子，它每时每刻都受到周围星体对它产生的吸引力、排斥力、作用力的影响。宇宙中的各种光电信息、磁力、热能、宇宙能，无时无刻不对地球产生各种正负效应。而生存在地球上的人，自然也随时受到宇宙星体对地球产生的各种效应的影响。宇宙万物大到天体星系旋涡，小到中子、质子、电子等微粒，无一不是在气场的相互作用下旋转，旋转是万物运动的普遍现象。同整个宇宙紧密地联系着的人，在自己的结构上带有宇宙的宏大形象的烙印。《黄帝内经》中多处论述了日、月、星辰的变化引起人体五脏六腑器官机能的变化：金星活动影响胃脏，木星活动影响肝脏，水星活动影响肾脏，太阳和火星活动影响心脏，土星活动影响脾脏。同样，春夏秋冬四季、月的晦朔、日的时辰，对人都产生影响。日食、月食及彗星等特殊的星体变异，对地域的磁场、气温、地震、旱涝灾害产生特殊的作用力，同时也对人类的生理、心理、思维、情绪乃至疾病、灾荒等等，产生多重的影响力，由此也可能进而产生社会的动荡与变迁。

自然环境的变化对人体会产生各种影响，人类的活动也会影响自然界，转而又对人类造成影响。如由于人类对于氟利昂的使用，造成了对臭氧层的破坏，这就让来自太空中的各种有害辐射得以长驱直入，危害人体健康。因此，我们在从事社会实践、制定社会发展战略时，一定要注意研究这一社会活动对自然界会产生什么影响，会引起自然界怎样的改变。忘记或忽视自然界的作用必然会受到自然界的惩罚。

（5）人天协调

人天协调是指人生活在自然界，不是被动消极地适应自然，而是积极主动地利用自然，也就是指人要随着自然的变化而变化，以求得健康长寿。虽然人与大自然同源，天地是大宇宙，人体是小宇宙，但与大自然相比，人是渺小的。人生存中的任何活动要吻合于自然，要取得与天地自然的和谐才好。

2. 天人合一与养生

讲养生，就要弄明白养生的真谛。养生的最高境界，就是天人合一，就是人要把自己放在天地这个大环境中去认识，一切行为都要与大自然统一起来，融合起来，颐应起来。人是大自然的产物，同大自然是密不可分的。《黄帝内经》中明确指出："人以天地之气生，四时之法成。"《老子》中也说："道大，天大，地大，人亦大，而人居其一焉。"我们人类只有尊重并遵循大自然的阴阳规律来辅助和滋养我们人体的生理能力，才能使生命发展得以完善的道理。如果你违背了、忘记了人只是大自然的产物而已，无视大自然的"神力"，妄想超越它，那么它就会使你的生命机体慢慢变成你生命的桎梏，从而失去生命的意义和快乐。对养生来说，显然要顺天而行。

每个人的健康状况在很大程度上依赖于他所生活的环境，衰老是一个受遗传因素、环境（包括生活方式）等多方面影响的综合过程，也就是人体内外环境不平衡造成的。人体正常的生命活动和神志状态，是阴阳保持对立统一协调关系的结果。《黄帝内经 · 素问》中说："人生有形，不离阴阳"。阴阳的平衡是一种动态的平衡，是一种处在阴阳消长转化当中的平衡，表现在人体，就是阳气和阴精的平衡。人之身体，不外乎阴阳。阴阳的中正与和谐是万物生化的理想状态。阴阳之间的交感与变通是天地间的根本法则，生命现象虽然是一复杂的物质现象，是物质世界长期进化的结果，但它仍然是受阴阳法则支配的。阴阳平衡就是将人体系统调整的过程。所说的环境对衰老的作用和影响，就是由这种动态平衡的程度所决定的。人体的阴阳如果平衡，那他的生理活动一定顺畅，生命活力一定很强，心理承受力也高。一个生命体，在几十年的生、长、衰、老的过程中，需要诸多平衡因素来维持，如心理平衡、营养平衡、酸碱平衡、动静平衡等，这些因素使人体各组织、脏腑、器官、经络保持着有机的生理协调功能，以期达到阴阳平衡状态。

这里所说的环境是一个广泛的概念，包括地理环境、气候环境、社会环境和每个人居住的小环境。在环境中，有许多因素每时每刻地作用于人的机体。这些因素，可概括为物理的、化学的和生物学的，不仅错综复杂，且处于经常不断的变化之中。人体借助机体内在调节和控制机制，与各种环境因素保持着相对平衡，表现出机体对环境的适应能力，但是人们的这种适应能力是有限的，当有害的环境长期作用于人体，或者超过一定限度，就要危害健康，引起疾病，甚至造成死亡。

基于维持阴阳和谐和平衡这样一种基本原则，道教养生对于人体所具有的各种重要的阴阳对立都尽力设法使之协调。如形神、动静、性命、水火、升降等，都是所着重调节并使之平和的阴阳矛盾。在调节阴阳的过程中，阳的方面能否周密是关键。阳代表功能，是活跃的方面，起着主导作用。阳如果能够固密，与阴紧密相合而不外越，不白白耗散，那么阴精也就容易得到保存与养护，从而形成良好的体内循环。这样，人就精神饱满、机体健壮而长寿。反之，如果阳气躁动外越，就会耗费阴精，造成阴阳相离，而使两者不协调、不相实，轻则致病，重则殒命。所以，养生重在于调和阴阳，而调和阴阳的关键则在于善养阳气。

首先是按照自然的规律调节我们的身体平衡，这是人类适应自然的基本法则。阴阳的协调与平衡是养生的基础，而保守和维护人体阴阳的平衡与协调，就不能不考虑四时节气变换所引起的外在阴阳的变化，以及这种变化对于人体阴阳的影响。这样，顺天随时就成为养生的基本原则。自然界有四季，春主生，夏主长，秋主收，冬主藏。适应四季节候的变化，四季养生各有不同，春养生，夏养长，秋养收，冬养藏。所以说我们的起居都要严格地按照自己的生物钟来进行。关键在于饮食和睡眠。在饮食上,人要从自然中获取食物,要依靠天地之气提供的物质而获得生存。《黄帝内经》里说："天食人以五气，地食人以五味。"而不同的气候下、不同的土地上生成的物质有所不同。简单地说，就是什么时令出什么菜，我们就吃什么菜，因为这都是大自然为人类所安排的。比如夏天的西红柿、黄瓜质量最好，营养价值最高；冬天的白菜和萝卜营养价值最高，我们冬天就应该吃。这些都是跟自然界的阴阳气化相顺应的。睡眠是对我们生命的充电，是能量的补充和信息的调整。我们睡眠的目的也是在于通过调整阴阳平衡，而达到生命的涵养的储备。当我们缺乏睡眠时，第一个不利结果是缺乏安全感，决断力降低，持久的疲劳会使记忆力下降，睡眠不足会造成身体、眼睛和思维不能健康发展，在现代快速的社会里就缺乏重要的安全感。

其次要顺应社会环境来调节我们的身体平衡。这是特别容易被忽视的，但它同样和人们的健康息息相关。《黄帝内经》里早就指出："凡欲诊病者，必问饮食居处，暴乐暴苦，始乐始苦，皆伤精气，精气竭绝，形体毁沮。"这非常明确地阐明了要注意社会心理因素的影响。一个人在社会环境中很容易因为得失而心理不平衡。中医上讲，喜、怒、忧、思、悲、恐、惊为人的"七情"，其中任何一情太过，都不利于健康。健康的身体与健康的精神好像一辆车子的两个轮子，缺一不可。"心病"最损人，开朗、从容、乐观、温和是心理健康的重要标志。情绪是生命的指挥棒，人在复杂的社会生活中，顺境、逆境都会遇到。无论在何种情况下，都要保持情绪的稳定和自我控制的良好状态。所以，我们的心灵支点要随着环境的变化而随之移动。当陷入一种倾斜状态的心境中，这时候就需要我们在心灵上重新确立一个支点，来认识和保持与外部事物之间的平衡。这种平衡相对稳定了，对人体健康是大有益处的。

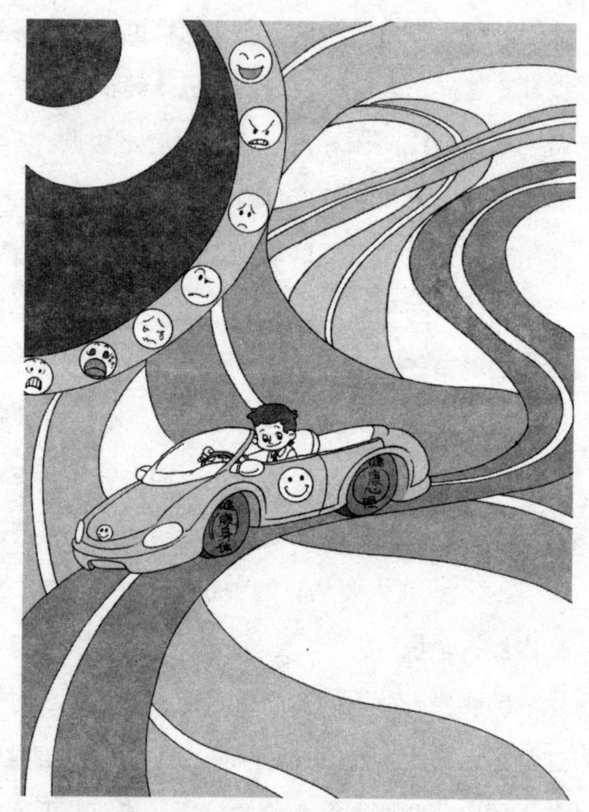

中医上讲，喜、怒、忧、思、悲、恐、惊为人的"七情"，其中任何一情太过，都不利于健康

再次是调节好人体内环境的平

衡。人体本身也是由物质组成的,并且,同地球一样,我们的身体也是一个完整的“生态系统”,这个“生态系统”由呼吸系统、消化系统、循环系统、神经系统、内分泌系统等多部分组成的。人体之所以保持活力,是由于组成身体各系统的物质都在以特定的方式维持着一定的结构,并且能紧密配合,保持着一种稳定和谐的健康的生命活动状态。这是一种复杂的动态平衡,人体依靠这种平衡维持着自身的健康。人体的生态平衡对体内各种物质的配比情况以及补充消耗的速度都有着严格的要求。任何一部分的环节出现问题,都会引起整个身体内环境的平衡状态,人体就会感到不适,就会患病。道教的气功导引术就是通过气的调节来恢复人体内部环境平衡的。在现代生活中,内环境的平衡尤其要关注的是外环境对起的影响。我们每天都要吃进很多被农药、饲料、化肥、激素等有机物质污染过的果蔬、鱼肉,吸进大量汽车尾气、工业废气,我们的机体各生理系统功能都在不同程度地受着伤害。

五、精神:道家修炼的最高境界

养生的种类和方法很多,但也不外乎物质养生和精神养生两大方面。重视精神修炼是道家区别于其他学派的重要特征,精神修炼可以说是道家修炼的最高境界。为了实现得道成仙、与天地同寿的目标,道家十分重视对人体自身的探索,特别是对人的精神状态的研究。在实际修炼中,提倡精神的自我磨炼,道德的自我完善,心态的自我平衡等内省性修炼法。

谈起养生,人们首先想到的是饮食、运动,如以药滋补、跑步等。其实,精神养生更加重要。现在大多数人的营养均能基本得到保证,而真正要度过一个轻松、愉快、富有情趣的生活却不易,长寿就更不用说了。现代科学实验证明,长期的情绪不良会加速生理的衰老速度,还是许多疾病的重要诱因。道教早就发现了这个规律,所以把精神养生放到一个非常的高度上来认识和实践。其修炼的主要内容有下几个方面。

1. 修道养生

道教提出了“天不可信，地不可信，人不可信，心不可信，唯道可信”和“我命在我，不在于天”等一些观点，以信道修道，即通过宣传道的功用，坚定道的信念，自觉地修道来达到与天地同寿的理想。为什么信道修道可以养生？

道家的“道”并不是指人们常说的社会生活中的一些道理、哲理，而是指宇宙所遵循的大道。换句话说，就是自然规律。道教之道，内可以修身延命，外可以治国佐世；而道教合其二者于一身，倡导通过自我修炼的方式，由提升自我而致天下之治。因此，道教所追求的神仙境界，就是天下为公的社会大同理想的实现，一如老子“以其无私、故能成其私”之论。道教的诸神诸仙，其实就是你我内心早已认同的理想人格。

2. 以德养生

在道家的概念里，养生不仅包括养身，还包括养德。这是道家养生的一个显著特征。《周易》中说：积善之家庆有余。养生与养德不可分，养德不仅有助于养生，而且本身就是养生的重要方面。在先秦道家文化中，“德”是一个基本的概念，它与“得”相通。没有道德，怎么会有得到？德可以化气。老子其实就是把修“玄德”作为“得气”的要领。这种“气”是怎样养的呢？那就是“配义与道”，即在内心上培养正直的道义，从而与天地相感通，激发内气的作用。《太平经》通过自然现象的观察，认识到天地生养万物之“德”是以“气化流行”来体现的。它把东南西北与春夏秋冬配合起来，将自然宇宙的运转划分为两大时段和两大空间位置，以“刑德”来说明其功用特质。就时间而言，春夏为德，而秋冬为刑；就空间而言，东南属德，西北属刑。德主生，刑主杀。气交于体，德交于道，德与气是可以融通的。从这个意义上说，“以德养生”也就是“以气养身”，这是力图使气“交归”而完形。

道家从天人感应、善恶报应的角度，确立了善德的修炼内容，认为心地善良，与人为善，多做好事，多做善事，也就是说多积善德，才能感动主宰人间善恶的“天君”，由此而得道成仙。因此，道家把广积善德作为精神修炼的重要内容进行苦苦修炼，对怎样做才算是积善积德，不怎样做算是缺善缺德，都有明确的划分，有严格的道规、道戒。

高尚的道德是心理健康的基础，富有的精神是心理养生的重要因素。难怪连孔夫子都说：“大德必得其寿。”

3. 清心养生

道教哲学观的一个核心是清静无为，反映在精神修炼上就是清心寡欲。什么是清心？就是思想清静安宁而无杂念。什么是寡欲？就是不要有过多的欲望，对不良的私欲要节制。为什么要强调清心寡欲？道家认为，一个人私欲、杂念太多，精神就要受到煎熬，就不能长生久视、得道成仙了。孙思邈指出，长寿对大多数人而言有五难，即名利难去，喜怒难除，声色难断，滋味难绝，神虑难散。如果不能排除以上杂念，是不可能尽享天年的。因此，要做到清心寡欲，就必须节制对财货、名利、声色的欲望，不为权、势、名、利、情欲等所动，如《黄帝内经 · 素问》所说：“恬淡虚无，真气从之，精神内守，病安从来？”为了达到清心寡欲这一精神境界，他们在修炼的方法上主张清静无为、绝学无忧、离境坐忘等方法。

可以说，欲求长生不老，清心寡欲是法宝。欲望愈多的人，愈容易自寻烦恼；奢望愈大的人，愈容易挫折缠身。物质上的清贫，可以拥有精神之乐；欲望上的清贫，可以舍去烦恼之苦。个人欲望不多，不在世俗中随波逐流，不为争名夺利而苦恼，自然化解了心理危机，防治了心理疾病。精神轻松，机体的生理功能处于最佳状态，免疫力高，抗病力强，病魔也要退避三舍，自然会延年益寿。可见清心寡欲同健康长寿有着十分密切的关系。

4. 宁心养生

知足常乐也是道家精神修炼的重要内容之一。《道德经》认为，世上没有比不知足更大的灾祸了。只有知足，才能经常感到满足，感到满足，精神上就乐观，少有烦恼，这样身心清静，就可以长生久视。

在人的养生中，养心是非常重要的一个问题。那么，我们到底应该如何养心呢？事实证明，洒脱就是养心的第一法。在道家学说中，体现洒脱之意的是要使人修炼出一种“常应常静”、“空”的境界。道教认为：“内观其心，心无其心，外观其形，形无其形；远观其物，物无其物。三者既悟，惟见于空。现空赤空，空无所空。所空既无，无亦无无。无无既无，湛然常寂。寂无所寂，欲岂能生？欲既不生，即是真静。真常应物，真常得性。常应常静，常清静矣。”这段话里的“空”、“无”，不是表示完全没有东西存在，它表现的是认识要达到的一种境界，是昭示人们要通过修炼使其心境“常应常静”、“常清静矣”。有了这样一种超然的心境，当然就可以去掉俗人那种什么自私之“心”、猜疑之“心”、贪欲之“心”、憎恨之“心”、傲慢之“心”等等。这也即古人所说：“天地间真滋味，惟静者能尝得出；天地间真机枢，惟静者能看得透。”

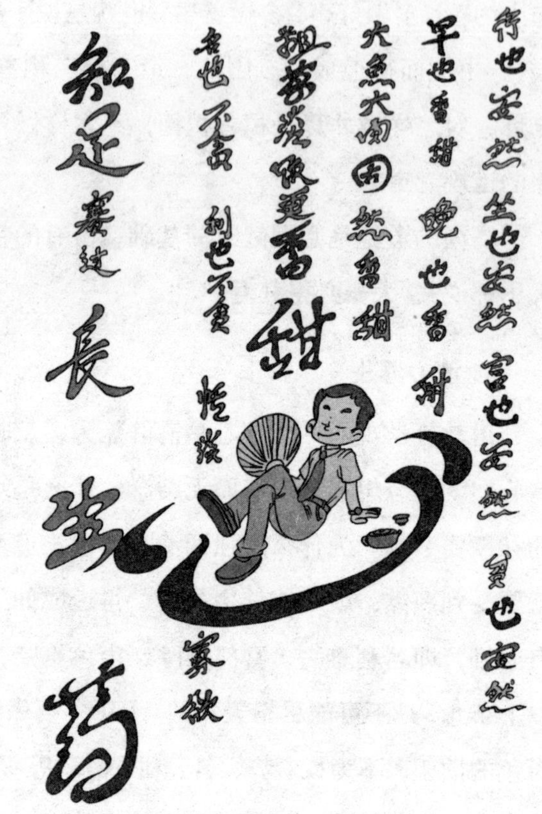

行也安然，坐也安然，富也安然，贫也安然；早也香甜，晚也香甜，大鱼大肉固然香甜，粗茶淡饭更香甜；名也不贪，利也不贪，恬淡寡欲，知足赛过长生药

行也安然，坐也安然，富也安然，贫也安然；早也香甜，晚也香甜，大鱼大肉固然香甜，粗茶淡饭更香甜；名也不贪，利也不贪，恬淡寡欲，知足赛过

长生药。

六、既养神也全形

既养神也全形，这是道教推崇的最高境界的养生方法。

由道教而发展起来的中医学认为，人身由“神”与“形”组成。所谓形，是指人的整个形体而言，包括五脏六腑、经络血脉、四肢百骸等组织结构和气血津液等基本营养物质；而神，在这里是指神志，包括人的精神、意识、思维、性格、情感等活动。道教以天人合一之道观察自身，对形神关系、身心结构、生命本原有自家独特的解释，强调“形与神俱，不可分离”，养生既要养神也要全形，二者不可偏废，只有这样才是真正的养生，才能实现与天同寿的理想。

关于形神关系，道教认为形神相互依存，而神为主宰，功用殊胜。《太平经》曰：“形者乃主死，精神者乃主生。常合即吉，去则凶。”《抱朴子·至理》说：“夫有因无而生焉，形须神而立焉，有者，无之宫也；形者，神之宅也。”无形的精神居住于人身中，为人生命之本原。形神关系从另一角度来认识为魂魄。魂魄是一种能产生精神与形体生命活动的本原、实体，分为三魂七魄，各有其职能，对人精神、心理、生理活动进行主宰。安魂魄、清静寡欲乃养生延寿之要。更进一步说，形神的关系为精气神、性命的关系。精气神是人生命的三大要素，“神者受之于天，精者受之于地，气者受之于中和”，三位一体，“相与共为一道”，结合为一体，互不能离，相助为治。“爱气尊神重精”才是养生延寿之要。精气神又称“三宝”，神的功用是主宰智照，气的作用是运动流行，精的作用是生长化育，内丹学称为能炼就金丹、令人超生脱死的上药。内丹学还将人的生命之本分为精、气、神、魂、意五种东西，为五行之气，分别藏于五脏，五行为阴阳交变的形态。

从上面看，神为形主，无神则形不可活。这就是《黄帝内经》里所说的“得神者昌，失神者亡”。神在人身居于统治地位，只有神在，才能有人的一切生命活动现象；只有身健康，才有人的长寿。神是一切生命活动的最高主宰，它既能协调人体脏腑、气血、阴阳的变化，维持人体内环境的平衡，又能调节脏腑等组织，使之适应自然界的变化，调节由外部环境因素引起的情志刺激，从而维持人体与外环境的动态平衡。而神是形的产物，神为形生，没有形，神就无以生。“精神安乎形，而年寿得长焉。”形的病变可导致神的异常，神的改变也可以影响形的功能变化。这就是说，人的形体运动受精神意识支配，人的精神状态与形体功能密切相关。在同样恶劣的环境条件下，精神意志坚强的人，身心遭受的损害会比意志薄弱者轻得多，这就是神主形的体现。

古代先贤对形与神关系的认识，成为了养生学的理论基础。它要求我们在养生中要形神共养。《内经》明确提出了“形与神俱”的形神共养观点，如《素问·上古天真论》曰“故能与神俱，而尽终其天年，度百岁乃去”。并提出了外避邪气以养形、内养真气以充神的形神合养方法。在《素问·四气调神大论》中更进一步记载了随春夏秋冬四时不同气候来形神共养的健身法，如“春三月”应该“夜卧早起，广步于庭，被发缓形，以使志生”。

道教养生学历史悠久，源远流长，具体的养生方法更是多种多样，但归纳起来，实际上不外乎“养神”与“养形”两种，即所谓“守神全形”和“保形全神”。首先是重视养神，在强调养神的同时重视养形。如《素问·八正神明论》指出“养神者，必知形之肥瘦，营卫气血之盛衰”；在如何全形的问题上，还提出了一套行之有效的方法，像慎起居、适劳逸、顺寒暑、饮食有节、导引等。可见，养生必须养神，既要注意形体健康，更要注重心理卫生。无论是“全神”还是“全形”，都是通过形神共养，使神健形宁，从而达到长寿的目标。然而，在21世纪以前的长时期内，维护心理健康的问题，一直未受到重视。一说健康，似乎就是指身体健康，甚至有人认为，没有疾病就是健康。这些显然都是错误的。现在，人们终于认识到，所谓健康，不仅是指一个人没有疾病或虚弱现象的正常生理，而且还指要有良好的精神状态和社会适应能力。现代人的这种认识，就是道教倡导的形神共养观。

第二章 饮食养生保健法

一、仙风道骨与饮食

1．安身立命之本

道教是世界上最重视现世生命存在的宗教。在我们道教看来，人的生命是最为可贵的，因此人生最为重要的任务和最大的目标，就是要努力养护和发展自己的生命。《太平经·乐生赐天心法》说："人最善者，莫若常欲乐生，汲汲若渴，乃后可也。"所以，人们应当热爱自己的生命。基于这样的认识，炼养躯体、健康长寿自然就成了人生最重要的事情。葛洪说："天地之大德曰生。生，好物者也；是以道家之所至秘而重者，莫过乎长生之方也。"道家始终在追求一种人与自然和谐的理想人生境界，在道家观念中，人是自然的有机组成部分，与儒家注重群体精神的生命哲学不同，道家的养生和道教的肉体成仙则直指个体生命，非常重视"身体"之养，将长生不老作为养生的终极目标。养生学是中华民族的一种传统文化，也是道家文化的一个重要方面。在道家看来，人类的精神受到肉体的制约，而肉体只有通过养生才能得以保持。所以，为了实现长生不老，就必须要懂养生，会养生。

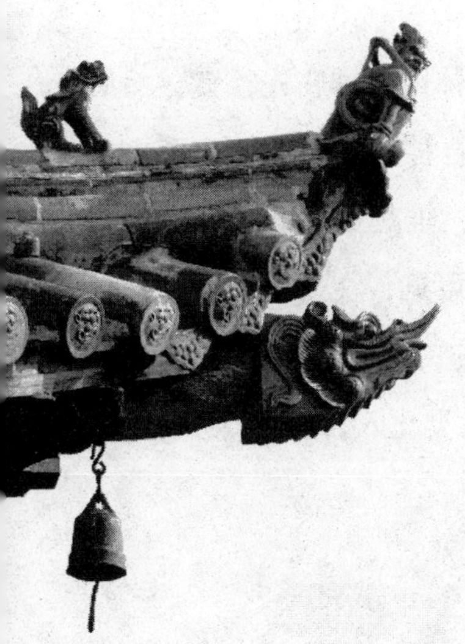

饮食是人类维持生命的基本条件。道家养生观点认为，饮食的根本目的就是"养"，养人的气血，

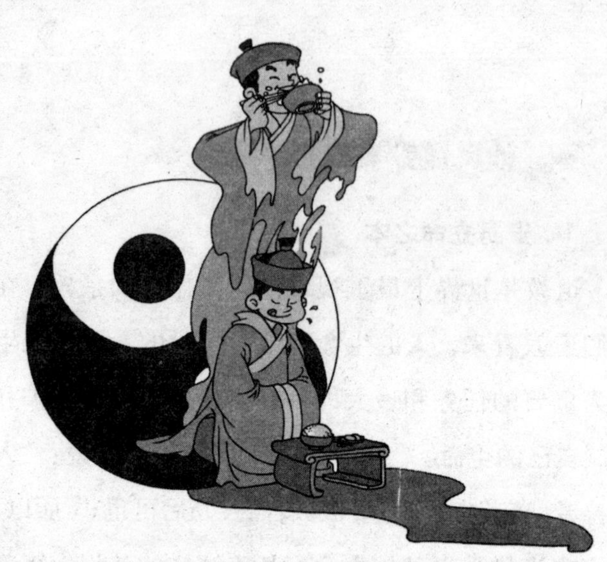
道士们在饮食前，必须在意念中想到是自己的体内之神在先饮食，然后才是自己的肉体饮食

养人的精神，唯有“养”，人才能形体荣华、四肢强健。饮食是否合理得当，直接关系着个体生命质量的高低。道教养生家历来重视饮食调养和饮食卫生之道，早在《素问·上古天真论》中就说：“上古之人，其知道者，法于阴阳，和于术数，饮食有节，起居有常，不妄作劳，故能形与神俱，而尽终其天年，度百岁乃去。”陶弘景的《养性延命录》也说：“百病横夭，多由饮食，饮食之患过于声色。声色可绝之逾年，饮食不可废之一日。为益亦多，为患亦切。”可见饮食对人的身体是有利也有弊，因而对饮食必须极为留意。为了调谐这种矛盾，就必须“饮食有节”，而且还要平阴阳，和五味，应体质，顺天时，合地理。若能与天地相参，遵循饮食之道，再配合其他养生方法，就可使人们达到健康长寿的目的。

另外，道士们在饮食前，必须在意念中想到是自己的体内之神在先饮食，然后才是自己的肉体饮食。食毕，心中还要默祝：“百谷入谓合神与气，填补血液，亡坠尸邪，超登金关，与天地长生，役使六丁，奉卫灵童”，唯其如此，才能进入养生之至境，出神入化，长生不老，与宇宙自然合为一体。可见，在道教的饮食思想中，无论在饮食对象，还是饮食方法、饮食观念上，都在追求作为个体生命的小宇宙融入天地自然大宇宙的努力，从而达到自然涵摄人类、人类化入自然、“天人合一”之合于“道”的境界。

2．保健益寿之方

真正奠定了中国食养学基础的孙思邈说："不知食宜者，不足以存生也"，"安身之本,必资于食"。孙思邈认为,饮食是养生防病的重要手段,在其著作《千金要方》中，列有食养、食疗食物154种，分为谷物、蔬菜、果实、鸟兽四类，多为日常食品，并论述其性味、功效，以供人们酌情选用。另外，他还提出了老年人饮食的具体要求，并在《千金方》中列了服食方59则，其中的大多数适合老年人的生理病理特点，无病时补养防病，有病时祛病延年。其食养、食疗、食补等思想，对后世产生了重大影响。

在道家看来，饮食对人体的养生保健作用主要有以下几个方面：

一是营养机体。《黄帝内经》上说：天有三宝日月星，地有三宝水火风，人有三宝精气神。道教认为,人体最重要的物质基础就是精、气、神，这是人的"内三宝"。精，是生命的形态结构，是由后天水谷之精微所化生的物质，为人体活动的物质基础；气，是生命的动力，是由水谷之精气与吸入的自然界大气合并而成的，为机体一切生理功能的主要物质基础；神，是生命的主宰，是对人体一切正常生理活动的概括。而"水谷"即饮食,则是精、气、神的营养基础。机体营养充盛，则精气充足，精满气壮，气壮神自健旺，神旺则百病不生。燕窝、鱼

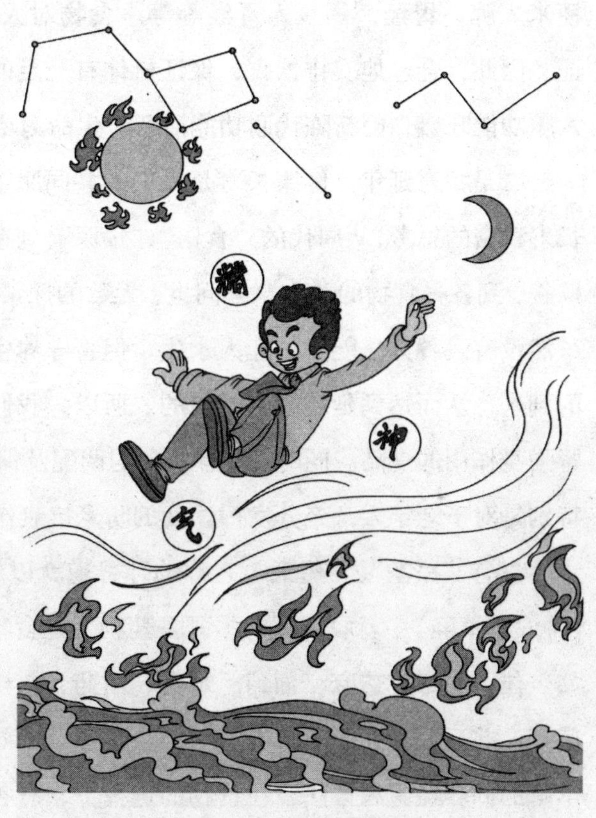

人体最重要的物质基础就是精、气、神，这是人的"内三宝"

翅、驼蹄、熊掌等固然营养丰富，乃滋补上品，而蔬菜瓜果，饱含着人体必需的养分，对人的健康与生命同样有着极为重要的作用。要维持旺盛的生命力，必须要向体内供应多种营养素，如蛋白质、脂肪、糖、维生素、矿物质、微量元素等，而这些营养素就存在于我们日常的食物中。

此外，由于食物的性味各有不同，对脏腑的营养作用也有所侧重。食先入胃，通过胃的消化、吸收以及脾的运化，然后输布全身。《素问·至真要大论》中说："五味入胃，各归所喜，故酸先入肝，苦先入心，甘先入脾，辛先入肺，咸先入肾，久而增气，物化之常也"。食物对人体的营养作用，还表现在其对人体脏腑、经络、部位的选择性上，即通常所说的"归经"问题。如：茶入肝经，梨入肺经，粳米入脾、胃经，黑豆入肾经等等。食物对人体的营养作用是身体健康的重要保证，因此，合理地安排饮食，保证机体有充足的营养供给，可以使气血充足，五脏六腑功能旺盛，使新陈代谢功能活跃，生命力增强。

二是益寿延年。健康长寿是人们的共同愿望，自古以来人们从来没有停止过对长寿秘密的思考，从周代的"食医"、"疡医"，到秦皇汉武求长生不老药，从道家炼丹、辟谷，到各种食物的《本草》问世，无数的探索者留下了许多行之有效的实践经验。虽然没有一种方法能真的让人永生，但善守养生之道，持之以恒，却能够推迟衰老的到来，从而达到延年益寿的目的。所以，我们在进食时应选用具有补精益气、滋肾强身作用的食品。同时，注意饮食的调配及保养，对益寿抗衰都是十分有意义的。特别是对于老年人，充分发挥饮食的防老抗衰作用尤其重要。

享有"医圣"、"药王"之称的孙思邈就以成功的饮食养生实践，享年逾百岁。《神农本草经》中就收集了许多既是药物又是食物的本草品种，具有防老抗衰的作用，如杏仁、大枣、芝麻、葡萄、蜂蜜、山药、核桃、龙眼、桑葚、枸杞子、百合、芝菌等，并记录了它们所具有的"轻身延年"功效。在道教的饮食养生保健法中，有丰富的调养经验和方法，在食物的选择上，有谷类、蔬菜、果品等几大类；在饮食调配上，又有软食、硬食、饮料、菜肴、点心等，只要调配有方，用之得当，不仅有养生健身功效，而且可以收到抗衰延寿的效果。

三是防病治病。道教自汉末创兴以来，道教医家在长期的济世行医活动中，发现一些食物具有治疗和预防疾病的作用。像我们日常食物中的大蒜，可用来预防外感和腹泻；绿豆汤可用来预防中暑；用葱白可以预防伤风感冒等等。还有许多流传于民间的谚语也说明了这一点，如“萝卜上市，郎中下乡”、“四季吃生姜，百病一扫光”、“遍尝百果能成仙”、“一日吃数枣，终生不显老”、“夏天常吃瓜，中药不用抓”等等。所以，应用食物来治疗疾病的方法引起了道教医家的浓厚兴趣。

在食疗学的发展方面贡献最大的当推孙思邈，他认为食物对于治病防疾、养生保健的意义十分重大。在他的《千金要方》中就特别列出《食治》一门，又在《千金翼方》中特辟“养老食疗”专论，在这中医史上是一大创举，可谓意义深远。

孙思邈指出，食物是安身立命之本，是生命的物质和能量基础，由于食物营养丰富，又无药物常有的副作用，能有效地补充体内营养，达到调理脏腑机能、增强体质、祛病去邪的医疗效果；而且一些富含营养、味道鲜美的食物也是一种生活享受，能使人悦神爽志，有利于身心健康，饮食调养本身就是一种重要的养生之术。其次，孙思邈认为对疾病的治疗应当药食并重，要把药疗与食疗结合起来，提倡“药食两攻”的方法。因为考虑到食物性味比较平和，又无副作用，而药物则不然，“药性刚烈，犹若御兵，兵之猛暴，岂容妄发？”所以《千金方》曰：“夫为医者，当须先洞晓病源，知其所犯，以食治之；食疗不愈，然后命药。”“药食两攻，则病无逃矣。”饮食保健的目的，也就是《黄帝内经》中说的“不治已病治未病”，平日用饮食来强健身体，人才能少生疾病，使生命长久。

饮食又可以调整人体的阴阳平衡。因为食物的气、味特点不同，人体的阴阳盛衰又各有区别，如果能以适宜的饮食营养或者用来养精，或者用来补气，既补充了营养，又调整了体内环境的平衡。这样的话，不但保证了机体的健康，也可以防止疾病的发生。如食用海带能补充碘元素及维生素，又可以预防甲状腺肿；食用新鲜的水果和蔬菜，既能补充多种营养素，又可以预防坏血病等。因为食物的成分不像化学药物那样有明显的作用点和极其单纯的效果，所以不用担心吃多了会有什么副作用。

3．素食与辟谷

说到饮食，不能不提到道教的素食与辟谷。要知道，道教是提倡素食的，因为它是向善的开端。道教一向重生、乐生，认为世间之物皆由天地精气所化，如同人类一样，它们一样拥有平等的生存权利。正是因为人类的贪婪，破坏了它们的生存环境，残杀了它们的躯体，从而造下了无边的孽障，坏了慈悲之心，素食者则是对戒杀的具体表现。道经云：“斋食(即素食)者，洁净身心，涤除邪秽。”这不仅在于我们修持的“三皈五戒”(即一不得杀生、二不得荤酒、三不得妄言绮语、四不得偷盗、五不得淫邪)，因为杀戮使人心发狂，荤酒使人乱性，从而断了善的根本，失去天神的护佑；而且素食还可以预防疾病，使人长寿。从人体所需的三大营养物质来看，谷类供应的碳水化合物是肉类所不能代替的，而脂肪及蛋白质这两种营养物质的最佳来源也仍是植物类，如脂肪的最佳食物为橄榄油、向日葵子等，蛋白质的最佳食物为大豆等。而且食肉者患肥胖症、动脉硬化、脂肪肝，以及食道癌、胃癌、大肠癌等癌症的机会远高于素食者，这也是现代医学界所公认的。如果采取素食，则对减少这些病症的发病率具有相当大的益处。不久前羽化升天的武当山玄门派第24代弟子李诚玉道长在饮食上以淡食蔬菜为主，认为淡食会使人胸清心明，神旺体健，最终享寿118岁，是新中国成立以来第一位坐化而逝的道人。事实证明，经常食素的人对身体是有百益而无一害的。不过，道教也分很多派别，虽说各自教义有所不同，但是信仰是一致的。如道教正一派道士是可以食荤的，但是他们所食的是“三净肉”，即：不见杀，不闻杀，不为己杀。

另外，在当今社会人们的健身之法中，有倒走、爬行、大喊、饿透等这些返序运动，其实这其中的“饿透”法就与我们道教中的“辟谷”颇为相似。道教的辟谷也称断谷、却谷、休粮、绝粒，都是指在一定条件下的不食五谷之术。道教服食家深信：服食草木类药物不仅可以轻身益气、益寿延年，而且如果服食到一定程度，并配合服气行气修炼，就可以使身体处于“不饥”、“不饿”的状态，甚至达到不食五谷而长生的“断谷”境界。葛洪的《抱朴子·内篇》云：“欲得长生，肠中当清；欲得不死，肠中无滓。”方士们认为，人吃了五谷杂粮，肠中积成粪便，秽浊充塞体内，因此“食谷者智慧而夭”不能长生，相反“食气者”却能做到“神明而寿”。所以，欲得长寿延年，就必须“却谷食气”，修炼辟谷之术，这样有朝一日才能达到“不食者不死而神”的境地。在这一理论思想指导下，自道教创立后，许多道徒便虔诚地把研习辟谷之术作为修炼成仙的基本途径之一，各种辟谷之法如“服气绝粒”、“符水断谷”、“吞石辟谷”等不断涌现。据《抱朴子·内篇》记载，当时已有辟谷之术“近有一百许法”。

经现代的医学证实，饥饿可以减轻肠胃、肝胆及心肺的负荷，使植物神经、内分泌和免疫系统受到冲击，然后通过肌体生理内环境稳定功能的重新调整，提高人体承受生理负担的能力，使各种心身疾病得到改善。并且，饥饿还有利于将胃肠内滞留的有毒物质排尽，从而有利于机体内环境的“环保”。据海外的一些心理学家研究发现，现代的“饿透”法还对神经官能症、早期高血压、低血压、单纯性肥胖、神经性厌食、异咽症都有一定疗效。这个“饿透”是指一日或两日不予进食，仅以开水充饥，或补充营养液。道教的辟谷之法也并非不吃任何东西，只是不吃五谷杂粮罢了。并且，辟谷之士在服气辟谷的过程中，除了要饮水外，还要特别需要服食一些富含高蛋白、高油脂类的草木类药物，如术、茯苓、胡麻、黄精等，以维持人体的生命活动。

二、道家如何吃喝

道士们多长寿，这是常人们无法比拟的。其中的原因，除了遗传外，就是在于饮食的奥妙了。

1．合理调配

饮食调理在道教的养生文化中具有特殊的意义和悠久的历史。历代均有不少道教养生家热衷于饮食调理的研究工作，比较典型的，当属我们的孙思邈，他不仅在《千金方》中专设《食治》一卷，而且特别强调“不知食宜者，不足以存生也”。自然界中的食物种类繁多，所含营养成分各不相同，只有做到合理搭配，人体才能得到生命活动所需要的比较全面的能量，才能保证健康和长寿。大家都知道一个奇妙的数字比：0.618，古希腊美学家柏拉图把它称为“黄金分割律”。事实证明，0.618在建筑、书法、绘画、音乐、医学等几乎所有的领域都有充分体现，当然在饮食文化中它也起着很重要的作用。道家认为，养生饮食需注意调配好以下几个方面的平衡关系：

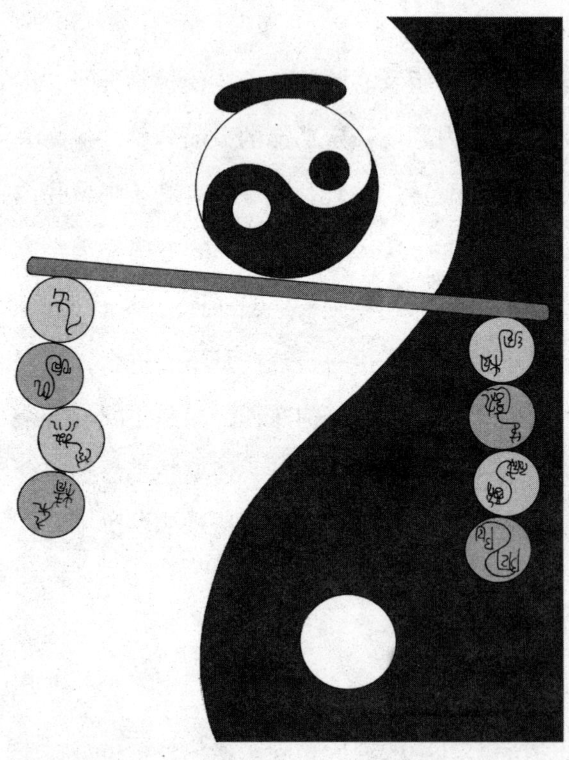

道家认为，养生饮食需注意调配好以下几个方面的平衡关系

阴阳平衡：阴阳之道是宇宙万物的本原，阳化气，阴成形，无阴则阳无根，无阳则阴无以化。阳气是生命的动力，阳气偏衰则功能减退或衰弱，人体逐渐衰老；阴是阳的基础，因此养阴也是健康所必需。“阴平阳秘”才是人体的最佳状态，是人体健康的最好体现。阴阳失调则百病丛生，治疗也应从调和阴阳入手，食物保健同样须审察阴阳寒热特性，做到有的放矢。阳性食物，如海鲜、羊肉、鸭肉、鸡肉、鸡蛋、羊奶、小麦、燕麦、红辣椒、胡椒、蒜、洋葱、萝卜、姜、茴芹、香菜、核桃等能提供生理性活动力，使人

具有理性、能集中注意力，对身体有刺激和加热的作用，摄入过多则容易引起兴奋激动、紧张、急躁、顽固、便秘等。阴性食物，如水果、大米、植物油、蜂蜜、鱼肉、白菜、甜菜、酒、糖等能提供精神上、心灵上的活动力，可以提高人的敏感度、忍受力和合群性，对身体有镇定和制冷的效果，摄入过多却会让人表现得没有勇气、精神涣散、喜怒无常、伤感、焦虑、敏感等。通常情况下，成年人在每天的食谱中，阴性食物占食物总量的比例最好是 0.618。

酸碱平衡：米、面、肉、蛋、禽、鱼虾、油、糖、酒等在无机盐代谢上都属于酸性食物，进食过多会使血液偏酸性，导致酸性体质，从而使免疫功能降低，体弱多病。据统计，约有 0.618 的疾病发生于酸性体质的人群。所以，应多吃点碱性食物来中和调节，使血液保持正常的微碱性。常见的碱性食物有蔬菜，水果、豆类，食用菌、牛奶及海带为主的藻类食物，每天碱性食物的食用量要占食物总量的 0.618，方可益补得当。

生熟平衡：这是从消化和保存食品营养上说的。有的食物必须经过加热做熟才能有利于人体的消化和吸收，而且有利于清洁和消毒；有的食物做熟了却会失去营养。最好的办法是，能生食的食物（除胡萝卜之外）要尽量生食。根据饮食的 0.618 法则，熟食与食物总量的比例应以 0.618 为宜。

粗细平衡：粗食，也就是加工程序简短，营养成分最接近天然的食物，它们的营养是最丰富的；而食物加工越细，其中的营养丧失得就越多。现代人大都喜欢吃一些精制食物，这样一来，因纤维质摄取不够，使食物滞留在大肠中，不容易被身体吸收。为此应做到粗细搭配，保证人体对种种营养的需求，平常多选择食用天然的新鲜食物，如未经精制的谷类、麦类及天然无污染的水果、多纤维蔬菜等。并且在饮食烹饪上，道家的特点也是尽量保持食物原料的本色本性，如“道家四绝”之一的青城山“白果炖鸡”，就很少放佐料，保持了其原色原味，而且清淡新鲜。根据饮食的 0.618 法则，粗食与细食的比例应达到 0.618 方可。

杂精平衡：古人说：“杂食者，美食也！”人体需要的营养是多方面的，必须有众多来源的食物才能满足营养平衡的需要。如果膳食偏简求精，实在是有害无益，特别是对生长发育不利，偏食和食物过精易造成体内某些营养素的缺乏或者过剩。因此，除需注意食物的色、香、味、形以外，更应提倡食品来源的多样化。根据饮食的 0.618 法则，杂食与精食的比例要达到 0.618 才好。

冷热平衡：《养性延命录》说："凡食先欲得食热食，次食温暖食，次冷食。"表明饮食要注意冷暖适中，"热食伤骨，冷食伤藏，热物灼肤，冷物痛齿。"（《养性延命录》）生冷食物进食过多会损伤脾、胃和肺气，尤其是体虚胃寒的人，或者在炎热的夏日，更应慎重。反之，饮食也不可太热，否则易烫伤胃脘和咽喉。故饮食须冷暖适宜，热食与冷食的比例要达到 0.618 才合理。

饥饱平衡：晋代葛洪认为"善养生者，食不过饱，饮不过多"。陶弘景在《养性延命录》也里说："食不欲过饱，故道士先饥而食也；饮不欲过多，故道士先渴而饮也。"指出不得暴饮暴食。太饥则伤肠，太饱则伤胃。有些人对喜欢吃的食物，就无所顾忌地猛吃，把胃塞得满满的；对不喜欢吃的食物拒之门外，让胃空空的。结果是饥饱不均，造成偏食，影响胃肠功能，日久则易患慢性消化道疾病。因此，每餐饮食应以六七成饱，即满足饭量的 0.618 为宜。

摄入与排出平衡：人体每天要进行新陈代谢，摄入的热量应与活动消耗的热量相当。如果每天吃进去的食物营养过剩，日积月累，多余的热量及各种代谢产物，必定会在体内蓄积。脂类物质过多，沉积在血管壁上，会使血管变硬变窄；糖的过量摄入会耗竭体内的胰岛素，损害胰细胞；蛋白质过剩蓄积在肠道，所产生的毒素在体内循环不已，将影响肾脏排泄。因此，摄入食物与排出食物的比例需维持在 0.618 才比较适宜。

2．进食保健

进食前后的保健是保护消化功能的调养方法，也是饮食养生的一个重要原则，历代道教养生家都十分重视这个问题。在进食过程中，《千金翼方》指出："食勿大言”、“及饥不得大语”，这是说食前及食中宜静而专致，不可高谈阔论，有所分心，以利纳谷和消化。进食不可过快，狼吞虎咽不利于消化吸收，而且容易过量。进餐前，要保持愉快的心情，使食欲旺盛，分泌较多的唾液，以利于消化。进餐时应避免不愉快的争论或令人恐怖惊慌、感觉污秽的话题。

孙思邈在《千金要方》中指出：“食欲数而少，不欲顿而多”，这是说要少量多餐，每顿饭不要吃太饱，饿了就吃，对老年人来说更应如此，这也是控制肥胖的好方法，妇女减肥和保持体重者有一个非常好的方法，就是要学会“羊吃草”。

现代人有许多不好的饮食习惯，比如不吃早餐、晚饭过饱、熬到深夜空腹而睡等等，这都是不利于健康长寿的。《灵枢 · 五味》说：“谷不入，半日则气衰，一日则气少矣。”摄食不足，不能满足人体正常生理活动的需要，气血生化之源不足，不能保障人体器官的能量供应，久而久之人就早衰了。一日之中，人体的阴阳气血会随昼夜的变化而表现出不同的盛衰变化。白天阳气盛，人体新陈代谢旺盛，需要的能量供给自然就多，所以饮食量需略大，夜间阳衰而阴盛，多为静息入寝，故需要的营养供给也相对少些，因而饮食量可略少，这也有利于胃肠的消化休整和提高睡眠质量。故《千金要方 · 道林养性》中说：“须知一日之忌，暮无饱食”。

《养性延命录》说，食毕，“当行步踌躇，有所修为为快也。故人不要夜食，食毕当行中庭，如数里可嘉……行毕使人以粉摩腹数百过，大益也。”这是说，饭后要做适当的活动，可到院中慢步行走，然后以手揉摩腹部百下，以消食畅气，对健康大有益处。另有“饱食即卧，乃生百病”。孙思邈也说，饱食后仰卧会形成气痞，引起头风；人不能够夜食，或者说夜食不能过醉过饱；每次饭后，应用手擦脸及腹，使津液畅通。

在饮食保健中，还需注意节制饮食偏嗜，即改变不良的偏嗜习惯。《素问 · 生气通天论》说：“阴之所生，本在五味；阴之五宫，伤在五味。是故味过于酸，肝气以津，脾气乃绝；味过于咸，大骨气劳，短肌，心气抑；味守于甘，心气喘满，色黑，肾气不衡；味过于苦，脾气不濡，胃气乃厚；味过于辛，筋脉沮弛，精神乃殃。”日常食物有酸、甘、苦、辛、咸五味之分，食物性味不同，对人体的五脏会产生不同的影响。太过或不及都容易造成脏腑的偏胜或偏衰，从而产生疾病。如葱、蒜、韭、姜、胡椒、辣椒等辛热食物，少食有通阳健胃之效，倘若多食则会散气伤阴，耗血损目，生痰动火，因此服食要以适应身体需要为度。如果能在日常饮食中把五味调配得当，不但能增进食欲，而且有益健康，从而达到“骨正筋柔，气血以流，腠理以密，是则骨气以精，谨慎如法，长有天命。”（《素问 · 生气通天论》）的目的。

3．道家养生饮品——水

水是孕育生命的源泉，水对于任何生物来说都是必不可少的。生命起源于水，生命的延长和缩短均取决于水及水质。水对人体的作用主要表现为：加快体液对营养的溶解；改善血液循环；促进细胞的新陈代谢；帮助平衡血液的黏稠度和酸碱度；促进体内代谢废物的迅速排泄，净化人体内部环境；调节和平衡体温；保持皮肤湿润和弹性等。人在脱水状态下，最先受到影响的是大脑，因为脑重量的77%是水分，所以当人缺水时，脑的功能就要下降。人体一旦缺水，或者体液被坏水污染，将会导致生命的终结，或者罹患各种疾病，这对健康长寿自然是非常不利的。

随着科学技术的发展，现在的水也是种类繁多，如矿泉水、纯净水、蒸馏水、活性水等。在道家看来，还是优质的天然泉水，尤其是天然的低矿化度矿泉水对健康最有益。优质的天然矿泉水为地层深处的地下水，它与含有特殊成分的岩石长期接触，并经过复杂的物理、化学作用后，溶解了某些对人体有保健作用的成分。这些矿泉水中的某些成分可以增强人体代谢，提高抗病能力，延缓衰老，对某些疾病也有医疗作用。山中修道之人多健康长寿，与长年饮用天然矿泉水不无关系。

水是如此重要，那么应该怎样去喝呢？现在人们都讲每天要喝至少8杯水，这一杯水的容量如果是200毫升的话，那么这个饮水量应该是适宜的。天气炎热或运动过后，以及哺乳期的女性、高烧病人需要喝更多的水。对一般人来讲，并不是水喝得越多越好，否则会有大量的营养物质和微量元素随水一同排出体外。早起一杯

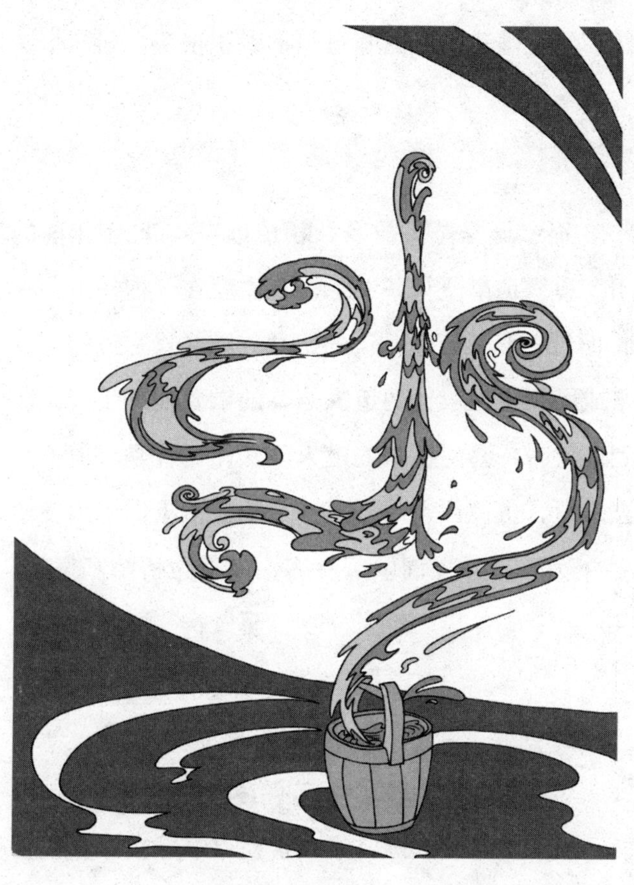
道家养生饮品——水

水是必不可少的，因为经过一夜酣睡，皮肤蒸发、呼吸及排尿等都需要耗费一定量的水分，此时体内处于相对缺水的状态，导致血液浓缩，流速减慢，有诱发血栓形成之弊。因此，早起喝一杯水有利于稀释血液，减低血黏性。早起一杯水最好是空腹喝，否则就起不到促进血液循环、冲刷肠胃等效果。睡前一杯水也是必须的，可减缓血管老化和动脉硬化的过程，保持血管的弹性，尤其可以防止老年人血浆浓缩、血液黏稠度升高，有助于预防体内血栓的形成。患有心脑血管缺血性疾病的老年人还需半夜起床饮水一次。饮用水最好是饭前或饭后半个小时喝下，这样对胃肠的消化作用不至于影响太大。适合人体的饮用水，最佳的温度应为18℃—45℃，过烫的水不仅会损伤牙齿，还会刺激咽喉、消化道和胃黏膜。

在道家看来，水还有着更深一层的含义。道教始祖老子常以水来形容“道”，称赞水以柔弱胜刚强，“上善若水，厚德载物”。老子认为上善之人，有像水一样的柔性。水性之柔，明能照物，滋养万物而不与万物相争，有功于万物而又甘心屈尊于万物之下，可见水的性质体现了“道”的柔而不争的无为之道的德性。在《老子》一书中，“水”是“道”的物理原型，“道”是“水”的哲学升华。正因为如此，有道德的上善之人，会效法水的柔性，温良谦让，广泛施恩却不奢望报答，如同水一样，所以最接近于“道”。

4．道家长寿饮品——茶

茶是世界上三大著名饮料之一，而中国是茶的故乡，相传远在4000多年前的神农时代就已发现了茶和茶的功用。道教很早便与茶结缘，葛洪就在《抱朴子》一书中留下了“盖竹山，有仙翁茶园，旧传葛元植茗于此”的记载。陶弘景在他的《杂说》中说，茶能轻身换骨，于是茶成了想得道成仙的道家修炼的重要辅助手段，而将茶作为长生不老的灵丹妙药。到唐代时，喜好饮茶的道人已经比比皆是。道士们品茶，也种茶。凡在道教宫观林立之所，也往往是茶叶盛产之地。道士们于山谷岭坡处栽种茶树，以采茶、制茶、品茶为乐，并提倡以茶待客，以茶为祈祷、祭献、斋戒，甚至“驱鬼妖”的供品之一。随后，饮茶也进入了佛教的修行。

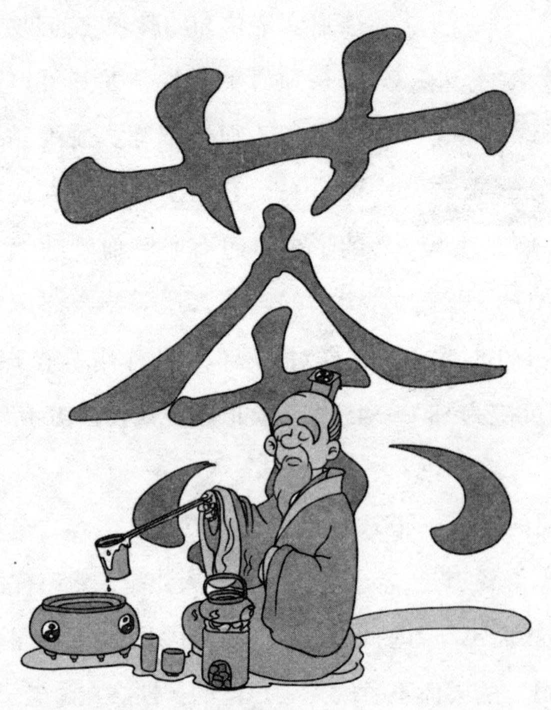

道家长寿饮品——茶

据传：“神农尝百草，一日遇七十二毒，得茶而解之。”自古以来，茶在道家养生保健饮食中始终占有着重要的位置。《神农本草》中有“茶味苦，饮之使人益思，少卧”的论述，茶叶还有消食去腻、利尿止渴、消毒解酒、轻身明目等作用。《本草备药》谈到茶可解酒食、油腻、烧灼之毒……多饮消脂，最能去油。茶还有消食降火、提神疗烦、明目清心、解热止渴、杀菌消炎、防龋固齿、和胃利尿、解烟降压、减肥健美、减轻癌变、增加血管壁弹性、防原子辐射伤害等多种功效。茶与其他花草、中药配合使用又称花草茶或药茶，能提高其保健强身的作用，《本草纲目》、《神农百草经》等专著中都有相关记载。如玫瑰花茶可降火润喉、活血美肤，决明子茶可散热明目、润肠通便，杞菊茶可补益肝肾明目，菊槐绿茶可治疗高血压，苦瓜茶可治疗中暑、烦渴，姜茶可治疗肠胃炎等。

另外，修道之人常炼丹服药，以求脱胎换骨、羽化成仙，茶也成为道家的首选之药，饮茶与服药有一致的功效。南朝陶弘景的《杂录》记："苦茶能使人轻身换骨，以前丹丘子、黄山君日常服用。"在贵生、养生、乐生思想的影响下，道家品茶特别注重"茶之功"，即注重茶的保健养生的效用，以及怡情养性的功能，因而不像儒家一样讲究那么多的规矩，而是借茶来助长功行内力。如马钰的一首《长思仁 · 茶》中写道："无为茶，自然茶，天赐休心与道家，无眠功行加。"可见，道家的饮茶与贪图功利名禄之人的饮茶是不同的，热心于名利之人饮茶很容易失眠，这表明他们的精神境界差；而对道家来说，茶是天赐的仙浆玉露，饮了茶会更有精神，可以更好地体道悟道，增添功力和道行。

饮茶除了可解毒、养生、健体以外，还可以清心、修身、养性。更多的道家高人都把饮茶当作忘却红尘烦恼、逍遥享乐精神的一大乐事。道家这种不拘名教、纯任自然、旷达逍遥的"无己"态度，也是中国茶道所追求的"无我"的处世之道。中国茶道对心境的最高追求便是"无我"。台湾海峡两岸茶人在近几年曾多次联合举办国际"无我"茶会，韩国、日本的茶人也积极地参与进来，这正是对"无我"境界的有益尝试。

中国茶文化是一种综合性的文化，它以唐代陆羽撰写的《茶经》为标志，今人将《茶经》概括为"据于道，依于佛，尊于儒"，这说明中国茶文化在某种程度上体现了一种和合精神。和合是我国神话中主管家人团圆聚合与婚姻幸福的和合神。中国人喝茶讲求人与人、人与自然的和谐，讲求天人合一，这与中国的和合文化是一致的。回归自然、亲近自然本是人的天性，茶则是对人的这份天性的最好满足。

道士们喜欢过闲云野鹤般的隐士生活，而茶这种生于深山幽谷的嘉木灵草所具有的野、幽的禀性，也正是隐士们所向往的。

不过，饮茶虽好，却也有令人遗憾的地方，在饮用时需要加以注意。饮茶的时间，以白天为宜，晚间、睡前皆不宜饮用，否则影响休息；饭前或饭后也不宜大量饮浓茶，饭前饮浓茶称之为“空心茶”，会增加饥饿感，令人心慌，饭后浓茶则会影响消化吸收；患有胃溃疡、习惯性便秘、心动过速、发烧、神经衰弱、营养不良、贫血、尿结石等病症的人，或者醉酒之人，妇女孕期、哺乳期、经期皆不宜饮茶。在服用某些药物如人参、贝母、土茯苓、威灵仙以及西药奎宁、麻黄素、铁剂、阿托品等药物时不宜用茶水送服，因为茶叶中的鞣酸能使药物产生沉淀，不仅减弱药效，还可能产生副作用。

5．道家保健饮品——酒

养生保健是我们民族的传统，早在5000年前的黄帝时代，我们的先民就发明了既可以增强体力、驱寒气，又能作药用的酒。《汉书 · 食货志》中说：“酒，百药之长。”这说明在众多的药中，酒是效果最好的药。另一方面，酒还可以提高其他药物的疗效。酒与药有密不可分的关系。“医”的古文字为“醫”，其本身就是一种酿造酒，古人酿酒的目的之一就是作药用的。

酒与道家的联系与茶相比，有过之而无不及，道家历来有“无花无酒不成仙”之说。道家创始人老子主张修身养性，悟性得道，炼制丹药，此时道家文化就已经与酒文化结下了不解之缘。道家对于酒，更看重酒的养生保健功效。酒有许多种，其性味、功效大同小异。一般而言，酒性温而味辛，具有祛寒、疏导、发散之功效，所以酒能疏通经脉，行气和血，厚肠胃，散湿气，消淤滞，畅意，并能杀百邪，去恶气，因此被广泛地应用于修持之中，形成以滋补助功为主，内容涉及各种病症的道酒。古代《博物志》记载：“昔有三人冒雾（即瘴气）晨行，一人饮酒，一人饱食，一人空腹。空腹者死，饱食者病，饮酒者健。此酒势辟恶，胜于他物之故也。”从这里可以看到酒对健康的作用。

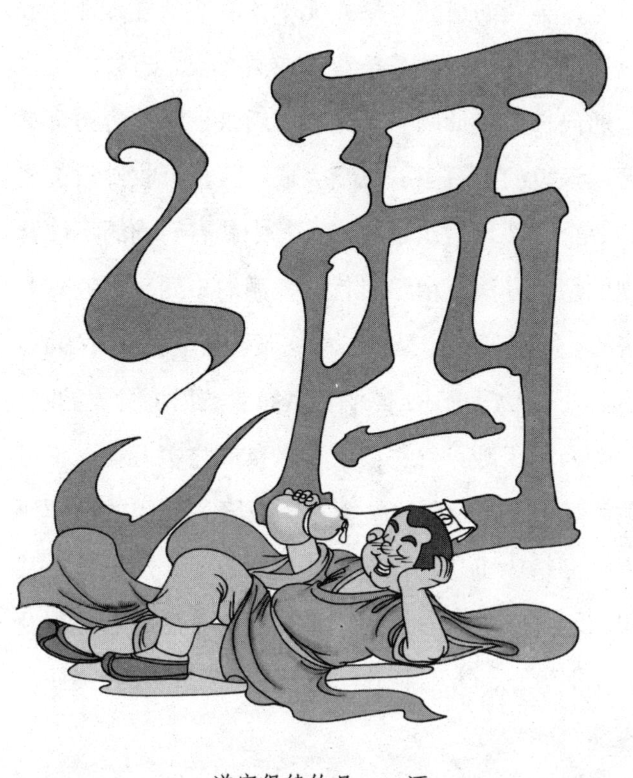

道家保健饮品——酒

自古以来，道家研制酿造了许多种用于养生保健方面的酒饮。隋唐杨广年间，道家平真派长老南阳真人集道家养生文化之大乘，以牡蛎、桂圆、莲子、蜂蜜等16味中药润和的丹药，经七七四十九天“三昧真火”精炼成“八卦阴阳丹”，再以上乘美酒经特定恒温浸酿醇化，首创出道家养生上品八卦鸳鸯酒。因此酒具有神奇功效，一直被道教几大门派珍视为道家弟子练功坐禅和传教的养生液，并立有：“世代单传平真派掌门人；酒，不得外流外卖”之规。此酒迄今已在道教内部流传16代，神秘了1400多年，成就了道酒文化的千年传奇。另外，道家自行酿制可用于养生保健的酒品，还有：“三仙酒”，又名神仙接命酒，极为清醇可口；“百花如意酒”，号称用百花所酿，常饮不仅强身健体，而且身具花香；“长生酒”，为仙家秘制，久饮可有返老还童之效；“红颜酒”，有美容润肤保健之奇效；“玄香酒”则以数种奇香配合，使该酒具有一种极为奇妙的清香，饮过此酒之后，再饮其他任何酒都觉得是臭味。如此种种道家酒，没有一种是药酒，无任何药味，但却有着任何药酒所无法比拟的养生保健之功效。另外道家还多采用质轻芳香、开窍、平和补益的药物，配以瓜果蔬菜等制成独具道家养生特色的道饮，有琼、浆、液、汁、水、饮等配方数十、上百种，有营养而无害，远非当今饮品可比。

很多人认为道教是戒酒的，其实，早期的道教戒律并无不饮酒的条规，现存最早的道教戒律，“五斗米道”的《老君想尔戒》，共九条皆无戒酒之规。道教不仅将酒用于祭祀仪式当中，更把它作为通向长生成仙的一条途径。后来，明末清初全真丛林创立，全真道龙门派声势大振，该教的数百条“三堂大戒”大量吸收佛教五戒和儒家的名教纲常思想，对生活的各个方面均做出了规定，其中就有明确的不许饮酒的戒律，并规定了违犯这些教规的惩罚办法。由于时代和教派的不同，道教对普通教徒饮酒的限制并不是特别严格的，但有一点却是公认的，那就是坚决反对酗酒。道教重要经典《太平经》对酗酒的害处有专门论述：酗酒浪费粮食，损害身体健康，影响正常工作，危害家庭，影响社会乃至天地灵气等。由于“推酒之害万端，不可胜记。”鉴于此，该经还规定了对酗酒者的惩罚办法是鞭笞和贬降。现代的医学研究也证明，长期过量饮酒易引起慢性酒精中毒，这样对人体器官有很大的损害，甚至会使致癌物质乘虚而入，较易患口腔、咽喉、食道等癌症。而对于患有肝、胃及十二指肠溃疡的病人、糖尿病人，以及孕妇、幼儿则不宜饮酒，对于过重的心脏病、高血压患者也应避免饮酒，否则容易造成猝死。

饮酒的时间，一般认为，酒不可夜饮。《本草纲目》记载：“人知戒早饮，而不知夜饮更甚。既醉且饱，睡而就枕，热拥伤心伤目。夜气收敛，酒以发之，乱其清明，劳其脾胃，停湿生疮，动火助欲，因而致病多矣。”从季节上来看，冬季严寒，宜于饮酒，以温阳散寒。就单纯的酒而言，以酒养生比较适合年老者、气血运行迟缓者、阳气不振者，以及体内有寒气、痹阻、淤滞者。若是药酒，则需根据个人的体质不同而辨证选用，用于补者，可补血、滋阴、温阳、益气；用于攻者，可化痰、燥湿、理气、行血、消积等，不可一概而论。

三、道家的饮食选择

《黄帝内经》中提到饮食要“养助益充循自然”，即“五谷为养，五果为助，五畜为益，五菜为充。”这也是道家选择饮食的原则。“五谷”指的是米、麦、豆、薯等粮食，它们能够补养“五脏之真气”，宜多食；“五果”指各种鲜果、干果和坚果，它们能佐助五谷，使营养平衡，可以适当食用；“五畜”指鱼、肉、蛋、奶等动物性食物，这些食物能增进健康，弥补素食中蛋白质和脂肪的不足，可与植物性食物合理搭配食用；“五菜”是指各种蔬菜，它们能够补充人体所需的维生素和微量元素，而丰富的膳食纤维更能帮助“疏通壅滞”。这些食物绝非仅仅是为了填饱肚子，而是来自中华民族几千年养生保健“食疗”效果的体验。另外，道家在饮食的选择方面，还比较看重以下几类食物：

1．益寿食物

能够强身健体、增强体质，从而抗衰防老、延年益寿的食物是很多的。

从颜色上来看，红色食物最典型的优势在于它们是天然铁质的丰富来源，是贫血者的天然良药，如大枣。红色植物在视觉上能给人以刺激，可使食欲不振的人胃口大开。另外，红辣椒、西红柿等红色食物又含有丰富的维生素C，常食可以增强人体对疾病的抵抗能力，维持牙齿、骨骼、血管和肌肉的正常功能，增强肝脏的解毒能力。

紫色食物不仅看起来令人赏心悦目，而且其营养也十分独特。甘蓝、茄子、紫菜等含有丰富的碘，常食可以预防甲状腺疾病。洋葱是一种很好的天然壮阳食物，而且洋葱中含有一种对人体非常有益的前列腺素物质，能够降低人体外周血管和冠状动脉的阻力，并能加快钠盐的排泄，故有降低血压和预防血栓形成的作用。洋葱的特殊气味还具抑菌和防腐的功效，它的辛辣的挥发油，可以刺激老年人功能偏低的消化系统，有健胃和帮助消化作用。紫色食物中的代表——葡萄，更可以养护皮肤和心脏，因为葡萄中含有丰富的维生素 B_1、B_2，能加速体内的血液循环。

黑色食物是益脾补肝的佳品。黑木耳含铁量特别丰富，它还有稀释血液和减退血液凝块的作用，对冠心病、心脑血管病和血稠患者有很好的疗效和保健作用。蘑菇中含有能促进皮肤新陈代谢和抗衰老的抗氧化物质硒，有助于加速血液循环。黑米中含有人体所需的18种氨基酸，还含有很高的铁、锰、钙、锌等多种微量元素，其营养成分远远高于普通稻米。黑豆有预防肥胖和动脉硬化的功效。黑芝麻中的维生素E含量极为丰富，具有养颜润肤、益脾补肝、强身防衰的作用。

绿色食物可以说是肠胃的天然“清道夫”。大部分绿色食物都含有纤维素，能帮助清理肠胃，防止便秘，减少直肠癌的发生。常吃绿色蔬菜还能中和体内的酸碱度，保持体内环境平衡，降低癌症的发生率。常吃绿色食物还可以保护视力，这不仅是因为绿色是大自然的颜色，能够舒缓视神经，而且因为绿色食物中含有丰富的维生素A，它对人的视力和身体循环意义重大。

白色食物如豆腐、牛奶、奶酪等是钙质丰富的食物，常食可以让骨骼更健康。道教历代天师修道炼丹之所，江西的龙虎山，饮食文化十分丰富，天师道菜也形成了系列，其中上清豆腐和天师豆腐宴就名扬四海。作为张天师素食的主要菜肴之一的上清豆腐，营养极为丰富，有“宽中益气、消肿痛、下大肠浊气”及“清热散血”等功效，还可治酒精中毒、血气不足、脾肾阳虚、月经不调、贫血、痢疾等病。银耳营养丰富，其药用价值可与人参、鹿茸齐名。历代养生家都认为，银耳有强精补肾、补脑提神、生津止咳、润肺养胃、补气强心等功效。银耳用于治疗老年慢性气管炎、高血压、血管硬化等病症，都很适宜。白色食物大蒜被誉为天然抗生素，无论生吃熟吃都有增强精力及延年益寿的功效。

黄色食物是含维生素C最为丰富的食物。而且黄色食物，如玉米和香蕉等还是很好的垃圾清理剂，它们能够强化消化系统与肝脏的功能，同时还能清除血液中的毒素。玉米中还含有大量亚油酸、卵磷脂、谷氨酸、谷胱甘肽和维生素A、B_2、E等，因此又有降低胆固醇、抗血管硬化及防止高血压、冠心病、细胞衰老及脑功能退化等功效，可使人延年益寿。黄豆性味甘平，有健脾润燥、排脓解毒、消肿止痛等功效，民间还经常将大豆作为中药来使用，如黄豆皮烧炭研末治腹泻，黄豆、干香菜、白萝卜煎汤温服防治感冒。

2．健脑食物

“脑为元神之府”，脑是精髓和神明高度汇聚的地方，是生命的要害所在。人的衰老首先表现为大脑的衰老，而食物在延缓大脑衰老方面起着极其重要的作用。

蛋白质是大脑必不可少的营养，它可以提高脑细胞的活力，预防脑神经细胞老化，要补充蛋白质，可以多食动物肝脏、鱼类等食物。大脑还“偏爱”卵磷脂，卵磷脂产生的乙酰胆碱，是在脑细胞之间传递信息的“信使”，对增强记忆力起着重要作用。鱼、黑芝麻、各种果仁（花生、瓜子等）、蛋黄、大豆中所含卵磷脂都比较多。

因为大脑长在头部，与清空之气相通，所以，生长在高树上、峰巅处的食物秉天之清气，可以用来补脑益肾，如板栗、黑枣等，尤其是核桃补脑效果显著。核桃仁营养丰富，可以补肾固精、温肺定喘、消肿散毒、润肠通便、防癌抗癌、美容抗皱。核桃仁中较多的蛋白质及人体必需的不饱和脂肪酸，是大脑组织细胞代谢所需的重要物质，能滋养脑细胞，增强脑功能，对治疗神经衰弱、失眠和松弛脑神经、消除大脑疲劳效果很好。并且，核桃的外形极像人的大脑两半球，是道家“象形食品”的代表。

道家认为，头属乾卦，秉天之金气。所以金性食物大多可以补脑，例如：高山木果、圆形之物、食物的首部，对人脑都有补益。猪脑有补骨髓、益虚劳、滋肾、补脑的作用，还可治疗头昏、偏头风、神经衰弱等症，与枸杞、肉苁蓉同用效果更佳。鸡脑、牛脑等动物大脑都是补脑食物。这也是取“补脑用脑，补脏用脏”的道理。

不同的干果营养各有长处，如杏仁和核桃含有丰富的抗氧化物质；核桃、花生、松子、榛子、葵花子、芝麻等，又含有丰富的蛋白质、不饱和脂肪酸、卵磷脂和维生素等，具有很好的健脑效果。

另外，茯苓味甘淡性平，有养心安神、利水渗湿、健脾补中、健脑益智等功效，还可降血糖、抗肿瘤、降血脂、防止动脉粥样硬化；大枣味甘性平，有补脾益气、养血安神、健脑益智、抗衰老作用，经常食用能健脑益智、增强记忆力；枸杞性甘味平，有补肾益精、养肝明目、健脑抗衰老等功效；莲子味甘涩性平，有补益脾胃、补心养肾、健体强身、健脑益智作用。

但是，有些东西在吃的时候要注意不可以过量，如肥猪肉、肥牛羊肉、牛羊油等油腻厚味、粘硬、生冷的食物，它们会对大脑有很大的损伤；过咸、过酸、过甜、过苦、过辣的食品，也会导致缺乏某种营养要素而影响大脑的健康，比如吃盐过多，会使体内水钠潴留，引起水肿、血压增高，增加肾脏负担，不利于健脑。暴饮暴食也不好，容易导脑缺血缺氧，也影响记忆，严重的还能导致死亡。过冷过热饮食易影响消化功能，不利营养物质吸收，也不利脑健康。

3．养生水果

古语说："尝遍百果能成仙"。自古以来，水果的保健养生功效就普遍为人们所认可。水果之所以能养生，是因为水果来源于大自然，是天然食品，而且各种水果含有丰富的维生素、矿物质、膳食纤维和抗氧化物等，能促进机体的新陈代谢，增加抵抗力和免疫力，具有养生滋补、防病治病的效果。如被称为"百果之宗"的梨，有生津润燥、清热解毒、清心降火的作用，能帮助消化、促进食欲，有很好的解热利尿效果，而且对肺、支气管及上呼吸道的疾患有相当好的滋润功效，尤其适合老年人秋天食用；苹果被赞美为"大夫第一药"，苹果性味甘凉，有补脾气、养胃阴、生津解渴、润肺悦心的功效，多食苹果能改善呼吸系统及肺的功能，对心血管有很好的保健作用；俗语说："一天吃三枣，一世不显老"，大枣的药用价值特别高，常吃大枣不仅养颜而且益寿，大枣味甘性温，还是补中益气、缓阳血、生津液、润心肺、通九窍、养血安神的佳品；葡萄具有排毒效果，它能帮助肝、肠、胃、肾清除体内的垃圾，还能提高血浆里的维生素 E 和抗氧化剂的含量，有防止身体过早老化和老人斑、白内障，以及心脏血管疾病的功效，并且"吃葡萄不吐葡萄皮"，因为葡萄的果皮含有大量聚苯酚，以及抗高血压的物质，能预防动脉硬化和癌症。

大自然给我们提供的水果不计其数，而各种水果的营养成分也不尽相同，到底怎样吃才更利于健康呢？道家认为，从养生的角度考虑，吃水果也要辨证选择。

人的体质有寒、热、虚、实之分，只有依照自己的体质来选择相应属性的水果，才能做到调和阴阳，顺应自然。体质虚寒的人，应选择含糖量高、热量高的温热性水果食用，如荔枝、龙眼、石榴、樱桃、椰汁、杏、栗子、胡桃肉等；体质实热的人代谢旺盛，应多吃热量低、富含纤维素，但脂肪、糖分都很少的寒凉性食物，如香瓜、西瓜、梨、香蕉、芒果、山竹、莲藕、番茄、柿子等；平性的水果，如葡萄、菠萝、木瓜、苹果、椰肉、橙、橄榄、白果、李子等，不同体质的人均可食用。

人体的各个部位对水果也有特定的需求。过度用脑容易导致大脑疲惫，情绪低落，可多吃香蕉；眼睛不好，如感到干燥、疼痛、怕光，甚至视力下降，就需要食用可提供大量维生素 A 的番木瓜；牙齿不好需要补充维生素 C，猕猴桃是不错的选择；葡萄柚是公认最能降低体内胆固醇，预防多种心血管疾病的水果；芒果能有效地延缓皱纹出现。

水果所含成分不同，对人体的作用也有所区别，尤其对患病者而言，选择水果应有所避忌。经常胃酸的人，吃山楂、李子、柠檬等含有机酸较多的水果不宜过多；柿子含大量柿胶，吃多了会加重便秘；有心脏病及水肿的，不宜多吃含水量较多的西瓜、椰子等水果，以免增加心脏的负担以及加重水肿；糖尿病患者，不但要少吃糖，还要少吃含糖量较多的苹果、哈密瓜、荔枝等。口腔溃疡、口舌生疮者不宜吃甘蔗、菠萝；过敏体质者应少吃芒果、荔枝等；患有肾炎、高血压的人不宜食香蕉，因其含钠盐较多。

无论哪种属性的水果，也不论什么体质的人，过食总是有害的，可采取“少食多餐”的方法。水果不宜在饭前空腹时吃，或饭后饱食时吃。空腹时最不宜吃西红柿、柿子、山楂、香蕉等，因为西红柿中含有果胶、可溶性收敛剂等，空腹吃会与胃酸相结合，从而使胃内压力升高，引起胀痛；柿子中所含的鞣质容易与胃酸凝结，形成“柿石”；山楂味酸，在空腹时进食极易引起胃中搅动，甚至引起胃痛；香蕉富含钾、镁元素，空腹吃会使血液中镁含量升高，从而对心血管产生抑制作用。传统认为，饭后吃水果是好的饮食习惯，但饭后马上吃水果会影响消化功能，还容易导致腹胀、腹泻或便秘等症状，所以吃水果应尽量掌握在饭前 1 小时与饭后 2 小时的时间段中。

四、道家饮食禁忌

道家认为，人是秉天地之气而生的，应"先除欲以养精、后禁食以存命"。在日常饮食中，须禁食鱼羊荤腥及辛辣刺激性食物，以素食为主，并尽量地少食谷物等粮食，以免使人的先天元气变得混浊污秽。尤应多食水果，因为"日啖百果能成仙"。道教有"全真"和"正一"两大教派，在饮食上全真道士食素，正一派在非斋日可饮酒茹荤。历史上张天师世家还有"四不吃"的规矩，即不吃牛肉、狗肉、乌鱼和鸿雁，盖因牛辛劳、狗忠诚、乌鱼孝、雁坚贞之故。道教是个重养生的宗教，对饮食养生非常重视。在长期的发展过程中，形成了自己既有宗教色彩又符合科学养生的饮食习惯。这些饮食习俗，无论是对于保护动物，还是对于人们的健康，都是大有裨益的。

道家在长期的生活修炼实践中，逐渐认识到有些食物对人体有害，食入后会发生食物中毒影响健康。而且任何食物都有寒热温凉的属性，个人体质及情况又有所不同，倘若摄取不正确造成过量和过味，都会扰乱体内的阴阳平衡。同时，不同食物之间还会发生相生相克的作用，搭配好了，可以功效倍增；搭配错了，则会降低食物营养的吸收，严重的还会引起中毒反应。饮食禁忌是保证食物或药物得到正常发挥的重要条件，一直为历代道教养生家所重视。结合长期实践，有关内容大致介绍如下：

孙思邈认为，养性不但在言语上有禁忌，在饮食上也要有所节制。食物变质后，尤其是霉变的豆类、米类、花生、玉米等容易致癌，应忌食；忌食烧、烤、煎、炸后焦煳的肉、鱼、蛋等食物；不要食生菜、生米、小豆及陈臭的食物；不要饮不洁的酒；吃了热食咸物后忌饮用冷酢浆水，易失声；吃了热食后，忌用冷水漱口，否则会使口中充满臭气；忌食生肉，生肉伤胃；吃热食出汗后忌当风，易头痛生病，使人目涩嗜睡。

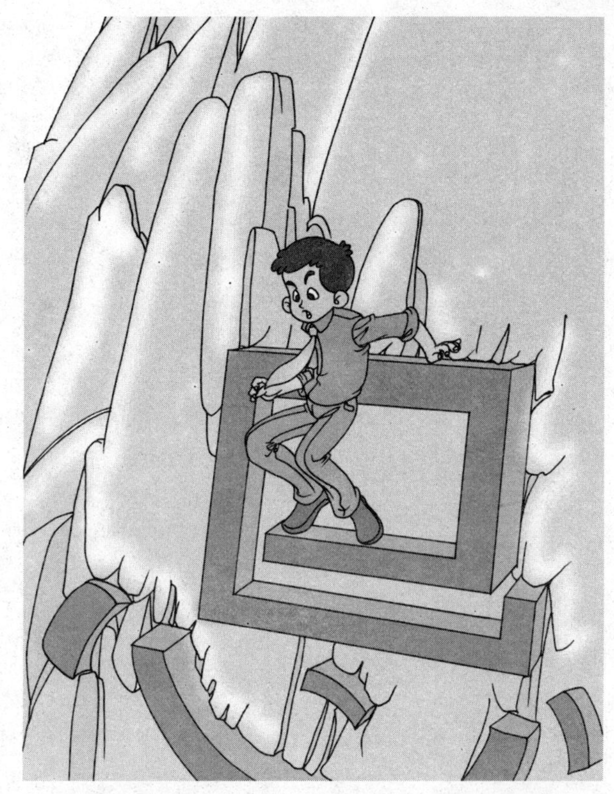

不同体质的人，要选择与身体相宜的食物，与体质不符的食物吃了以后会对健康构成危害，应予以禁忌

不同体质的人，要选择与身体相宜的食物，与体质不符的食物吃了以后会对健康构成危害，应予以禁忌。如凡属阳性，体质偏热者，忌吃温热性食物，以免“火上浇油”；凡属阴性，体质虚寒者，忌食凉寒性食物。五味与五脏各有所归，自然也有相生相克的关系，如肝忌辛，心忌咸，肺忌苦，肾忌甘，脾忌酸，因此不可贪图一时的口感满足而伤及健康。

孕期和产后妇女，由于处于特殊的生理阶段，因而对饮食有着更多的禁忌。妊娠期，母体脏腑经络之内的气血多注于冲任经脉，以养胎元，此期母体多为阴虚阳亢状态，因此应忌食辛辣、腥膻之物，以免耗伤阴血而影响胎气元。有妊娠恶阻症状的孕妇应忌食油腻。到妊娠后期，胎儿逐渐长大，会影响到母体气机的升降，母体易产生气滞现象，故应少食胀气和涩肠类食物，如荞麦、番薯、高粱、芋头等。妊娠期还应忌食破血通经、催吐、剧毒及辛热、滑利之物。产妇阴血亏虚、多瘀，还要负责婴儿的哺乳，因此产后的饮食应以滋阴养血为主，忌食辛燥伤阴、发物、寒凉生冷食物。

患病或服药期间的饮食也有很多禁忌。如脾胃虚寒、腹泻者忌食冷饮、冷食、大量的生蔬菜和水果等；脾虚、外感初起者忌食由糯米、大麦、小麦等黏滑的米面食品；斑疹疮疡患者忌食海鱼、虾蟹、羊肉、狗肉、鸡血、南瓜、芥菜等腥膻发物；胃脘胀满、呕吐、恶心之人，要少进甜食；发热的病人，要忌辛辣、油腻；咳喘痰多者，应忌油腻、酸涩之物；头晕、失眠忌胡椒、辣椒、茶；大病、产后之人，忌食西瓜、李子、田螺、蟹、蚌等积冷损之饮食；各种失血、痔疮患者忌食慈菇、胡椒等动血之物。服药期间的禁忌有：甘草、黄连、桔梗、乌梅忌猪肉，薄荷忌鳖肉，茯苓忌醋，鳖鱼忌苋菜，天门冬忌鲤鱼，白术忌大蒜、桃、李、芫荽、青鱼，人参忌萝卜，土茯苓忌茶等。

病后之人忌食鱼腥、鹅、蛋等滞气发病的食物；外感未除、喉疾、目疾、痧痘之后，当忌食芥、蒜、蟹、鸡蛋等发风动气之物；痢疾病后忌饱食及质硬香甜滑利的食物（如肥肉、辣椒、油炸食物等）及生冷瓜果食物；咳嗽发热，水肿气喘满腹胀等病症初愈，应忌服食盐、辛辣之味；一切痛症病后忌食过于肥厚油腻煎炒以及辛辣燥烈的食物。

因食物属性相克而产生的配伍禁忌有：豆腐忌蜜糖，生葱忌蜂蜜，香蕉忌地瓜，蜜忌葱，辣椒忌南瓜，胡萝卜忌生食、忌酒，并忌西红柿、辣椒、石榴、莴苣、木瓜等富含维生素 C 的蔬菜，甘薯忌柿子、香蕉，茄子忌黑豆，菠菜、小白菜忌黑豆、花生、毛豆、苋菜、猪肉等，菠菜忌韭菜、豆腐，萝卜忌橘子，狗肉忌绿豆，鸭肉忌李子，兔肉忌芥、鸡蛋，鸡肉忌黄鳝，猪肝忌地黄、何首乌、黄豆、豆腐、荞麦、山鸡等。

在饮食的习惯方面，道教还有“三不起”的禁忌，即道教徒在静坐、诵经和吃斋的时候，他人不得打扰，道士本人也不得应声而起。吃斋，即吃饭或用餐。中国俗语有“吃饭大似官”、“雷公不打吃饭的人”的说法。可见当人用餐时，他人是不应该去打扰的。如果别人在用餐，也不宜对别人发怒指责，这样会使人受到惊吓，夜梦太多。

五、顺天时而饮食

道教医学家认为，自然界有春生夏长，有秋收冬藏，此乃自然规律，是不以人的意志为转移的。人与自然息息相关，外界环境中的气候变化，必然影响人体内环境中阴阳的变化，要保持人体内阴阳的协调平衡，必须要做到与自然界的变化相适应。所谓“智者之养生也，必顺甲时而适寒暑，和喜怒而安居处。节阴阳而调刚柔。”《黄帝内经》中有一句名言叫“司岁备物”，是说要遵循大自然的阴阳气化采备食物，这样的食物是在一定的周期内自然成熟的，符合大自然的节气时令，因而能得天地之精气，气味雄厚，营养价值高，所以人们应该吃节气菜。不符合节气的菜，不宜吃，因为它违背了自然生长的规律，没有时令的气质，徒有其形而无其质。食物养人，季节育人，善养生者，当顺应四时气节之变化调摄饮食。正如《饮膳正要》中所言:“春气温，宜食麦以凉之;夏气热，宜食菽以寒之;秋气燥，宜食麻以润其燥;冬气寒，宜食黍以热性治其寒。”

1. 春季饮食

春天是万物复苏、阳气生发的季节，所以人们应该顺应天时的变化，通过饮食调养阳气以保持身体的健康。气为阳，血为阴，故饮食上要忌生冷、涩、硬的阴性食物，而适合选择一些能益气助阳的食物，如韭菜、姜、葱、荽、豉、玉米、松子、核桃、芝麻、蜂蜜、莲子、山药等，使聚集一冬的内热散发出来。冬季一般蔬菜品种较少，人体摄取的维生素往往不足，因此，在春季膳食调配上，应多吃新鲜的绿色蔬菜，如菠菜、荠菜、莴笋、芹菜、油菜、香椿芽等，并多食多汁水果以补充体内水分；少食油腻，以清淡为宜，以免助阳外泄；少酸多甜，以养脾脏之气；饮酒不可过多，米面团饼不可多食，致伤脾胃，难以消化。

在春季的三个不同时期里，饮食也应有所区别。早春为冬春交换之时，气候还比较寒冷，人体需要消耗较多的热量，所以适宜进食偏于温热的食物。饮食除米面杂粮之外，可增加一些豆类、花生、乳制品等，并注意摄取蛋类、肉类等，以补充足够的蛋白质。仲春天气变化较大，仍需适当补充热量，可以参照早春时期的饮食用膳。在气温较高时可增加青菜的食量，减少肉类的摄取。晚春为春夏交换之时，气温日渐升高，宜于进食较为清淡的食物，并应注意补充足够的维生素，饮食中应适当增加青菜。晚春人体产热增加，排汗较多，较易发生疮痈疖肿等化脓性皮肤疾病，又因为此时期为蔬菜淡季，还易导致口腔炎、口角炎、舌炎等病患。针对这些“上火”的表现，可适饮绿豆汤、赤豆汤以及绿茶，以防体内积热，并增加黄绿色蔬菜与时令水果的摄取，补充维生素和无机盐的不足，羊肉、狗肉、麻辣火锅以及辣椒、花椒、胡椒等大辛大热之品应少食。

2. 夏季饮食

夏季酷热多雨，暑湿之气易乘虚而入，常会使人食欲降低，消化力减弱，因此，在饮食安排上，要注意调配食物的色、香、味，尽力引起食欲，使身体能够得到全面足够的营养。由于夏季阳气盛而阴气弱，故宜少食辛甘燥烈、肥甘厚味之食品，以免心气偏亢，化热生风，过分伤阴，激发疔疮等病。宜多食甘酸清淡、素洁而有滋阴功效的食品，这样才能消暑健身，增进食欲，达到饮食的阴阳平衡，如绿豆、西瓜、荔枝、乌梅、凉拌豆芽、糖拌西红柿等。可常饮冬瓜汤、百合汤、红枣汤、百合红枣汤、绿豆汤等，以解暑止渴、生津凉血。《本草备要》说：“苦者能泻燥火。”夏天可多食苦瓜、苦笋、茶叶等食物，以利尿除湿。

夏季饮食虽然宜清凉素洁，但仍需注意不要过食生冷食品，否则饮冷无度会使腹中受寒，导致腹痛、呕吐、下利等胃肠疾患，尤其是对慢性病患者，例如冠心病、哮喘、慢性支气管炎等，这些患者如果吃冰冻食品过多，难免加重病情或诱使旧病复发。患胃溃疡、胃酸过多的人，不宜多吃含酸味的冷饮。因夏季气候炎热，人体气血趋向体表，从而形成阳气在外、阴气内伏的生理状态，此时胃液分泌相对减少，消化功能较低，喝冷饮必须根据年龄、性别、健康状况等斟酌选用。冷饮尽管当时喝着爽快，也有一定的解暑效果，但从养生的角度看，解暑还是茶水好，温热的茶水是夏季较理想的饮料。夏季食物很容易腐坏变质，因此，夏季一定要注意饮食卫生，不宜喝生水，生吃瓜果蔬菜一定要洗净消毒。

3. 秋季饮食

秋季是肺金当令之时，保健稍有疏忽，易被秋燥耗伤津液，引发口干舌燥、咽喉疼痛、肺热咳嗽等症，应多食银耳、藕、芝麻、花生、广柑、白果、红枣、莲子、核桃、梨、甘蔗、糯米、蜂蜜、乳品等具有清热生津、养阴润肺作用的食物。中老年胃弱的人，早餐宜食粥，有利于和中益胃生津，并应尽量地少食葱、姜、蒜、韭菜等辛味食物，防止耗伤阴血津液而加重口唇干燥的感觉。药食兼优的板栗、菱角也是调理脾胃的佳品，它们均含有丰富的蛋白质及多种维生素，具有补中益气、固肾养精等功效。蛋白质类食品，如牛肉、鸡肉、禽蛋及豆制品等亦可多食。老年人秋季易患咳嗽，这也是慢性支气管炎容易复发或加重的时期，可适当地吃一些梨、苹果、橄榄、白果、洋葱、芥菜等。

秋季为丰收的季节，各种食物比较丰富，可供选择的食物范围扩大了。这时在饮食调配方面要注意摄取食物的平衡，注意主、副食及荤、素食品的搭配，要符合“秋冬养阳”的原则。秋季各种瓜果大量上市，多食水果对健康大有益处，还可预防“秋燥”的产生，一些酸味水果如苹果、石榴、葡萄、芒果、柚子、柠檬、山楂等果品可适当食用。但秋季气候渐冷，瓜果也不可贪多，以免损伤脾胃阳气。

4. 冬季饮食

冬季，气候寒冷，阴盛阳衰。人体受寒冷气温的影响，生理功能和食欲等均会发生变化。因此，合理地调整饮食，保证人体必需营养素的充足，对提高人体的耐寒能力和免疫功能是十分必要的。冬天饮食宜适当选择温性、热量较高的食物，如粳米、糯米、玉米、黄豆、韭菜、香菜、大葱、萝卜、黄花菜、牛骨髓等，既滋补又抗寒。但燥热之物不可过食，以免使内伏的阳气郁而化热。饭菜口味可适当浓重一些。冬季忌粘硬、油炸、生冷的阴性食物及寒性食物，以免伤阳气或更伤阴液。

同时要少咸多苦，以养肾、护心。冬季绿叶蔬菜较少，故应注意摄取一定量的黄绿色蔬菜，如胡萝卜、油菜、菠菜及绿豆芽等，避免发生维生素缺乏症。为了抵御风寒，调味品可多用辛辣之物，如辣椒、胡椒、葱、姜、蒜等。

六、合地理而饮食

道教典籍《四气摄生图》中说："天以五气养人，地以五味养人。"不同地域的人，会有不同的口味和烹调方法，所以，在谈到饮食养生时，必然要考虑到地域的不同。那么人也就更应该按照地域的不同和时令的变化去"养"自己。道家的这种饮食思想，在《保生要录 · 论饮食门》中得到了集中的体现。"夫天主阳，以五气食人；地主阴，以五味食人。"天地人和谐共存，同样适用于饮食养生。

中国地大物博，幅员辽阔，自然环境的不同，造成各地人们的生理状况、体质、习俗等也有很多差异，而饮食习惯便是这些差异中的一种。早在远古时代，饮食的地域差异就引起了人们的注意。晋朝张华的《博物志》记载："东南之人食水产，西北之人食陆畜，食水产者，龟蛤螺蚌以为珍味，不觉其腥臊也。食陆畜者，狸兔鼠雀以为珍味，不觉其膻也。"这说明一个地区的饮食观念是同当地的地理环境密切相关的。

不仅各地的饮食口味各有不同，而且这种口味与居民的身体健康也有很大关系，道教养生家早就了解到，不同地区的饮食对健康有不同影响。例如，《黄帝内经》中说："东方之域，天地之所生也，鱼盐之地，海滨傍水，其民食鱼而嗜咸，皆安其处，美其食，鱼使人热衷，盐者胜血，故民皆黑色疏理，其病皆为痈疡"。一般的，在我国东部平原地区，南部多是水田，种植水稻；北部多是旱田，种植冬小麦。因此南方人以大米为主食，而北方人则以小麦面粉为主食。在气候方面，我国北方气温较低，而冬季尤其寒冷，因此北方人的饮食中多脂肪和蛋白质；南方气温较高，比较潮湿. 居民多喝菜汤吃稀饭，食物以植物类为主; 而高原地区多高寒气候，具有增热活血功效的酥油和青稞酒则成为藏族人民饮食中必不可少的主要内容。

生活地区不同，饮食调理的方法也应该有所区别，如山区人缺碘，容易患大脖子病，因而应该适当多摄取含碘的海产品；气候干燥的西北平原，应多吃柔润的食物。只有因时、因地、因人施膳，才能达到祛病延年的效果。我国在饮食习惯上还有“南甜、北咸、东辣、西酸”之说，这也充分体现了我国饮食在结构调理上的地区差异。苏州、无锡的人习惯在饮食中放很多糖，包子的肉馅也是甜的，北方人根本没法吃。广东、浙江、云南等地居民也大多爱吃甜食。这是因为南方光照强、多雨，盛产甘蔗，多产蔬菜，糖类唾手可得，自然就养成了吃甜的习惯。北方过去糖不易得到，只好用咸来调味，因而也就形成了吃咸的习惯。而且，北方在寒冷干燥季节里新鲜蔬菜比较罕见，为了保存更久一些，常把蔬菜腌制起来慢慢享用，这也是吃咸的一个原因。我国流传有“贵州人不怕辣、湖南人辣不怕，四川人怕不辣”之说。喜辣的食俗多与气候潮湿的地理环境有关。东部地处沿海，气候湿润多雨，春天又多阴湿寒冷，而四川因地处盆地更是一年四季潮湿多雾，这种温湿气候导致人的汗液难以排出，使人经常烦闷不安，时间久了，还易患上风湿寒邪、脾胃虚弱等病症。而吃辣则可使浑身出汗，又可驱寒祛湿，养脾健胃，对当地人的健康极为有利。山西人能吃醋也是出了名的，他们在吃

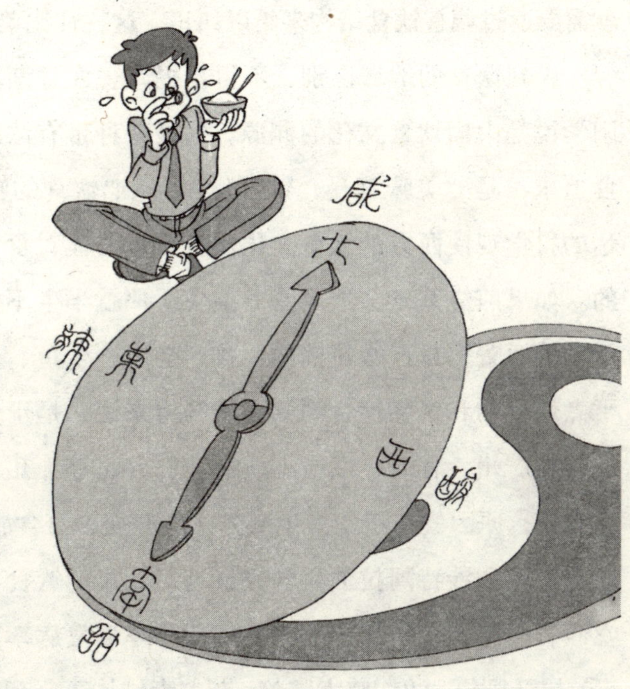

我国在饮食习惯上还有“南甜、北咸、东辣、西酸”之说，这也充分体现了我国饮食在结构调理上的地区差异

饭前，往往要先喝上几勺醋，亮家底也要看家里有几口酸菜缸。另外，福建人、广西人、傣族人爱吃酸笋。为什么这些“西方人”爱吃酸？原因也在于地理环境。这些地区，特别是高原及其周边地区，水土中含有大量的钙，因而他们从食物中摄取的钙也相应的比较多，过多的钙质在体内沉积容易形成结石。而这一带的人们在长期的生活实践中，发现酸性食物正好有利于减少结石等疾病的发生，因而吃酸自然而然就成了他们的习惯。

正所谓“靠山吃山，靠水吃水”，“一方水土养一方人”。我们经常会听到有人到异地经商或求学，因水土不服而病倒甚至丧命的憾事，这就是因为不同地区的水土及饮食结构的改变，导致肠道菌群的生态平衡被破坏，从而引起消化道功能失调所致，也就是我们常说的“水土不服”。有的人自身具有很强的调整能力，经过一段时间的适应，可以形成新条件下的新的体内生态平衡，如果长时期适应不了，那就需要通过调整饮食结构来给以纠正，这往往比单纯使用药物要有效得多。

讲到饮食的地域区别，不得不提到现在日渐增多的西餐食品。东方古老的阴阳学说是中国饮食文化的渊源，这是一种带有浓厚浪漫色彩的哲学，中国人的饮食追求，是“美味享受，饮食养生”，把饮食的味觉感受看得比较重；而西方发达的科学观使西方的饮食文化比较看重身体对食物的营养需求，而味道则是次要的。如果煎烧蒸煮会造成营养损失，那就半生不熟，甚至于干脆生吃，因此我们看到的西餐多是血水流淌的牛排、烤肉，生鱼、生虾、生菜叶拌沙拉。这对习惯了煮炖食物和植物性食物的中国肠胃来说，是十分不适宜的。有一项专门调查显示，在广州、香港、汉城、新加坡、台北等十几个亚洲城市，华人患结肠癌的比率升高，原因就在于华人生活方式的改变、富含脂肪和红肉的西方饮食摄取过多。还有英国和沙特阿拉伯科学家最近对儿童的饮食习惯和哮喘进行了研究，发现常吃西餐快餐的孩子比不吃西餐的孩子哮喘发病率高出 3 倍，原因也是由于西式快餐，如汉堡包、油炸鸡大腿等，营养素结构不合理，其中脂肪过多，而碳水化合物，纤维素和维生素摄入不足，胆固醇含量偏高，出现营养失衡，使体内血液中血红蛋白释放氧减慢，细胞缺氧而出现哮喘。因此可以说，中国人的饮食应以中餐为主，西餐还是少吃为妙。

道教医学讲究的是辨证论治，也就是说治疗疾病是非常个人化的、有针对性的问题，不同的病人即使患有同种疾病，在治疗用药上也有可能不一样。由于地域不同、饮食嗜好不同、个人的身体状况不同，那么在日常饮食调养中也要采取不同的措施。比如，一个山东人到深圳去患上了胃病，饮食无滋无味，这时，如果我们给他饮食调养的话，就应该考虑到他的饮食习惯。山东人喜欢吃生大蒜、生葱、面食，这些食物对他的脾胃都有促进作用，如果给他吃这些东西，调理一下他的胃口，对其身体的康复一定会有好处。

七、道家的进补

1．道家的进补观

“进补”是东方的一种传统文化，有其历史的渊源。比起世界上其他民族，中国人是非常注意养生的，因而极其担心“亏”与“弱”。尚“补”的思想，早在春秋战国时代就已形成了，认为饮食，应当能补充身体的能量，使人有气力；能补充因身体消耗而带来的虚空，满足新陈代谢的需要；能供给合理的营养，以便使虚弱的体质得以增强；还要能满足口味，促进食欲，增强肌体的吸收功能。如果饮食满足不了人的这些需要，那就需要进补了。早在周代，就已有了“食医”，到后来道家炼不老之药，将这种观念同阴阳五行学说结合起来，更是将“补”文化强化到了极点。所以在中国文化中，食与医往往关系密切，甚至食医不分。道家首先在中国开拓出“药膳”这一独特的食物品种，促进了中华饮食“食补”和“食疗”的发展。在养生食品中最普遍的食物豆腐，就是汉代淮南王、刘安门下一批方士修道炼丹的产品。

一些著名的医药学家如葛洪、陶弘景、孙思邈等先辈，以他们的信念和医学知识创造出“食治”的理论和配方。如孙思邈所说：“食能排邪而安脏腑，悦神爽志，以资血气。若能用食平疴，释情遣疾者，可谓良工。”中药的许多原料同时也是食物，擅长医药之士必然精通食物原料的性能和药理，所以优秀的中医没有不精通“药膳”的。孙思邈就以《食治》和《养老食疗》这两部巨著而享誉千古。由于饮食能防病、治病的功效深入人心，民间才有了“医食同源”、“药补不如食补”的说法。

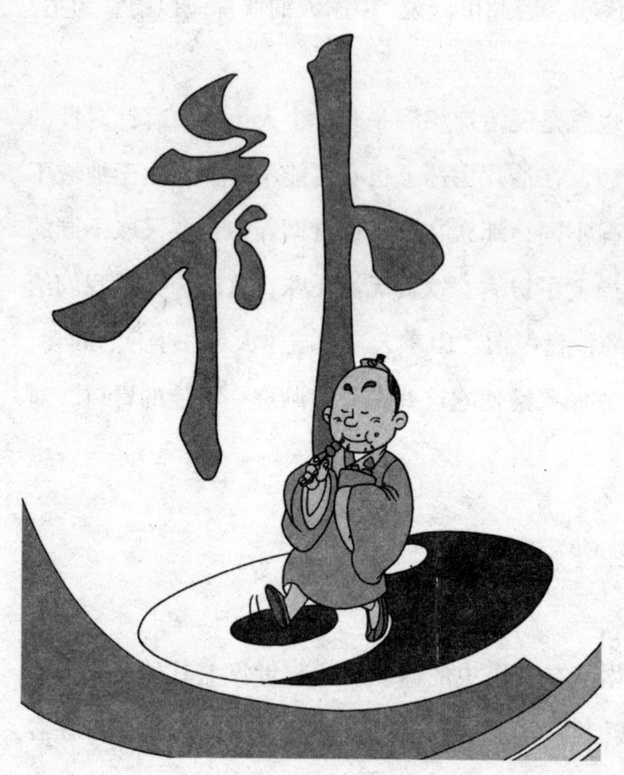

道家认为，通常情况下，正常健康的人只要把饮食调理好，是可以强身防病的，不需要服用补药

道家认为，通常情况下，正常健康的人只要把饮食调理好，是可以强身防病的，不需要服用补药。只有残缺不全者，才需要修补，就像衣服，无洞无缝，还有必要修补吗？而且即使一个人真的虚弱，那也要分情况，看看是阳虚、阴虚，还是气虚、血虚，是肾阳虚还是胃阴虚等等。如果阳虚之人服用补阴之药，非但没有效益，甚至可能起到反作用。而反过来说，每一种补方补药，也都有它的适应证，不可能把所有虚症全部应付了。有的人自恃会保养，一天到晚进补，其实如果平时进补惯了，到了真正需要的时候，往往会无药可施。中医有一句格言：“少年进补，老来吃苦”，说的就是这个意思。

重视药食两用类药物的应用，辨证选用，这又是道家饮食养生保健的一大特点，尤其适用于老年人。众多的中药品种中，有相当一部分是药食两用的，而且大多数性质平和，作用和缓，对身体有不同程度的调理作用，可以长期服用。如绿豆、山药、红枣、芝麻、核桃、莲子、木耳等，它们既可以作为食物服用，又可以作为药品应用。

但需要指出的是，虽然药食两用的食物性能比较和缓，无毒副作用，但也应视时节、身体状况等进行辨证选用，因为它们同样也有阴阳寒热的属性，有攻或补的作用。

在用药方面，道教医学主张尽量用草本植物类药，少用动物入药。孙思邈在《千金要方》中说：“自古以来贤达的医生为人治病，多用动物做药方。虽说人比动物要珍贵，但是动物跟人一样也是爱惜自己的生命的。杀生以求生，离生也就更远。”不杀彼之生命以济此之生命，这是道教医学及养生学遵循的重要原则。而对于保护野生生物来说，这种思想是非常可贵的。

2．道家进补的原则

道家进补总的原则是辨证施补，虚则补之，因人而异。具体来说要注意以下几点：

因年龄进补：小儿为纯阳之体，生机旺盛，但气血未充，脏腑娇嫩，不胜补药，若滥服人参、蜂皇浆之类补品，易出现性早熟。但又因小儿脾胃未健，且往往饮食不知节制，以致损伤脾胃，这时的补益，应以健脾胃、助消化为主，可常服四君子丸、补中益气丸等。对于一些因禀赋不足、生长发育迟缓者，可补益肾气，以促进生长发育，宜选用西洋参、淮山药、蜂蜜、鸡蛋、胡萝卜、泥鳅等。青壮年脏腑组织功能已臻成熟，精力充沛，无须进补，即使用补，也应以平和少量为宜。若有工作学习过于劳累，废寝忘食，以至产生心脾或心肾不足，表现为多梦、健忘、食欲不振者，可适当选用首乌、莲子、枸杞子、淮山药等补品。中年人体质已由盛转衰，若过度疲劳，容易气血不足，应补益气血以调养身体，可选用黄芪、党参、当归、首乌、八珍丸等。中年妇女在更年期前后会出现一些不适症状，以肾阴不足，虚火上升为常见，可在冬令服一些滋肾养阴，补益营血的膏滋药，有利于纠正体内阴阳的平衡，减轻更年期的症状，预防某些老年病的提早发生，食疗可选甲鱼、羊肉、枸杞、桑葚、核桃仁、栗子等。人到老年器官逐渐老化，所以老年人的补益尤为重要，一定要持之以恒，不能间断，但要注意少量频用，切忌重剂骤补，或一曝十寒。

因体质进补：由于每个人的先天禀赋和后天调养不同，个体素质有强弱之分。虚弱者可适当进补滋补药物，而强壮者则不必进补。缺啥补啥，若是五脏不足的，当补五脏；气血阴阳不足的，当补气血阴阳。对于先天不足，身体虚弱，进入中年后出现早衰者，冬令进补当以补肾益精为主，可选用熟地、山药、枸杞子、鹿角胶、山萸肉、仙灵脾、龟板胶、女贞子、核桃仁、黄精、刺五加等组方。中年体虚、容易感冒者，是肺气虚弱，卫表不固所致，冬令进补须注意补肺气，可选用党参、黄芪、白术、百合、麦冬、五味子、玉竹等配合防风、羌活、荆芥等发散风寒药同用。

因工作性质进补：脑力劳动者用脑较重，睡眠较少或质量不高，作息时间往往缺乏规律，工作节奏紧张，又缺少运动，因此常会出现眩晕、耳鸣、心悸、失眠、健忘、神疲乏力、腰酸、胃纳不佳等表现，体质较差的脑力劳动者，进补当从调理脾胃、养心补肾人手。可选党参、黄芪、白术、茯苓、山药、枸杞子、熟地、当归、何首乌、益智仁、远志、熟枣仁、山萸肉、桂圆肉、陈皮、木香制成膏方，长期服用，冬令尤宜。食补可用核桃、龙眼、大枣、酸枣仁、百合、莲子、牛奶、鸡蛋、豆制品等。体力劳动者脑力活动较少，且易受工作环境的影响，常会感受风寒湿热，或因劳损而引起筋骨、肌肉、关节等方面的疾病。此外，他们大多有长期吸烟和饮酒的习惯，易患慢性支气管炎和慢性胃炎。所以冬令进补当以补肝肾，壮筋骨为主，再结合祛风除湿、养血活血、舒经活络之品，可防止慢性劳损性疾病的复发和发展，并有强壮机体、抗御外邪的作用。可用熟地、何首乌、当归、黄芪、防风、独活、茯苓、川芎、杜仲、川断、桑寄生、牛膝、肉苁蓉、鸡血藤、补骨脂组方，制膏服用。食补可吃狗肉、羊肉等温补之品。在高温车间工作的人易因出汗过多而伤阴，因热度过高而伤气，致使气阴两伤，当选用太子参、沙参、玉竹、黄芪等滋补药。而在冰库工作的人，易因寒伤阳气而使阳气不足，当选用鹿茸、紫河车、肾气丸等。在潮湿环境中工作的人，容易伤肢体关节及脾，当选用党参、白术、茯苓、健脾丸、肾气丸等。经常站立工作者，因“久立伤骨，损于肾”，易出现下肢静脉曲张、腰背酸痛等症，当选用补肾、活血之类的药物。

因时进补：冬至前后是自古以来认为最佳的进补时机。因为冬季为封藏之令，也是生发之气正开始萌动孕育的季节，在冬至进补，可以预防来年的春季患病。民间有句俗语："冬令进补，春季打虎"说的也就是这个意思。冬至前后气候寒冷，尤其对于老年人来说，活动减少，代谢活动有所降低，同时人的胃口在这时普遍较好，此时进补有利于身体吸收。多数滋补品不宜储存，温度高时容易变质，而冬至前后的气候正好可以起到天然"冷藏"的作用。由于人与自然息息相应，人体的脏腑经络、气血津液与大自然的气候密切相关，因此养生保健也应随着季节气候的阴阳消长变化而采取不同的方法。春天属于阳中之阳，宜养肝，进补要考虑协助人体正气的生发，以平补为主，宜服食益气升阳的食物。阳气虚弱者，可酌情选用人参或西洋参、党参、太子参、冬虫夏草、黄芪等药物，有提高人体的免疫功能和抗衰老的作用。夏天属阳中之阴，宜用清补，应多选食清淡、素洁而有滋阴功效的食品，这样才能消暑健身，增进食欲，达到饮食的阴阳平衡。进补可选白参、麦冬、五味子、菊花、乌梅等制成的保健茶，可起到养阴益气、生津止渴的作用。秋天属阴中之阴，饮食调养应以滋阴润燥、补肺、养肺为主。食物宜选梨、百合、枇杷、芝麻、银杏、银耳、蜂蜜等，可起到清燥濡润、滋养的作用。老年人秋季易患咳嗽，也是性支气管炎容易复发或加重的时期，可适当地吃一些梨、苹果、橄榄、白果、洋葱、芥菜等。冬天属阴中之阳，进补应遵循"养阴潜阳"的原则，以滋补、温补为主，在饮食上宜多食温性、热量较高的食物，在冬季，老年人可根据个人体质适当服食药酒、药膳、药粥等。药补可选人参、鹿茸、黄芪、党参、阿胶、枸杞等。

此外，在进补过程中，还要注意不能过量，任何补药服用过量都是有害的，如过量服用参茸类补品，可引起腹胀，不思饮食。不能以药代食，大部分中药性能比较单纯，而食物中所含的营养成分则比较全面，因此不能盲目地把希望完全寄托在补药上，而忽视了日常饮食的作用。

第四章 导引养生保健法

一、道教运动养生的特点

在生物界，特别是人类的生命活动具有运动的特征，这是我们的祖先很早就认识到的，因而自古以来道教养生家们就提倡运动保健。早在春秋战国时期，体育运动就已经出现并被作为健身防病的重要手段。《庄子》说："吹呴呼吸，吐故纳新，熊经鸟申，为寿而已矣。此导引之士，养形之人，彭祖寿考者之所好也。"这说明，当时运用导引等方法来养形健身的人已经为数不少了。

道教运动养生观以形神兼养为理论基础。神为形之主，欲全其形，先在理神。包括生命机能和精神意识在内的神是人形体的产物，它一方面调控着生理活动的信息指令，使生命活动得以正常进行；另一方面接受外来刺激，产生精神思维活动，指挥神经系统，保证人在社会与自然场中做出适当的反应。因而神在人体中起着积极的主导作用，养生首重养神。道教运动养生便是针对神气的主导地位和特性，通过清静内守，保养精神，维持健康无病的完好状态。

形为神之宅，养生也必须保形。形体是生命活动的宅宇，生命活动必依附于形体而存在。人始生，先成精，精成而脑髓生。也就是说，人在生长发育过程中，首先形成组织器官，然后产生生理功能，最

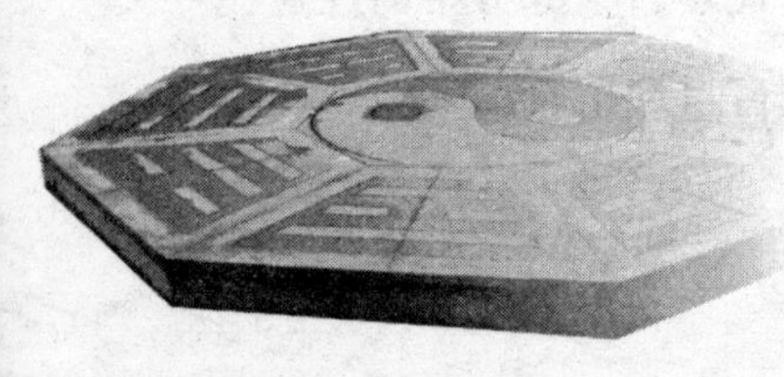

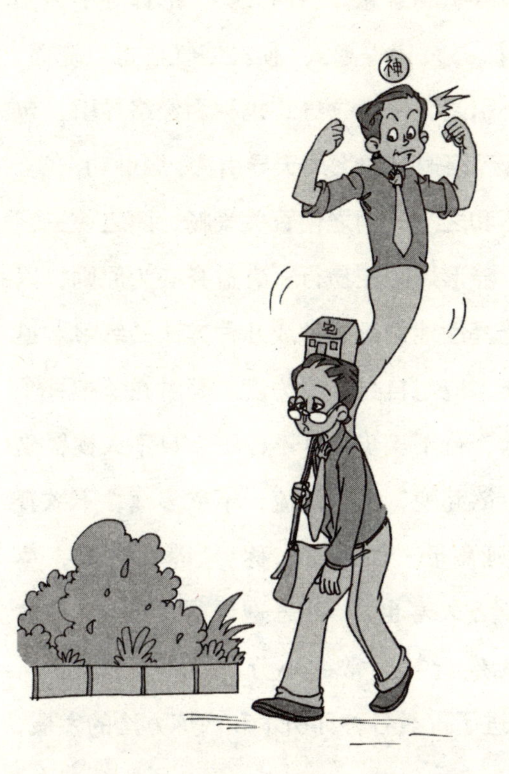

形为神之宅，养生也必须保形

后产生精神意识，精神并非直接源于精气，而是产生于形体。基于形体不仅产生了生命机能和精神思维，而且形体还决定着精神的状态。人通过活动肢体，舒展筋骨，使气血流通，让形体得到调养，才可使神有所依，方能养生保寿。可见，形神可分不可离，形俱而神生。只有形神兼养，方可实现人体生命机能的整体优化，这是健康益寿的前提和基础。

神属阳，在生命活动中易动而耗散，因此养神应以静为贵；形属阴，易静而少动，所以需要养之以动。以动养形，以静养神，动静结合，可达形神兼养之目的。陶弘景亦论：能动能静，可以长生。道教运动养生提倡以养神为核心的形神兼养，养形之动决不是单纯的动，盲目的动。凡有效的形体之动，必少不了精神之静的制约。在运动当中，意识的专注、身心的放松、神情的自然宁静是至关重要的，其一招一式必符合规律之辙，体现沉静轻灵之意；而静在形体运动中也并非静如止水，而是暗寓着动，潜存着精神意识的合理运动，并引导着形体动作的外在变化。动中寓静，静以御动，动以养形，静以养神，动静结合，形神共养，此乃道教养生运动的奥妙之所在。

动以养形，以导引行气为重点。导气可令和，引体可令柔，气和则体柔，长生乃可求。通过导引行气等运动锻炼形式，呼吸精气，流通营卫，舒筋健骨，滑利关节，可达强身祛病之功。导引之术，源远流长，形式多样，包括呼吸运动、肢体运动、器械运动和仿生动作，主要表现为形体导引和意念导引两大类。形体导引强调外部肢体的活动，以动肢节、举手足、摇筋骨、按皮肉等形式，使经络气血得以疏通，属动功一类。意念导引注重以意导之，以心引之，以意领气，也称为经络导引，包括以任督二脉为主线的小周天导引法和全身经络遍导的大周天导引法，属静功一类。

动以养形的作用在于防未患之疾，通不和之气，动之使百关气畅，闭之使三宫血凝，实为养生之大律，祛疾之玄术。动以养形以轻便易行、有益身心为原则，以不损不伤为前提，也不必拘于形式，可有选择性地进行一种或几种方法的练习。道教养生家强调运动量和运动强度要适可而止，应与自身相得为度。葛洪在《抱朴子内篇 · 极言》中说："养生之方，唾不及远，行不疾步，耳不极听，目不久视，坐不至久，卧不及疲。……不欲甚劳甚逸，不欲起晚，不欲汗流，不欲多睡，不欲奔车走马，不欲极目远望。"陶弘景的《养性延命录 · 教诫篇》称："养性之道，莫久行、久坐、久视、久听……能中和者，必久寿也。"孙思邈说得更明白："养生之道，无作搏戏强用气力，无举重，无疾行"，"常欲小劳，但莫大疲及强所不能堪耳。"这一适度活动的观点，极大地促进了道教各种导引术和内炼方法的发展，至今仍具有极高的养生健身价值。

二、导引术

导引，又称"道引"，是气功的古称。导，有疏导、通道的意思，是指导气。引，有引申、引导的意思，是指引体，包括伸屈、俯仰、行卧等各种肢体运动方法。导引通常是与按摩结合在一起进行的，并不十分泾渭分明。导引还与气息调节相配合，以求血脉畅通、延年益寿及祛除百病。因此可以说，导引就是呼吸、意念和肢体三种活动方式相结合的一种健身治病的道教方术。

导引大约在秦汉时已经流行。关于导引《庄子》所载"熊经鸟申"两法最为著名，以后，刘安著《淮南子》，改扩为"凫浴、猿蠼、鸱视、虎顾"四种。后来直到汉末，华佗在合并改造的基础上，创立了虎、鹿、熊、猿、鸟五禽之戏。其后，导引之势越来越多，并与调息、闭气、冥思、存想相结合，动静相兼，成为后来的内丹修炼的一个重要内容。

《抱朴子内篇·别旨》中说：“或伸屈，或俯仰，或行卧，或倚立，或踯躅，或徐步，或吟或息，皆导引也。” 这几乎把所有的肢体活动都看成了导引。不过，导引与一般的肢体活动还是有区别的，导引是一种以保养精气神为主，以动静结合、形神俱养为特点，身心并炼，内外兼养的整体性健身养生方法。如《云笈七签》卷三十六《云鉴导引法》中就说：“导引之道，务于祥和，仰安徐，屈伸自有节。”即是说，行导引时，首先在精神上必须要祥和，身体在做俯仰动作时，也要不徐不疾，肢体伸曲时，也必须有节奏和节制。

道教素来重视导引之术，意在借此益寿长生。关于导引的作用，《玄笈七签》中说：“一则以调营卫，二则以消谷水，三则排却风邪，四则以长进血炁……言人导引摇动，而人之精神益盛也。”也就是说，人通过导引，可以加　人体的气化作用，促进消化，加强生理新陈代谢，抗除外病的侵入，还可以使气血充盈，精力旺盛，从而起到平衡阴阳、疏通经络、调和气血、扶正祛邪、强健筋骨的作用。从功能上来分，有用于防治疾病的祛病导引，如现代的医疗体育；有用于强身健体的健身导引，如五禽戏、八段锦、易筋经、太极拳及现代的健身操等。

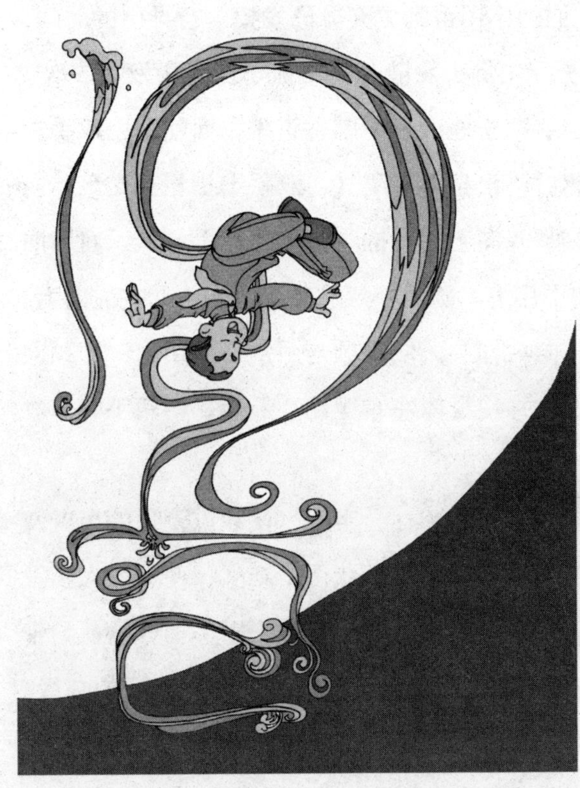

导引可以加强人体的气化作用

孙思邈在《摄养枕中方》中谈

到导引的几种方法：常以两手搓面，每次十四遍，可以使人面有光泽，并不生皱纹，如此坚持做五年，可以使面色如少女一样红润；早起睡醒后，静心收神，端正身体，或坐或立，交叉两手按于颈项，目视南上方，手与颈项各向相反的方向用力，使两者互相争持，这样做三四次，可以使人气脉流畅，邪气不入，避免疾病；屈曲、摇动身体，伸展四肢，并不断摇动，使关节活络，这样各做三次。

对于导引的意义和方法，《服气精义论》是这样介绍的：人的肢体关节，本来就是用来运动的；人的经脉荣卫，是必须让它通畅和顺的；人的气血精神，应与人的生命一体并用来保护生命；人体内的经脉，是用来让气血运行的。所以，当闲来无事时，应该行导引之法，所谓“户枢不蠹”，说的也就是这个意思。气的作用是沟通津血、强健筋骨、活络关窍；卫气的作用是使肌肉温和、皮肤饱满、腠理肥实、呼吸开阖自如。通过导引，就可以使它们的作用得到更充分的发挥。行导引的时间，应当在丑时后卯时前，天气晴和的日子。先将头发散开，用梳子梳理头发365次；然后，让头发自然披散于后背，或在脑后宽松地束起。燃香正坐，面朝东，双手握固，闭目静心，做叩齿动作360次。然后放松身体，闭气，双手十指相互交叉，向前翻掌并向前用力推。稍后，再向上翻掌并向上用力推。接着将左手放低，右肘向上用力举，左肘臂置于后颈部，左手向下用力。随后换成右手向下用力，左肘向上。然后，两手交叉于颈后，两肘放胸前，向后仰头，使头颈与手掌逆向用力，即颈向后用力，手掌向前用力。然后摆动双肘，并使身体左右摆动。最后，将两手收回放于膝上，使呼吸平和。如此动作共做三次。

近些年来，导引养生术被广泛地应用于临床和社会实践，使数以万计的患者恢复了健康，使一些久患疾病者，甚至癌症患者从绝望中获得了新生，使无数人焕发了青春，增强了体质。不仅给患者本人带来了健康，给家庭带来了幸福，给社会带来了安定，同时给国家减少了大量医药费开支，受到了广大群众和病患者的热爱。并且导引养生术在继承传统养生学的基础上，以道教医学的整体观念、脏腑经络、气血理论、阴阳五行学说及现代医学的有关理论为指导，广泛吸收生理学、解剖学、哲学、心理学、美学、仿生学及传统武术文化等有关研究进行了一定的改编，通过意识的运用、呼吸的控制和形体的调整，通过经络的自我锻炼，可使人的身心健康得到全面的优化。人们无病时可用于预防，有病时可用于治疗，病后又可用于康复。其术之简易，其用之宏大，实为以动养形的典型。

三、太极拳

太极拳是中国武术的主要拳种。早在南北朝时期，我国就已经出现了内功太极拳，明代武当张三丰创立太极拳十三势，被后人尊为太极拳始祖。清代武术家王宗岳运用《易经》中关于太极阴阳的哲理来解释拳经，写成了《太极拳论》，从此以后太极拳正式定名。“太极”一词源于《周易·系辞》:“易生太极，是生两仪”，有至高至极、无穷广大的含义。以“太极”命名拳式，取其变幻无穷、含意丰富、五行合八卦之意。

太极拳综合吸收了明代各家拳法，特别是三十二势长拳，并结合了道家的导引吐纳之术以及道医的经络学说，同时又运用道教的阴阳五行学说和内丹的易学思想来解释拳理。太极拳中蕴涵着丰富的道家哲学思想，练拳之人需始终处于太极阴阳的转换变动之中。同时太极拳中还存在着动静、虚实、快慢、刚柔、开合、屈伸等阴阳对立统一的关系。

太极拳后来不断发展，分出陈式、杨式、武式、吴式、孙式五派。除了拳以外，还包括太极剑、太极刀、太极枪，以及太极推手等多方面内容。但无论哪一派哪一种，都具有共同的特点，就是动作弧形、圆活不滞、连贯协调、虚实分明；静心用意，身随意迁，呼吸平稳，深均自然；中正安舒、柔和缓慢、轻灵沉着、刚柔相济；以柔为体，以柔为用，以柔克刚。拳势动作采用螺旋缠绕式的伸缩旋转方法，以腰为轴，内气发于丹田，通过缠绕运动，达于任督两脉和布于周身，从而达到“以意用气，以气运身”的境地。

太极拳源远流长，原为道家私藏的功法，后来蔚为风气，近年来已成为我国的

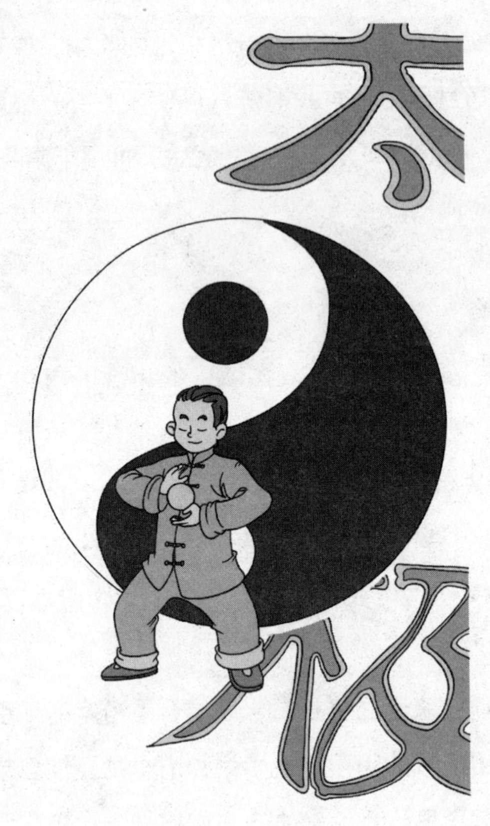

有至高至极无穷广大的含义

全民运动。太极拳的运动方式与一般的拳术运动有别，它着重轻灵松软、外柔内刚、全身和谐的动作，利用调身、调息、调心，使意念与身体达到一种和谐舒适的境界，因而适合不同年龄段的人练习，更尤其适合老年人养生之用。许多太极拳名师，均以高龄而终，且鲜有病患，这说明太极拳对于养生保健确有一定的养生保健功效。

结合现代中医学分析，太极拳的练腰，可加强肾的藏精、保精功能，并能调节内分泌系统，有改善阳痿、遗精、腰腿酸软及由体虚肾亏引起的失眠、多梦等症状的功效。太极拳的练气，即缓慢而细长的腹式呼吸，能促进血液回流，可改善消化道的血液循环，促进其消化吸收功能，防止便秘，并可改善肺功能不良；同时由于肌肉的运动，心肌毛细血管开放增多，使氧的供给充分，心肌营养加强，收缩功能提高，如此可降低血压，有效地防止夜间发生心脑血管急症，使患有冠心病、高血压等症的中老年人夜间安全系数提高。太极拳的练意养神，可以调节神经系统的功能，使高度紧张的精神状态得到恢复，阴阳得到平衡，因此，患有神经衰弱、健忘、失眠、神志不宁等症的人，通过练习太极拳可以使症状得到改善。并且，太极拳的动作，要求尾闾中正，含胸拔背，松肩垂肘，松胯，重心落于涌泉，整个脊椎骨或四肢关节均不负荷重力，使各关节免受慢性损伤。而且，太极拳强调全身性的协调运动，上下前后，左旋右转，舒展筋骨，缓和均匀，长期坚持这种运动，对骨骼和肌肉都有很好的保健功效，有利于慢性类风湿性关节炎患者的康复，对于老年人，也有助于平衡感的训练。因此，可以说太极拳是内外双修的运动，不仅锻炼了身体，而且调适了心理，有人说，太极拳有如“动态的禅”，在遇到外界的干扰及压力之下，练太极拳的人其适应性较一般人为高。

四、五禽戏

五禽戏是我国具有民族特色的大众健身导引术，它自古以来深受道家推崇，并且至今仍广为流传。早在《庄子》里，即有“熊经鸟伸”的动作记载，《淮南子》又记载了“熊经鸟伸，凫浴猿蠼，鸱视虎顾”的六禽动作。三国时期著名的道士、医学家华佗继承前人的一些经验，具体将“五禽戏”进行了整理总结，并作为一套功法予以推广。华佗五禽戏是以模仿动物动作和神态为主要内容的组合动功。“五”只是一个约数，并非限于五种功式；“禽”指禽兽，古代泛指动物；“戏”在此指特殊的运动方式。只是有关“华佗五禽戏”的原始文字早已佚失，惟存一些零星的史籍记载。目前所能见到的较早载录“五禽戏”具体练法的文献，是陶弘景所编撰的《养性延命录》。

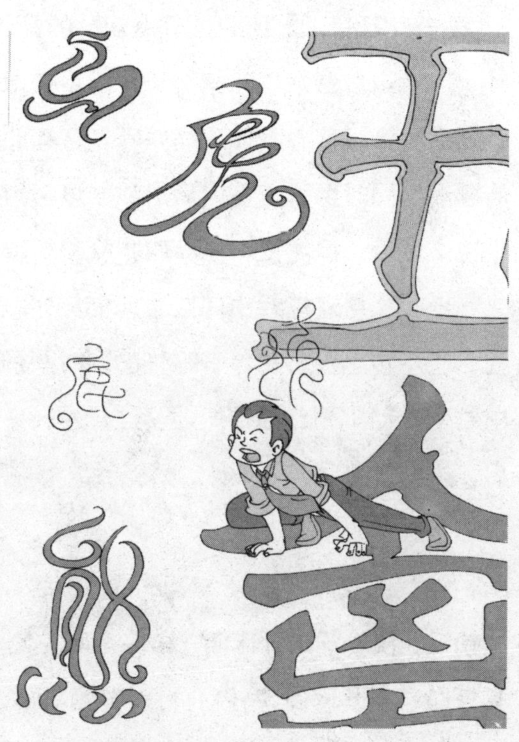
这五禽分别是虎、鹿、熊、猿、鸟

据《养性延命录》载：华佗擅长养生，他的弟子中有一个名叫吴普的广陵人，向华佗学养生术。华佗对吴普说：“人的身体需要活动，不过活动不宜太剧烈。人的身体若能经常摇动，积滞之气就会得以消除，这样可以使血脉流畅，百病不生。这就像经常转动的户枢不会腐朽一样。我发明了一种活动方法，名叫五禽戏。这五禽分别为虎、鹿、熊、猿、鸟。常做这项活动，既可以除去疾病，也可以使手足快捷，只要常常导引就可以了。每当身体感到不舒服时，就可以模仿其中一禽的动作，等到身体稍稍出汗时就停下来，这样坚持下去就可以使身体轻便，增进食欲。”吴普按照华佗所说的方法去实行，活到九十多岁时，仍然耳聪目明，牙齿坚固完好，饭量与青少年一样。华佗因“晓养性之术，时人以为年且百岁，而貌有壮容。”

因师传之变异，或后世之人据此受到启发，发展了多种流派的“五禽戏”，创编了数以百计的“五禽戏”套路。虽然养生家根据“五禽戏”基本原理不断发展变化，各种功法动作及锻炼重点有所不同，但其基本精神则大同小异。“五禽戏”的动作要领基本上是这样的：全身放松，情绪轻松乐观；呼吸调匀，用腹式呼吸，舌抵上腭，吸气用鼻，呼气用口；专注意守，保证意、气相随；动作形象，如虎之威猛、熊之沉稳、鹿之温驯、猿之轻灵，鹤之轻翔舒展，皆当刻意模仿。

《养性延命录》所载“五禽戏”的具体练法为：

虎戏：自然站立，俯上身，两手按地，用力使上身前耸并配合吸气。当前耸到极致后稍停，接着身体后缩并呼气，如此反复 3 次。然后两手先左后右依次慢慢向前挪动，同时两脚交替向后退移，以努力拉伸腰身，接着抬头面朝天，稍停再向前平视。最后，像虎行一样以四肢前爬 7 步，后退 7 步。

鹿戏：接着虎戏中四肢着地姿势，吸气的同时头颈向左转，双目极力向右侧后视，当左转至极后稍停，呼气的同时头颈转回正前方；当转至朝地时再吸气，继续向右侧转动头颈，如前所述。这样左转 3 次，右转 2 次，最后回复如起初之势。然后，抬左腿向后努力抬伸，稍停后放下左腿，抬右腿向后抬伸。这样左腿后伸 3 次，右腿 2 次。

熊戏：取仰卧姿势，双腿屈膝拱起，双脚离床面，双手抱住膝下，头颈用力向上抬起，使肩背离开床面，稍停。向左侧滚落床面，当左肩刚一接触床面立即抬起，复使左肩离开床面，略停后再以右侧滚落，复起，如此左右交替各做 7 次。然后起身，两脚着床成蹲式，两手分按两侧脚旁。接着如熊行般动作，即先抬左脚和右手掌离床面，当左脚、右手掌落下时再抬起右脚和左手掌。如此左右反复交替，身体也随之左右摆动。

猿戏：选一牢固横竿，略高于自身身高，以站立时手指刚好能触及其高度为宜。如猿猴攀物般以双手抓握横竿，抬起两脚使之悬空，做引体向上7次。然后，以左脚背勾住横竿，松开双手，做倒悬状，稍停换右脚勾住横竿做倒悬，如此左右脚交替各做7次。

鸟戏：自然站立，跷起左腿配合吸气，两臂向两侧平举，扬眉，鼓气，如鸟展翅欲飞状。伴随呼气，左腿回落地面，两臂回落垂直放于腿侧。接着跷右腿同样操作。如此左右腿交替各做7次，然后坐下。屈右腿，两手抱膝下，拉腿膝近胸，稍停后两手换抱左膝下如上法操作，如此左右腿交替亦做7次，最后，两臂伸缩如鸟理翅般做7次。

本法在习练时宜根据身体情况，尽力而为，以微有汗出为度。通过这一系列的动作，可以达到醒脑明目、增强心肺功能、强壮腰肾、滑利关节、增强身体素质的效果。五禽戏简便易学，不论男女老幼皆可选择练习，待体质逐渐增强后可练习全套动作。五禽戏不仅可以强身延年，还有祛疾除病的功效。正如师祖华佗所言：“体有不快，起作禽之戏，怡而汗出……身体轻便而欲食。”近几年五禽戏已经成为康复医疗的一种手段，被广泛应用于中风后遗症、骨质增生症、风湿性关节炎、类风湿性关节炎、脊髓不全性损伤等患者的辅助治疗，效果非常好。

五、按摩术

按摩又名按跻、按跷、扶形、推拿，是道教传统的养生保健方法之一。按摩术源于战国巫医，最早的记载见于《黄帝内经·素问》，其中的《血气形志》篇有“治之以按摩、醪酒”，《异法方宜论》有“导引按跻”，《调经论》有“按摩无释”等语。按摩术在先秦时已为医家所采用，《韩诗外传》卷十载扁鹊为虢太子治病时，让弟子“子游按摩，子仪反神，子越扶形，于是世子复生”。《汉书·艺文志》著录《黄帝岐伯按摩》十卷，是汉前按摩术专著，可惜现已失传。

道教养生引进按摩术，与导引、行气、存思等相辅行，是为了以此达到祛病延年以至长生的目的。葛洪的《抱朴子 · 遐览》著录《按摩经》一卷,已佚（但在《养性延命录》中有节录）。陶弘景的《养性延命录 · 导引按摩》篇也记录有多种按摩法，是现存最早的道教按摩术的详细记录。其后各代不断有按摩术的记录,有许多被《正统道藏》所收载。此外,明初道士冷谦所著《修龄要旨 · 却病八则》中,也记有“擦涌泉”、“擦肾俞”、“摩耳目”等按摩法。

按摩术主要是运用手和手指的技巧，以摩、捏、推、揉、按等手法作用于人体的经络穴位，对身体局部形成刺激，从而使筋肉舒展，血脉流通，促进血液循环和整体新陈代谢，调整神经功能和人体机制，使人体各部分功能得到统一的协调，使机体阴阳保持相对平衡，从而达到舒筋活血，增强机体的自然抗病能力的效果。《素问 · 血气形志篇》说：“经络不通，病生于不仁，治之以按摩”，说明按摩有疏通经络的作用。由于按摩多数情况下是循经取穴，通过按摩刺激相应穴位，从而使气血循经络运行，防止气血滞留，达到疏通经络，畅达气血的目的。由于保健按摩可行气活血，通调营卫阴阳，所以经过按摩后身体血液循环加快，皮肤浅层的毛细血管扩张，肌肉放松，关节灵活，除了感到被按摩部位有温暖舒适感以外，还会给全身带来轻松、愉快、舒适、灵活的感觉，使人疲劳消除，精神振

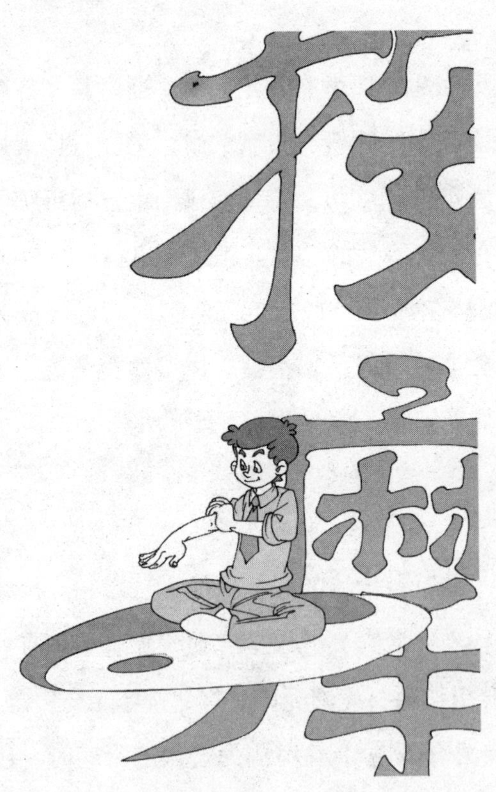

道教养生引进按摩术

奋。按摩与导引等术的作用基本上是一样的，虽不能使人长生，但若长期坚持的确可起到扶正祛邪、除病延年的效果。道教按摩术是导引术的辅助手法,《一切经音义》把它归为导引术之列，可见两法之间的渊源关系。导引按摩作为道教气功修炼术，属于动功，行气吐纳则属于静功。两者既有相对独立性，又紧密相连，构成了一种呼吸运动与躯体运动相结合，以行气吐纳为主，辅以导引按摩的养生内修方法。

道教按摩术种类繁多，有摩额法、熨目法、摩鼻法、摩耳法以及按摩面部、前胸、腹部、颈项、背部、腰肌、涌泉等法。《养性延命录 · 导引按摩》、《摄养枕中方》等载，有以下手法：平日早起以两手掌相互摩擦使之发热，以手熨目三次，然后用手指搔两眼四角，可使人目明；上下牙齿相互叩击，鼓漱津液，做三次咽下；缩鼻闭气，右手从头上牵拉左耳 14 下，复以左手从头上牵拉右耳 14 下停止，可使人延年不聋；摩擦双手使发热，干洗面，从上往下，可去邪气，使人面容有光彩；按住两鬓发际向上推举 7 下，两手牵引发束努力向上提举 7 下，可使人血气畅通，头发不白；夜间睡前，常用两手擦摩全身，即干浴，可辟风邪；常用手按两眉后端的小穴中心 27 下；用手心及手指按摩两眼、颡上；用手指旋转按揉两耳 30 次；完了以后，以手逆向摩擦前额 27 次，从眉中心处开始向上行，进入发际中……

保健按摩的适应症十分广泛，包括骨伤科、内科、外科、妇科、儿科、五官科中的多种疾病。它不但适用于慢性疾病，对一些疾病的急性期也有较好疗效。按摩需要借助递质，其剂型常用的有水剂、配剂、粉剂、油剂、膏剂 5 种。《黄帝内经》里已有汤、酒、丸、散、饮、膏等传统剂型的制备和应用记载。经过不断地发展，现已成为祖国医学的宝贵财产。

但按摩也有一定的局限性，存在着不适合按摩或按摩有一定危险的情况，也就是禁忌症，如有禁忌症，则禁止施行按摩。所以，在进行按摩施术前，一定要先把禁忌症搞清楚。如有湿疹、癣、疱疹、脓肿、烫伤、烧伤等皮肤病及皮肤破损处；有感染性疾病者如骨髓炎、骨结核、化脓性关节炎、丹毒者；内外科危重病人如严重心脏病、肝病、肺病患者、急性十二指肠溃疡、急腹症者及有各种恶性肿瘤者；

有开放性损伤者；有血液病及出血倾向者；体质虚弱经不起轻微手法作用者；极度疲劳、醉酒后神志不清、饥饿及饭后半小时以内的人皆不宜进行按摩。

由于按摩术简便易行，平稳可靠，所以受到古往今来诸多养生家的重视，并将其作为益寿延年的方法，积累、整理并流传下来。

六、点穴术

点穴术是道教医学中用来疗疾治病的一种手段，也是武术中的稀传秘籍。在许多武侠小说中，武术高手随意一点便可以让人或笑或哭，或死或伤，神奇玄妙。其实点穴术是以道教与中医的经络学说理论为基础的。该理论认为，人体上分布着许多纵向的经脉和由经脉横向分支出来的络脉。整个经络系统内贯脏腑，外达肌肤，网络全身，是周身气血运行流转的通道，也是全身的调节系统。能量物质需要通过经络输布至身体的各个部位，使每个组织和器官获得营养补给，维持正常的生理活动。信息也通过经络传递到身体各部位，使外感传于内，内状表于外，从而保持整个身体的协调和平衡。人之所以能生存，主要在于气血调和，阴阳平衡，身体健壮。如果气血失调，便会危机潜伏，身体垂危。气与血，为人养命之源，循行全身，永无止息，其经行之道，亦有一定之规。在经络循行的路途中，散布着一些脏腑经络气血来去会合的集中点，这些集中点是神经末梢密集或神经干线经过的地方，也就是人们常说的“穴位”或“气穴”，若干条经脉交汇的地方又称为“要穴”，它们都是人体生命活动中的关键之点。这些穴位能够感受到各种物理刺激，刺激产生的反射由此进入经络后，以双向性的线状或带状形式向周围传导，从而影响（调整或紊乱）气血和脏腑的功能。

一个人的周身大约有 52 个单穴，309 个双穴，50 个经外奇穴，总共 720 个穴位。其中又有 108 个是要穴；36 个是致命穴，亦称“死穴”，分别为哑穴、死穴、瘫穴、晕穴、狂动穴。致命穴若受到内功高手的击打，便可能导致人全身或局部麻痹、晕倒甚至丧命。有歌诀曰：“百会倒在地，尾闾不还乡，章门被击中，十人九人亡，

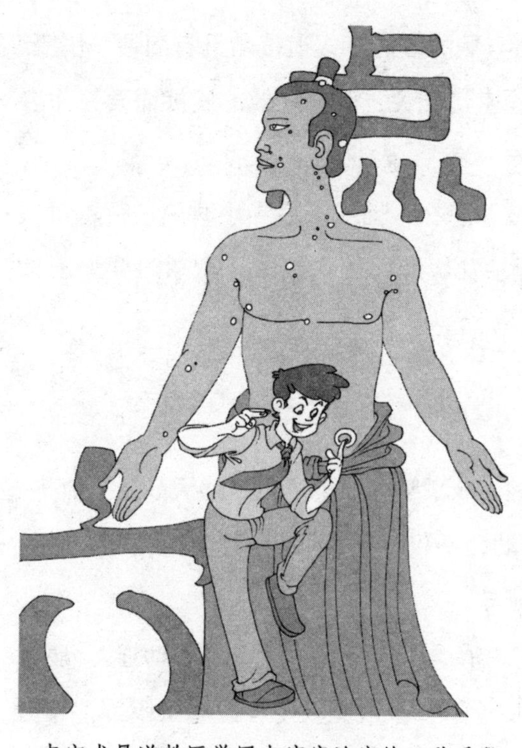

点穴术是道教医学用来疗疾治病的一种手段

太阳和哑门，必然见阎王，断脊无接骨，膝下急身亡。”

气血的运行不仅与人体部位有关，而且与时间也有着极密切的关联，五脏合于五行之生克，十二经常脉合于十二时辰。各穴位合于周天位置，以统帅全身之机枢。人身十二经，气血沿经络循环一周，气血必经行一度。点穴所讲求的气血流注，与针灸的子午流注是相同的道理。若能根据时间变化在一定时辰内点击相应的穴位，往往可以收到奇效。攻者心破，守者心坚，可常胜。因此，只有认识穴位，掌握穴位的所在经络和位置，百无一错，才能奏效。

道教点穴理论认为，对于人体一些重要穴位，利用点、打、踢、拿等击法给以重创，可“隔气血之通路，使不接续，壅塞气血之运转，使不流通”，对人体造成一定的损伤，气滞血淤导致人体能量和信息的输导失调，因而人体就会失去局部或整体的活动机能，产生令人劲力丧失、呼吸困难等作用。于是中医学便根据穴道对人体的影响，通过针灸、推拿等手法来刺激穴道，调整人体血脉的运行，达到医治疾病的效果。

道教按摩点穴术是中国医学的特色，它主要是通过穴道按摩来达到治病的目的，自古以来在民间广为流传。道教医学认为，人体为一小周天，内脏若有异常，经络就会出现反应。因此，在位于异常的内脏经络上，给予穴道刺激，使气血流动顺畅，就可以达到治病的效果。点穴治疗手段有多种，如按点法、推点法、掐点法、分点法、点揉法、拧拨法、捻转法等，应用了补泻、虚实、疏通等原理。点穴术素以用指著称，但由于手指力量较弱，因此，有些医家持握“状元笔”、“点穴针”等以枣木、鹿角或铜铁制作的器物，来代替手指点穴，提高点戳的效能。穴道按摩具有简便、快捷、无副作用的特点，它的疗效与操作者的经验密切相关，因此疗效的发挥需要操作者不断学习和实践。

进行穴道按摩需要注意一些事项，如按摩忌在饭前或饭后半小时内进行；每穴1—2分钟，透热为度；各种出血症、骨折、发烧期间切勿按摩；按摩时要涂上按摩膏或油类递质，以免皮肤损伤。

七、五官运动法

道教导引术中的五官运动，包括叩齿法、鼓漱咽津法、运目、鸣天鼓、干梳头、干洗脸、揉耳等。如果每日做两遍五官运动，不仅耳聪目明齿固，有美容的效果，而且精气神饱满旺盛，可身强体健，益寿延年。

叩齿法：葛洪的《抱朴子》一书指出："清晨叩齿三百过者，永不动摇"。唐代孙思邈，在他的《养生记》中也有"清晨一盘粥，夜饭莫教足。撞动景阳钟，叩齿三十六"等语，说明叩齿疗法作为防病健身的方法，由来已久。自古以来，许多长寿者皆重视并受益于叩齿保健，尤其清晨叩齿效果更明显。此法简便易行，无痛苦，随时随地可进行，实践证明效果良好。

叩齿的方式可轻可重，可轻重交替。牙齿比较好的可以重叩，牙齿不好的适宜轻叩或轻重交替叩。叩齿法要求排除心中杂念，心静神凝，自然闭口，先叩臼齿36次，次叩门牙36次，再叩犬齿36次，叩齿次数可以增加，终结时以舌舔牙周3—5圈，激发口腔津液后吞下，则叩齿效果会更好。每日早晚各做一次，即可收到强牙健身之作用。叩齿法主要适用于治疗和预防各种牙痛、牙根外拔等疾病，并可坚固牙齿，延缓老年人牙齿脱落。需要注意的是，此法为强身保健疗法的一种，需要长期坚持才能收到良好效果。急性牙痛可配合药物、针刺、按摩、指针等疗法，以尽快解除痛苦。

鼓漱咽津法：鼓漱咽津，古称"胎食"，是我国古代流传下来的颇负盛名的传统功法之一，最早见于《易筋经》，其中写道："赤龙搅水津，鼓漱三十六，神水满口匀。一口分三咽，龙行虎自奔。"意思是将舌在口中上下左右翻滚搅动，使口中产生津液，然后在口中鼓漱36下，分作3次咽下，要汩汩有声。这样可以使邪火不生，气血畅通，达到利五脏、益寿延年的功效。《素问·宣明五气篇》说："脾为涎，肾为唾"，唾液乃由脾肾所主。脾与肾各为后天、先天之本，与健康长寿密切相关。所以，唾液在摄生保健中具有特殊的价值。李时珍说："人舌下有四窍，两窍通心气，两窍通肾气。心气流于舌下为灵液。道家语之金浆玉醴，溢为醴泉，聚为华池，散为津液，降为甘露，所以灌溉脏腑，润泽肢体。故修养家咽津纳气，谓之清水灌灵根"。津液除了能帮助消化、保护消化道、解毒以外，还能使人健康长寿，延缓衰老。此外，唾液还有防病治病、促使伤口愈合等作用。道教始祖老子的养生观点，最重要的一条就是咽津养生。老子认为，灵丹妙药虽好，也不如自己的津液好。他自己平时就坚持叩齿、鼓漱，然后再把津液吞咽下去，每日必做，其所以高寿可以说与此不无关系。唐代孙思邈也提倡"早漱令津满口乃吞之"。另外，现代科学经研究发现，口腔津液如果分泌旺盛，那么从耳下腺分泌的腮腺素的数量就会增多。腮腺素是一种内分泌激素，被有些生物学家称为"返老还童素"，它可以使全身组织趋向年轻化，保持新陈代谢旺盛的节律。

鼓漱咽津的具体做法是：平心静气，排除杂念，以舌舔上颚，或将舌伸到上颌牙齿外侧，上下搅动，然后伸向里侧，再上下左右搅动，也就是古人所谓之"赤龙搅天池"，待唾液满口时，分 3 次徐徐把津液咽下，并以意念送到丹田。此法也可与叩齿配合进行，先叩齿后漱津咽唾。每次三度，每天早晚两次，也可多做。亦可配合气功服食法，即意念丹田，舌抵上腭，双目微闭，松静自然，调息入静，吸气时，舌抵上齿外缘，不断舔动促使唾液分泌；呼气时，舌尖平放，使气由丹田上引，口微张，徐徐吐气，待唾液满口时，分三次缓缓咽下。每日早晚可各练 30 分钟。此法简便易行，若能长期坚持，可收到气足神旺，容颜不枯，耳目聪明，新陈代谢旺盛，保健延寿的效果。

运目：眼睛的功能与脏腑经络的关系也是非常密切的，它是人体精气神的综合反映。《灵枢·大惑论》指出："目者，五脏六腑之精也，营卫魂魄之所常营也，神气之所生也。" 因此，眼睛保健既要重视局部，又须重视整体与局部的关系。运目时要使眼珠运转，以锻炼其功能。运目可采取多种方法进行：

运睛：具体做法是早晨醒后，闭目，眼球从右向左，再从左向右，各旋转9次；然后睁目坐定，用眼睛依次看左右，左上角、右上角、左下角、右下角，反复6次；晚上睡前，先睁目运睛，后闭目运睛各9次。此法有增强眼珠光泽和灵敏性的作用，能祛除内障外翳，纠正近视和远视。远眺，即用眼睛眺望远处景物，可在清晨或休息时，有选择地望远处的山、树木、草原、蓝天等，停留10秒，再看近处景物停留10秒，重复9次。此法可以调节眼球功能，避免眼球变形而导致视力减退。另外，还可进行眨眼、虎视、瞪目、顾盼等运目方法，并结合熨目、捏眦、点按眼部穴位、闭目养神等手法，皆可使眼周围的肌肉得到更多的血液和淋巴液的营养，消除眼疲劳，增强视力，可起到清心醒脑明目的效果。

鸣天鼓："鸣天鼓"在古代常被用来进行听力保健和耳鸣、耳聋的治疗。此按摩法对肾亏引起的眩晕、头昏、耳鸣、健忘、思维能力减退等症皆有一定的疗效，还可起到清醒头脑、镇定情绪的作用。《寿世青编》中关于肾亏的治疗说道："将两手掌握掩两耳窍，先以第二指压中指弹脑后骨上，左右各50次。"

"鸣天鼓"的具体做法是：双肘置于桌上，头略低，轻闭双目，静心凝神，以双手掌心按压在两耳孔上，然后两手中间三指轻叩后头枕骨，可以听到"咚咚咚"犹如击鼓的响声。敲击声可略快些，要有节奏，敲击60下停止。接下来，以掌心掩按外耳孔，手指紧按脑后枕骨不动再骤然抬离，这时耳中有放炮样声响，如此连续开闭放响9下。两种动作每次可做3回，每天作3次。鸣天鼓动作的轻重视耳聋程度而定，听力差者动作重一些，反之则轻一些。此法简便易行，无副作用，可作为耳聋患者日常调护的好方法。

干梳头：孙思邈主张"发宜常梳"。《清异录》言："服饵导引之余，有二事乃养生大要，梳头、洗脚是也”。干梳头的保健原理与按摩相同。因为“头为诸阳之会”，头发与肾、肝、心、脑、脾、肺等脏腑组织关系十分密切。头部的血管、神经格外丰富，又有很多经穴，手指或梳子在头皮上来回摩擦，可刺激头皮上的神经末梢和经穴，松弛头部神经的紧张状态，促进局部血液循环，能疏通气血，振奋阳气，散风明目，荣发固发，健脑提神，解除疲劳，并有利于治疗高血压、神经衰弱、失眠、神经性头痛等疾病，对延年益寿大有益处。尤其对从事脑力劳动的人来说，每天坚持梳头 3—5 分钟，可有效地解除大脑疲劳。

干梳头的具体方法是：沿着由前向后，再由后向前的顺序以手指梳头，同时还要兼顾由左到右，再由右到左，整个头部都要梳到，如此循环往复百次。也可以不用手梳头，而用梳子代替，梳子宜取桃木或牛角等天然材料制成，梳齿须圆滑。梳头时间可在早起后、晚睡前，或其他空余时间皆可，但不宜在饱食后进行，以免影响脾胃的消化。梳头时可以结合手指按摩，即以双手十指的指腹或指端从额前发际向后发际，做环状按摩揉动，然后再由两侧向头顶按摩，用力须均匀一致，如此反复做 60 次，至头皮微热为度。梳理和按摩两项，可以分开做，亦可合在一起做。如果头面部以下染有疾病，如有疮疖痈肿等，则不可以使用此法，须待病愈后再进行。干梳头疗法不会马上见效，因此需要有耐心，不能操之过急。用此法治病时，可配合药物、按摩、针灸、指针、点穴等疗法，可较快取得效果。

干洗脸：干洗脸即以双手轻轻搓擦面部，用以改善面部血液循环，从而治疗面部一些慢性疾患，如面神经麻痹、面神经痉挛、面部色素沉着、黄褐斑、面部神经痛等。长期坚持此法，还可以延缓颜面衰老，推迟老年斑的产生。清代中医学家吴尚先在《理瀹骈方》中说道：“晨起擦面，非徒为光泽也，和气血而升阳益胃也。”

干洗脸的具体做法是：以两手掌相对用力摩擦，由慢而快，搓至发热后，立即改擦面部，从额部开始经过颞部沿着耳前抹至下颌，反复 30 次；然后再用双手四指从印堂穴沿眉弓分别向两侧抹至太阳穴，反复多次，逐渐上移至发际。手法宜轻松柔和，可在印堂穴稍加压力，以局部产生温热感为度。每日早晚各 1 次。在治疗面神经痉挛等疾病时，除了可以使用干洗脸法以外，还可用防风 12 克、川羌活 12 克、川芎 15 克、白僵蚕 10 克、当归 12 克、煎水洗脸，然后搓面。在治疗色素沉着、痤疮、黄褐斑、雀斑及其他原因造成的面部受损期间，可根据情况选择珍珠霜、人参霜、灵芝霜、银耳霜、丹参霜等中药制剂搽涂，然后再搓面。

揉耳：道教医学认为，人之肾气通于耳，两耳的保健有利于肾胆二脏。耳朵又是人体经络汇集之处，《百正按摩要术》一书谈道：耳珠属肾，耳轮属脾，耳上轮属心，耳皮肉属肺，耳背属肝。这说明耳与各脏腑关系密切。揉搓双耳，有助于气血运行，调动人体的正气和抗病、免疫及代谢能力，从而维持人体的生理平衡。经常按摩双耳，不仅对耳鸣、头晕、头痛、眼花有一定的疗效，而且能够缓解疲劳、增进食欲、改善睡眠，有利于健康长寿。

揉耳的方法很简单：两手伸开，掌心对向太阳穴，揉动耳郭，顺时针、逆时针各揉 15 次；两手食指分别插进两侧外耳孔，如同钻井打水一样，来回转动，注意用力要均匀，切勿损伤外耳道皮肤；以拇指、食指自上而下捏揉外耳郭，捏到耳垂时可向下牵拉，以不疼痛为限。除了在早晚洗脸后按摩耳朵，平日有空时也可做耳朵按摩。

八、五体运动法

道教五体运动注重外部肢体活动，通过摇筋骨、动肢节、按皮肉、举手足等形式使经络气血得以疏通，达到舒筋健骨，滑利关节，强身祛病之功。在此介绍以下几种：

仙鹤点水：人的颈椎功劳很大，它上端连着头颅，下端接着躯体，支配着颈部、躯干及四肢的许多活动，又潜在着容易受伤、受损的危险。特别是长期伏案和低头工作者，颈椎病的发病率较高。由于颈椎与腰椎相连，是颈动脉和中枢神经的必经之处，又有通向大脑和面部五官的重要神经通过，如果颈椎患病不断加重，很容易导致头、颈、肩、腰等相关的疾病，严重的还会出现面部神经和四肢麻木，甚至半身不遂。因此，颈椎保健自古以来就受到道教养生家的重视，仙鹤点水这项运动就是许多长寿者日常保健的方式之一。这项运动可以改善颈部组织的供血，使颈部血液循环加快，使肌肉韧带更加强壮，使颈椎骨密度增加，预防颈椎骨质疏松，从而减少颈椎病的发生。并且不仅颈椎在运动中得到了锻炼，还能使胸部、腹部及内脏功能同时得到增强。

仙鹤点水的具体做法是：自然站立（也可取坐姿），全身放松，双目平视，双脚分离与肩同宽，双臂自然下垂（取坐姿时两手掌放在两大腿上，掌心向下）。抬头缓慢向上，眼睛看天，尽可能把头颈伸长到最大限度，并且要挺胸收腹，将胸腹一起向上尽量伸展；然后将伸长的颈项向前向下运动，下颌往前下方做弧形屈伸，使下颌尽量靠近前胸；再缓慢向后向上缩颈，最后恢复到自然姿势，整个过程约需1分钟。运动时注意，抬头前伸时吸气，还原时呼气。根据情况每天早起后或晚睡前做数遍。

擦脚心：擦脚心是道教流传已久的自我按摩法，历代养生家都沿用此法防病保健，并作为颐养天年的益寿之道。道医认为，脚掌部有数十个穴位与五脏六腑紧密联系，布满了全身器官的反射区。尤其是涌泉穴位于脚掌中央凹陷处，是足少阴肾经的穴位，“肾出于涌泉”。经常用热水浸泡后搓此穴，可以温补肾经、益经填髓、疏通心肾、滋生肾水、补益肾气，还可以疏通经络，调和气血，强壮身体，使腰腿强健有力，提高整个身体的抗病能力和活力，有益于健康长寿。不仅如此，擦脚心还有滋阴降火、镇静安神、疏肝明目、清肺理气的功效，对高血压病、神经衰弱、偏头痛、失眠健忘、食欲减退、腹胀、便秘等症，均有一定的预防和治疗作用。

擦脚心的具体做法是：每晚临睡之前，取温水一盆，水量可以浸至脚踝为度，将两脚放热水中浸泡片刻，待两脚充血发红时，取出揩干。取座位，将一条腿屈膝抬起，脚心歪向内侧，一手握脚趾，另一手来回往复地推搓脚心100次，至脚心发红发热为止。注意擦脚心时，动作要连贯缓和，轻重要适度，不可用力过大。刚开始做的时候，速度可慢些，次数可少些，等适应后再逐渐加快速度和增加次数。也可每天早、晚各做 1 次。擦脚心贵在坚持，持之以恒，方能起到补脑益肾、益智安神、活血通络的疗效。

兜外肾：兜外肾亦称按摩外肾，是我国古代道教养生家秘传的保健法。其作用是促进睾丸局部血液循环与新陈代谢，增强并维持人体生命活力，协调平衡。道医认为肾为先天之本，“生命之根”，肾脏的盛衰标志着人体健康与否，而睾丸这个外肾则对肾脏起着至关重要的作用。经常按摩外肾能增强肾功能，对中老年人保健强身、延年益寿、固精健脑有良好作用，而且还可以防治遗精、阳痿等男性疾病。

兜外肾的具体做法是：取半卧位，将两手掌搓热，先用右手握住两睾丸，使右侧睾丸位于掌心，左侧睾丸位于指端罗纹面，轻轻揉动，向右揉转 60 下，再向左揉转 60 下，以略有酸胀感而无痛为度。然后换左手如上法轻轻揉按。亦可用摩法操作，即先用一手拉紧阴囊，固定外肾，以另一手掌心置于睾丸上，轻轻摩擦，以睾丸微热为度。注意摩擦时不可用力过猛，以舒适为度。每天早、晚两次。

自发动：自发动功是完全自发的动作，是个无为的功法，它是随着个人的身体状况和周围气场变化而产生的气功动作。练功时，经自我暗示、自我催眠，人体气机发动，真气在体内运行，此时人体机能放松，智觉减轻。倘若日久功深，至脐下火发，丹田气动，激发潜存于体内的先天之气，使之发动起来，运行于经脉之中，过二关，穿九窍，打通周天，入脏腑，透骨髓，疏通阻塞的经脉，形成极强的“经络磁场”，于是导致练功人出现强烈的腑腑内动及无意识的肢体外动，即为“自发动功”。自发动功的动作会因各人的潜意识、个性、思想、五行等特质而有所不同。而且透过自发动功，血液循环加强，气也得以通畅，从而使疾病部位的栓塞得以消除，使机体恢复健康。自发动功的疗法如同针灸的“泻法”，它是一种放松的功法。在练功的过程中会产生信仰的提升，如同心理治疗、灵疗、精神疗法等，能开发人体的生命力。此时如果人有一定的体力，再加上信念的作用，对于治疗的效果会更有效。自发动功是利用真气运行冲击病灶，从而治疗疾病、自我调整的一种练功过程，故应平静放松，顺其自然，而不可刻意追求，乱加意念。

周身拍打：在我国，用拍拍打打的方法健身祛病可以说是源远流长。北魏时期的《易筋经》、清代的《医宗金鉴》都有相关记载。道教医学认为，人体五脏六腑的气血始终在经络的通路上循行着，经络气血运行畅通是健康的基础。而手和足都是全息穴位的反映区，人体十二条正经，其中手足各有六条；每一个手指尖都存有脏腑经络起点的穴位。在拍拍打打的过程中，各部位的穴位及反射区以极大的震荡刺激、传导感应带动 12 条经络和七经八脉，得以疏通全身经络，排除微循环障碍，改善血液循环，调整神经内分泌系统，促进新陈代谢，因而使人神清气爽，免疫功能得以增强，防病治病效果得到改善。

同时，通过周身拍打，还能增强肌肉、肌腱、韧带的张力和弹力，可预防和治疗肌肉萎缩，促进关节滑液的分泌吸收，解除关节疼痛，消除关节积液，提高关节动作的灵活性。拍拍打打还能刺激神经血管系统，调整神经的兴奋及抑制过程，除了有助于治疗运动系统的损伤疾患外，还可以配合治疗神经系统、循环系统、消化系统等方面的慢性疾病。通过拍打产生的能量，还可以把体内的毒邪、阴寒之气发散出来，从而激发生命活力，最终达到延年益寿的目的。

在进行拍打运动时，除面部及会阴外，其他部位都应该拍打到。头部从后颈部开始，逐渐向上一直拍打到前额部；再从前额部向后拍打，直到后颈部，如此反复 9 次，可促进头颈部血液循环，防治头颈部疾病，还有健脑和增强记忆的功效。上肢从肩、腋窝到指尖，前后内外四面都要拍打到。拍打腰背部时，先用左手向后拍打左腰及下背部，再用右手向后拍打右腰及下背部，各拍打 100 次；然后将左手伸到头后去拍打右上背部及肩部，再用右手去拍打左上背部及肩部，每侧拍打 100 次。因腰背部分布着内脏的穴位，经常拍打，可以促进腰背部的气血运行，调整内脏功能，还可防治腰痛、腰酸等症，拍打肩部可防治肩痛、肩酸、肩周炎以及老年性关节僵硬。拍打胸腹部时，先用左手由上至下，再由下至上拍打右胸腹，然后用右手拍打左胸腹。左右各拍打 100 次，有助于减轻呼吸道、心血管疾病以及腹胀、便秘、消化不良等症状，还可防止中老年肌肉萎缩，增大肺活量，增强免疫力。拍打下肢时宜取座位，使整个左腿放松，用双手上下里外依次拍到，然后换右腿，各拍打 100 次。可防治四肢麻木发软、手脚不灵活，延缓肌肉衰老，解除肌体酸痛，对于偏瘫也有一定的治疗作用。

拍打速度以每分钟 80 下左右为宜，手部需要注入一定的力度才会有效果，但也不宜过猛。有病变的关节肌肉处，用力可稍大些，节奏可稍快些。时间最好定在早餐前半小时和晚餐后半小时各一次，每次 30 分钟左右，也可以在空闲时间随时随地拍打几分钟。拍打保健法是一项简单易行的健身运动，也不受场地、年龄限制，很适合老年人使用。

第五章 行气养生保健法

一、行气与养生保健

行气是道教的一种较为重要的养生修炼方术。行气，也称食气、服气、炼气等，是一种以呼吸吐纳为主，辅以按摩、导引的养生之法。道教修炼极为重视行气之法，这是源于对气的重要性的深刻认识。道教认为，天地万物包括人，都是由元气化生而来的，如《太平经》所言:“元气行道，以生万物。”认为“气聚则生，气亡则死。”

道教认为，人在受孕之始，于胞胎之内，依靠脐带随生母呼吸受气。胎儿之气通生母之气，生母之气通太空之气，太空之气通太和之气。该时，并无口鼻呼吸，任督二脉息息相通，没有隔阂，这叫做“胎息”。及至十月胎熟，自母体娩出，脐带剪断，其窍则闭。于是呼吸即上断于口鼻，下断于尾间，变成常人的呼吸。常人呼吸是随咽喉而下，到肺部即回，即庄子所言“众人之息以喉”。此时的呼吸，气粗而浮，呼长而吸短，从此太空、太和之气不能下至于腹，而腹内所蓄先天之元气却“动而愈出”(老子语)，反失于太空。久而久之，先天元气逐渐丧失，肾衰脉虚，根源不固，于是百病皆生，渐而走向死亡。所以常人欲求延年之法，当为返本还源，回到婴儿先天状态，以增益寿数。而行吐纳之法，则可使呼吸归根，保

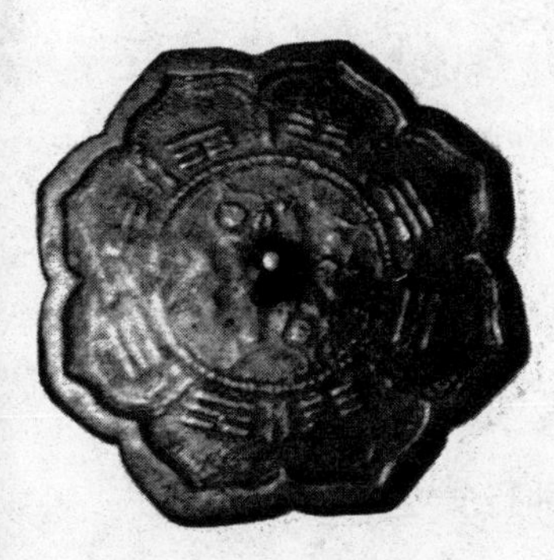

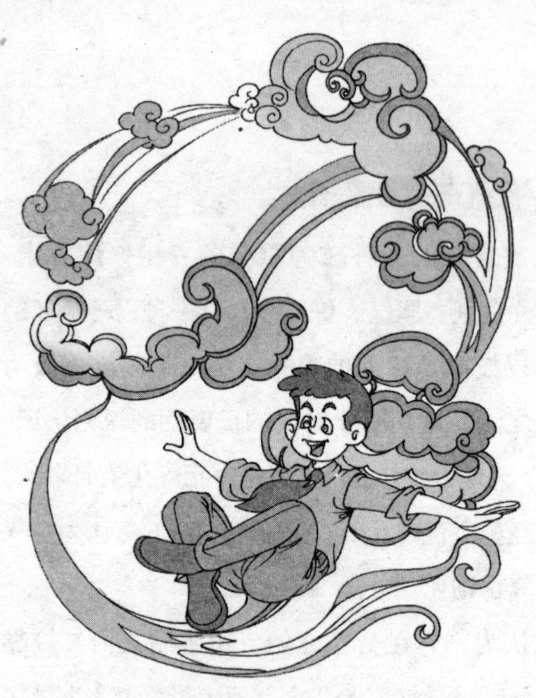
行气是道教的一种较为重要的养生

住先天元气，气足则百病可治，性命之本得固，始可再言上层修炼。丹经所讲“欲点长明灯，须用添油法”说的就是这个意思。行气修炼，即是道教气功的一种炼“气”之法。道教医学认为，气有与宇宙天地相通的自然之气，有生而俱来的先天元气，有饮食水谷滋生的后天之气。而道教的行气修炼，正是通过对自然之气的呼吸吐纳，调和周身之气，达到修身养性、祛病延年之目的的一种功法。此法至简至易，常年坚持，自可终身受益。

道教认为 人通过行气，可以收到种种神奇功效。《抱朴子内篇》对此有诸多记述。东晋葛洪在《抱朴子内篇·至理》中论及行气的功用时说：“服药虽为长生之本，若能兼行气者，其益甚速，若不能得药，但行气而尽其理者，亦得数百岁。”葛洪认为最上乘的仙术是服食金丹，如果服食金丹时能兼行气，那么效果就会更好。如果没有金丹大药，但是若能习练行气，并能精通其理，也可以活上数百岁。又说：“善行气者，内以养身，外以却恶”、“吴越有禁咒之法，甚有明验，多气耳。知之者可以入大疫之中，与病人同床而不染。”《抱朴子内篇·释滞》中也说：“行气或可以治百病，或可以入瘟疫，或可以禁蛇虎，或可以止疮血，或可以居水中，或可以行水上，或可以辟饥渴，或可以延年命。”可见，气对于人的生存是何等重要。于是，道教从养生保健、长生不死的宗旨出发，很自然地提出，常保身中元气，使之不失，便可长生不死。如《太平经》说：“故人欲寿者，乃当爱气、尊神、重精也。”

那么如何嗳气，使气在人体内久存不竭？道教提出了种种行气之法。早在战国时期，行气修炼之法即已流行于南方吴越地区，如《庄子 · 刻意篇》:“吹呴呼吸，吐故纳新，熊经鸟申，为寿而已矣。此道引之士、养形之人，彭祖寿考者之所好也。”所谓“吐故纳新”，就是吸入天地日月精华之清新之气，而吐出体内脏腑污浊之故气。如《淮南子 · 傣族》所言:“吸阴阳之和，食天地之精，呼而出故，吸而入新。”这种“吐纳”实需配合意念引导，并将气“存”于疾患之处用以疗病。蒙文通先生在《晚周仙道分三派考》中谈道，古之修仙之道，大体有三类，就是行气、药饵、宝精。其中以王乔、赤松为代表的行气派最为卓著，道教行气便是承袭此派而来。《太平经》在提到“食气”时说:“夫人，天且使其和调气，必先食气；故上士将入道，先不食有形而食气，是且与元气合。”这里所说的“调气”、“食气”亦即早期道教的行气法。从魏晋到隋唐时期，道教行气术最为盛行，出现了许多著名的气功家，创造出许多行气之法，仅《云笈七签》所载诸家行气法也有数十种之多。后来的道教弟子在吸收前人经验的基础上，又创造了许多具体方法。

尽管行气方法有很多，但其基本原则却大致相同。一般而言，行气时，要求静心凝神，抟气致柔。呼吸吐纳，要能做到轻、缓、匀、长、深。轻，就是呼吸轻细；缓，就是进气出气徐缓；匀，就是呼吸有节律，粗细均匀；长，就是每次呼吸的间隔时间长；深，就是使吸入的空气能渗入脏腑百脉，渗透到组织最深部。行气日久，则可以达到鼻中无出入之气的最佳境界，这就是胎息，如《抱朴子内篇 · 释滞》所言:“得胎息者，能不以鼻口呼吸，如在胞胎之中，则道成矣。”

道教行气法也就是现在所说的气功，其内容十分丰富。实践证明，确有治病健身的效果。今略作整理如下，希望对增强人民体质，提高全民健康水平有所助益。

二、服气

服气，也称吐纳、食气。先前讲行气也称服气，是仅从一般的意义上来说的，从道教经典中关于这一内容的具体记述来看，两者还是有所区别的。行气主要是以我之心，使我之气，适我之体，攻我之疾，或者是用气来抗拒外界事物的侵袭；而服气的重点，则在于服外气以养身，它主要是指吸纳人体之外的天地之气、日月之气或日月之光等。在服气的过程中，人可以同宇宙进行能量的交换，即将宇宙大气场中的优良气息纳入自身，而将体内的不良气息排泄出体外，并结合存想以充实内气，从而达到强身健体、长存不死的目的。

既然气为生命之根本，当人体内的气不足以长久维持生命活动时，就需要从外界纳气以资补充。不过在此同时，须将体内的浊气也排泄出去，因为浊气是导致疾病和衰老的主要原因。所以，纳气时通常伴随着吐气，养生典籍中常称之为“呼吸”或“吐纳”。总之，服气法的基本原则就是将清新之气纳入体内，而将体内的污浊之气吐出体外。

服气是一种最古老的练气功法，战国时代即为神仙方士所习练。如《庄子 · 逍遥篇》说：“乘天地之正，而御六气之辩”。《楚辞 · 远游》说：“餐六气而饮沆瀣兮，漱正阳而含朝霞；保神明之清澄兮，精气入而粗秽除。”《楚辞》王逸注说：“《陵阳子明经》言：春食朝霞，朝霞者，日欲出时黄气也。秋食沦阴，沦阴者，日没以后赤黄气也。冬食沆瀣，沆瀣者，北方夜半气也。夏食正阳，南方日中气也。并天玄、地黄之气，是为六气。”六气即所谓生气，亦即道教所谓吸纳日月精华。

后世道教承袭了方士仙术，也将服气法作为炼养术的重要方法。如《养性延命录》卷下说：“刘君安曰：‘食生吐死，可以长存。’谓鼻纳气为生，口吐气为死也。”《备急千金要方》卷八十二之《养性 · 调气法第五》也说：“口吐浊气，鼻引清气。”其注云：“凡吐者，去故气，亦名死气。纳者，取新气，亦名生气。”自古以来服气之法很多，唐代前后，道家服气法颇为盛行，各种形式的服气法争奇斗艳，如“张果服气法”、“李奉时服气法”、“王说山人服气法”、“昙鸾服气法”、“君房服气法”、“茅山贤者服气法”，还有所谓“服六戊气法”、“服三五七九气法”、“养五藏五行气法”、“服气断谷法”等等。

另外，服气还要依时辰、天气、季节而行，如《服气精义论》中说，“凡服气，皆取子后午前者”，因为“鸡鸣至平旦天之阴，阴中之阳也；平旦至日中天之阳，阳中之阴也；日中至黄昏天之阳，阳中之阴也；黄昏至鸡鸣天之阴，阳中之阴也。人亦如是。”又说：“春气行于经络；夏气行于肌肉；秋气行于皮肤；冬气行于骨髓。”服气应“依四时之月，宜各依气之所行，兼存而为之。”在气候方面，书中说道：“凡服气皆取天景明澄之时为好，若恒风雨晦雾之时，皆不可吸引外气，但入密室，闭服内气，加以诸药也。”因为人在大自然中生存，天地是大宇宙，人体是小宇宙，人的一切活动都要吻合于自然，与自然相协调，取得与天地自然的和谐相处，才能获得身心的健康。在这个前提下，人的呼吸就要按照大自然中“气”的运动变化规律，按照自然的秩序，求得与天地和自然万物的和谐。

为了达到吐故纳新的目的，道教炼养术特地区分了生气和死气，并强调只可纳生气而不可纳死气。《抱朴子内篇·释滞》指出：“一日一夜有十二时，其从半夜以至日中六时为生气，从日中至夜半六时为死气”，并主张“行气当以生气之时，勿以死气之时”，因为“死气之时，行气无益也”。《云笈七签》中的《食气法》又引《仙经》说：“食炁法，从夜半至日中六时为生炁，从日中至夜半六时为死炁，唯食生而吐死，所谓真人服六炁也。”

服气可与存思相结合，称存服法，又有服五芽、雾、三气、紫气等多种具体方法。五芽是指五方所生的五色气，道教认为外五气与内五脏五气相应，面向五方，存服五气，有补益脏气，健身延年之效。存服之法，如《太上养生胎息气经》等所言，先面朝东方平坐握固，闭目叩齿三通，存想东方青气入于口，纳气服咽九次，鼓漱，津液做三次咽下，存想青气入于肝脏，氤氲盘旋，循行各脉；然后存服南方赤气、中央黄气、西方白气、北方黑气。服雾法是存想有五色云气浓郁之状，口纳其气服咽五十次。服三气法是指于日初出时，面向太阳，存想太阳下有青白赤三色之气，直下入口中，服咽其气九十次。服紫气法是存想自己的泥丸宫中有紫气冒出，勃勃冲天，可采服此气。

服气虽然又名食气，二者却也略有不同。食气法着重以吸为主，即通过吸纳自然界的清气，同时自然地减少饮食的摄取量，借以达到辟除邪秽、强壮延年的目

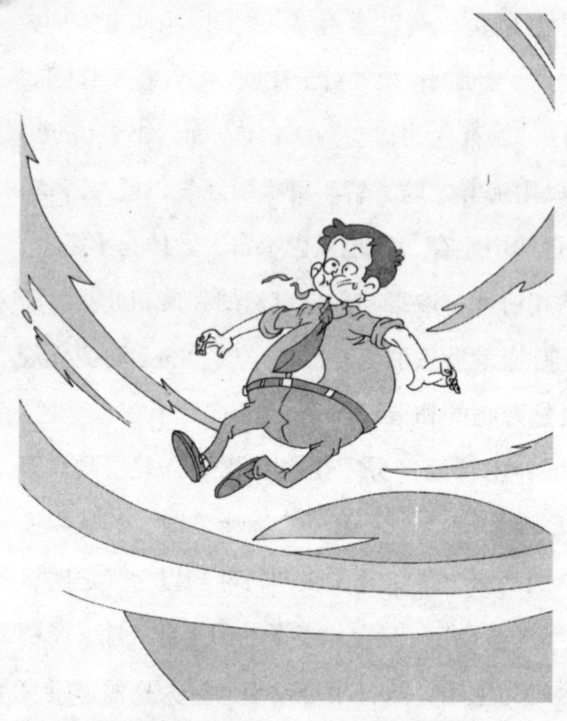

食气的修炼功法为：在夜半子时或清晨初寤及空腹之时，选取空气清新、环境幽静的地方，或站或坐随意

的。因此，在秦汉古籍中也将此法称为“食气却谷”法。食气法是道家辟谷服气修炼中极重要的一种方法，《庄子》、《韩非子》等文献中，都有关于“食气却谷”方法的记载。自然界中的龟、鹤、蛇、鹿等动物之所以长寿，在于其“食少而服气”，故《却谷食气》篇中有“深息以为寿”的说法。自战国以迄明清，食气却谷之法沿袭不衰。

食气的修炼功法为：在夜半子时或清晨初寤及空腹之时，选取空气清新、环境幽静的地方，或站或坐随意。修炼时须静心凝神，摒除杂念，至心静气和。先闭口，以鼻缓缓引气，待吸满后将口中清气吞咽入腹中；随后想象体内秽浊之气上吐出于喉；待吐气完毕则闭口，再行引气吞咽之法。如此吐纳一次，称为“一咽”。初练食气法，每日应不少于百咽，熟练后可增加次数。在练习食气法期间，可适当减少食物的摄入量。一般在修习10天后，摄食量会明显减少，而精神却较往日更为饱满。本功法主要用于减肥及养生保健，益智延年。也可用于治疗肥胖病，防治食积腹痛、泄泻、慢性胃炎、胃及十二指肠溃疡、习惯性便秘等消化系统疾病，对糖尿病、痔疮等疾病也有一定的防治作用。但患有严重器质性疾病、消耗性疾病者不宜修习本法。每天服咽次数须逐日递增，不宜操之过急。如果出现胸腹不适等异常，需放慢或减少每日咽气次数的递增量。在修习过程中若出现口渴烦闷等症状，可以舌搅牙龈以利于生津，或口含青果、乌梅等生津止渴之品。

三、采气

采气，是从天地宇宙空间、日月星辰以及万物之中，将各种不同的气，依现在的说法叫能量流、信息流，将其采集人体内，以激发自身内在的潜能，弥补自身之不足，培养充实自身之元气，加快天人合一最高佳境的早日实现。道教认为，世间万物的形态虽各有不同，本质却是一样的，人与自然、人与物、物与物也都是同气在宇宙天地间回荡，气也在人体中聚合，人实际上就是自然界中的一个部分，也就是说，人和自然环境本来就是一个整体。宇宙的正气不同于五谷之气，它是人体生命活动的最大、最重要的能源。若能广泛吸取万物之气，才能有取之不尽、用之不竭的生命能量。采气的机理便是通过修炼者意念的作用，使自已全身孔窍穴位自动打开，使自身的封闭场尽量开放。这样人体与天地自然间交换能量流与信息流的本领增强，就可以更好地优化体内环境，激发人体潜在能力，从而产生各种特异功能。

采气法大都要求将身体放到太空之中，意想所采之气缓慢罩住自己的形体。练功时间可长可短，但最好保持在30分钟以上。练功姿势，行走坐卧均可。练功时的呼吸可采用自然呼吸或逆腹式呼吸。

在修炼采气功法之前需要先练净体功，方法如下：一般取站姿，身体要端正，两脚自然分开，膝部微弯，两臂下垂放于身体两侧，下颌微收，舌抵上腭，轻合口唇，微闭双眼，静心收神，自然呼吸。想象自已站在高山之巅，意想全身膨胀变成无限大，头部伸向宇宙上空银河系，此为接天根；双脚深入地球中心，此为接地轴。仿佛周围除了日月星辰和光明外，天地间只我一人存在，我的身体充满了整个宇宙空间。观想体内之气从颁顶升起，与天空中的太阳慧光融通，想象头顶的太阳、前方的月亮和脚下的地球，各种慧光能量流散发出来的光芒将身体内外照得透亮，仿佛自己就是一个光球在整个宇宙空间内大放光明。以后练功就保持这种境界，在这样的意境下练功，可使功法快速长进。然后呼吸，呼吸要深、长、匀、细。意想全身皮肤，随着呼气而意想全身皮肤表层张力逐渐消失，如此呼吸放松3次。然后再放松全身肌肉、筋膜、骨骼和关节、五脏六腑、大脑，各个部位均分别放松3次，最后从头部松到脚下，总体放松3次。如果自我感觉放松得不太理想，可以再做一次。放松完毕，转动两手掌心向外，随着吸气，两手掌从两侧自下而上沿宇宙天际画弧，意想将宇宙空间的全部慧光能量流汇聚至头顶上方。随着呼气将手掌心转向下，意想慧光能量流沿着双手掌流下，贯入头顶百会穴，然后双手指尖相对沿身体正前方下降。意想贯入头顶的慧光能量流自头、颈、胸、腹，又沿两腿、脚底涌泉穴和脚拇趾尖流出到达地心，进入宇宙星际。同时两手收回至下丹田位置后接着放于身体两侧。按上述方法反复做30分钟左右。接下来可以正式进行采气功法的修炼。

采天阳之气：要领如前所述，呼吸自然，双臂曲肘上举成120度，掌心朝上，内含，高于头部，手指张开舒展，指向天空。意想天空宇宙慧光能量流源源不断地由手心劳宫穴吸入，经臂内流入下丹田。当感觉全身冲胀时，可以强化意念，将自己的整个形体置于太阳中进行熔炼，此谓之练体。采天阳之精华有壮阳生阴之效。

采地阴之气：要领如上，只是改手臂上举为双臂下落，掌心朝下，松肩空腋。意想地球慧光能量流从下而上升起，逐渐罩住人体，并源源不断地由掌心劳宫穴和脚底涌泉穴吸入，经手臂内及腿内上来进入下丹田。采地阴之精华有滋阴补阳之效。以上两法可期阴平阳秘，使经脉气血畅达，起到强身健体、祛病延年的功效。

采天地之气：要领如上，意念整个天体之气从天上向下降落，整个大地之气从地下向上升起。让天体之气由上而下慢慢进入人体，大地之气慢慢由下而上吸入人体，在体内下丹田处交汇。然后意念交汇后的天际之气继续下行直至脚底，上升的大地之气继续上升至头顶，使整个形体所吸天地之气混为一体。此时，练功者体内匀成混元气，人体在气和气场的作用下，与天地合而为一。

随游采气：在外出或旅游时，可以广泛采集名山大川、古宫观寺庙及各种树木花草之气。这些地方都是历代气功前辈们的练功场所，气场强度很大，可用多种方式采集外空间之气。意想全身孔窍穴位全部打开，广泛采吸自然空间中的各种慧光能量流，送入下丹田。采过这种气后，可使人在很长时间内感觉气感很足。

意念采气：进入气功态后，意想天空宇宙中，存在着众多气功高手练功时发出的高能量信息，将其捕捉后吸入体内，意想这些气功师正在给你加功，帮你推开关窍。此法要求诚心诚意，怀一颗敬仰、崇敬的尊师之心。只有这样才能更好地接收到气功高手的信息。局部采吸山水、花草、树木之气，其法与上相同。采吸中药材的原理为：不同种类的中药归经不同，练功时需意想某种中药或者将中药放在体旁，这时你自身所对应的经脉就有感觉，在你的周围就有这种中药的气味，练功时间长了，该经脉就畅通了。

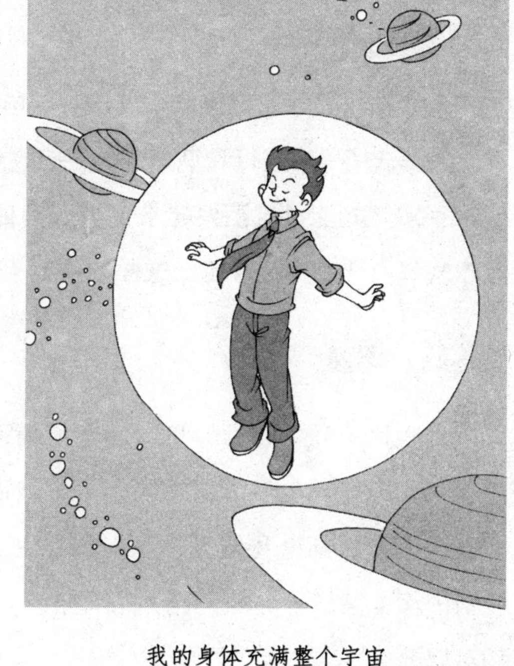

我的身体充满整个宇宙

形体采气：即采用全身毛细孔呼吸的方法，这是一种比较高级的采气法，要求练功者的经络穴道全部通达，而且形成了体呼吸，方能进行，这是一个重要的关键。吸气时意念全身毛孔张开，吸进天地自然清灵之气，呼气时意想全身浊气、废气、病气排出。形体采气随时随地可以练，练到一定程度，往往全身产生升浮感，人会感到轻松惬意，对失眠者来说可谓一剂灵丹妙药。

定向形体采气：取站立姿势，放松入静，收心凝神，呼吸自然，意想东方之气由远而近，从上身的右侧进入体内，直达肝部；意想南方之气由胸前进入，直入心脏；意想西方之气由整个胸部直入肺部；意想北方之气由腹部进入两肾；意想中央上下之气分别由下而上，让吸入的外气冲遍全身筋骨百穴，五脏六腑。

卧式形体采气：练功者取仰卧姿势，以卧于干净清爽的草地为最佳。全身放松入静，呼吸自然。意念整个天体之气从上降下，由人体前面进入；整个大地之气由地下升起，从身体的背面进入人体，二气交会相互渗透，匀成混元气，冲遍全身。入静深者，可感觉形体变到无穷大，进入天地人合一的最妙境界。练功时间可控制在 45 分钟以上。

采气功法另外还有飞瀑采气法、神电采气法等等，练功者可根据自己的具体情况，从中选择一二进行长期修炼，方能收到较好效果。长期修炼后，念力得到增强，意念宇宙慧光能量流汇聚起来，贯入头顶百会穴后直达病灶处，或直接进入病区，意想病气散开，病情好转。这样就调节了患者的生物场，可使病情减轻或康复。

四、调息

古人称一呼一吸为一息，因此所谓调息，也就是指有意识地自觉调整和控制呼吸，是行气养生保健诸功法中最普通而又极重要的一个方面。我国历代养生家和养生著作，都论及调息的作用和方法，并创造和总结了许多不同的呼吸方法。《清·医方案解·勿药元诠》中有云：“调息一法，贯彻三教，大之可以入道，小用可以养生”。

从现代医学的观点看，调息如果调得好，不但可以帮助入静入定，也能帮助人体从外界环境中采聚能量，对开发身体深层潜能有重要影响。通过调息，还可以使肺脏功能进一步改善，能通过消耗最少的能量，获得最多的氧气。更由于缓慢均匀的呼吸运动，有节律地改变着胸腹腔的压力，对内脏起了柔和的挤压按摩作用，从而促进了胃肠蠕动，增强了消化吸收，并可调整内脏的血液循环，使全身功能得到改善。因而练功者会感到呼吸通畅，神清气爽，全身舒适，体质增强。

由于功法的不同，调息方法多达几十种。对于初学者来说，可先采取自然呼吸的方式。如《勿药元诠》所讲：“调息之法，不拘时候，随便而坐，平直其身，纵任其体，不倚不曲，解衣缓带，腰带不宽，则下气不流通，务令调适。”然后叩齿咽津，舌抵上腭，口唇微闭，双眼轻合，渐次调息。“不喘不粗，或数息出，或数息入，从一至十，从十至百，摄心在数，勿令散乱。如心息相依，杂念不生，则止勿数，任其自然，坐久愈妙。”“能勤行之，静中光景，种种奇特，直可明心悟道，不但养身全生而已也。”也就是说，最初的调息，要求其自然，不可勉强，要能使呼吸均匀。在呼吸轻松顺畅之时，可以数息，即默数呼吸的次数。若能经常如此，可达修身养性，延年益寿之效。

调息到心无杂念时，可以意念注意吸与呼的感觉。吸气时，可想绵绵之气从鼻中吸入上丹田，气入上丹田后，会感觉头脑轻松舒畅，或温热或清凉。此法可治疗鼻炎或开发上丹田相应功能，如天眼功能。若在吸气时，注意气机沿任脉直接吸入下丹田，会感到下丹田温热舒适，可起到培植丹田元气的作用。如此调息时间久了之后，到一定程度可自然达到真息状态。进入真息状态的主要标志是感觉呼吸若存若亡，出入绵绵，无声无息，丹田或腹部自然起伏，大脑清静无念。再进一步，就会体会到身体手足似乎消失不存，只余意识在绵绵呼吸。这是深层入静的标志。此时顺其自然，可达定态。息调则心定，心定则神凝，自能夺天地之造化，使息息归根，命之蒂也。

调息的常用方法主要有两种，一是深呼吸法，即不改变平常胸腹混合呼吸的原有方式，只是把呼吸引向深长缓慢一些。吸气时，使胸廓慢慢扩张，腹部随之微微鼓起；呼气时，胸廓慢慢回缩，腹部亦略有内收。二是腹式呼吸法，即将常人的胸腹混合式呼吸调整为单纯的腹式呼吸。呼吸时，胸廓的动度要小，而腹部动度要大。吸气时，横膈下移，腹部明显隆起；呼气时，横膈上移，腹部明显内收。腹式呼吸的气息出入，远比平常呼吸更为缓慢，更为深长。

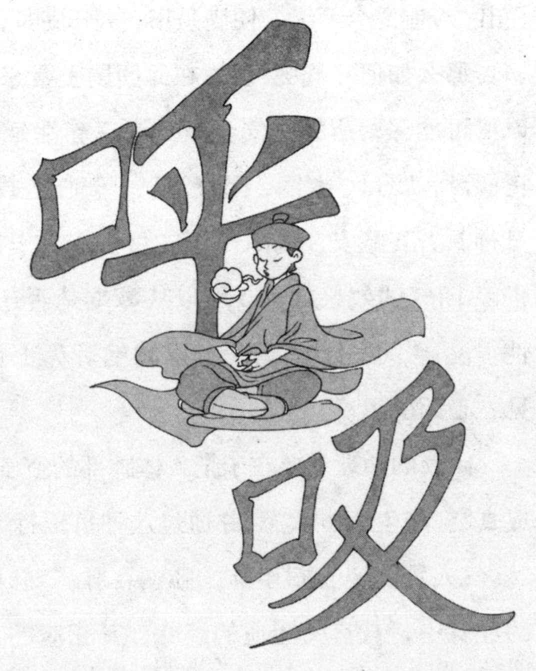

调息到心无杂念时，可以意念注意吸与呼的感觉

腹式呼吸中还有逆腹式呼吸法，即与平常的呼吸正好相反，吸气时腹部内缩，膈肌收缩下降，胸廓扩张；呼气时腹部隆起，膈肌舒张上升，胸廓回缩。此外，还有提肛呼吸、鼻吸鼻呼法、鼻吸口呼法、口吸口呼法、停闭呼吸法、龟息、听息、随息、踵息等多种方法，或快或慢，或深或浅，各有不同的作用。练功者可根据自己身体的情况和要达到的目的，选用不同的呼吸方法，以达到健身治病的目的。

五、闭气

道教行气法不仅主张要纳气，而且还强调要守气。只纳不守，气便可能走失，这就达不到行气的目的了。因为气为生命之本，若体内之气走失，则命将难保。反之，若守气不失，则命可长存。《三天内解经》卷下称："老子教化，唯使守其根，固其本。人皆由道气而生，失道气而死。故使思真念道，坚固根本，不失其源，则可长生不死。"《云笈七签》卷五十八《尹真人服元气术》说："夫人身中之元气，常从口鼻而出，今制之令不出，便满丹田。丹田满即不饥渴，不饥渴盖神人矣。"

那么如何守气呢?道教在此问题上常采取"闭气"之法，即吸气后停闭呼吸，以尽可能保留所吸之气。陶弘景在《养性延命录·服气疗病篇》中说："常以生气时正僵卧，瞑目，握固，闭气不息，于心上数至二百，乃口吐气出之。日增息。如此身神具，五藏安。能闭气至二百五十，华盖明，耳目聪明，举身无病，邪不干人也。"闭气的效果如何，可以从鼻端是否还有气息出入检验出来。《千金要方·养性》说："闭气于胸膈中，以鸿毛著鼻上而不动，经三百息，耳无所闻，目无所见，心无所思。"

闭气的功理主要在于把人体肺部的空气吐净，使肺部（包括整个人体内部）形成真空，产生负压状态，并通过这种负压打通肺部经脉。《内经》之《经脉别论》曰："食气入胃，经气归于肺，肺朝百脉。"肺脉一旦打开，则百脉皆开。在人体所有的经脉中，与玄关相通的经脉，其相应的玄关也将被打开，因此闭气修炼产生的功能效果是无止境的，只要坚持修炼，体内隐藏的潜能都将通过能量的负压被开发出来。古人认为，闭气可以疗疾、延寿。传说中国历史上功高日月的养生专家和实践家彭祖，他所创立的多种养生功法是中华养生文化的瑰宝，润泽了万世千秋。彭祖在气功修炼上，最为神奇的就是他的闭气术，此法修法至简，却功效非凡。它不仅可以增强人体机能，充实体内真气，打通后天经脉，而且能够使人的生物电场增强，出现未卜先知的感应能力。后世不少门派甚至主张用闭气时间的长短来衡量修炼者功底的深浅。从现代人体科学的角度来看，闭气功夫实际是人体的一种高超的自我调整、自我控制的功夫。真正的闭气功，不仅没有什么勉强与危险，而且十分舒适，特别灵验，尤其对患有肺癌、心脏病、脑血管病、哮喘病、偏瘫等疾病者，疗效显著。

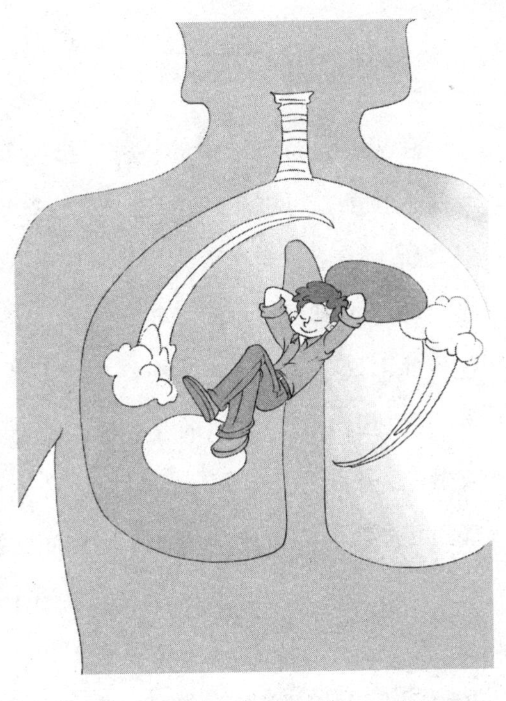

道教行气法不仅主张要纳气，而且还强调要守气

闭气的具体方法为：吸气之后闭气，再呼气，再闭气，此为一个循环，可反复进行。闭气的时间可从一秒钟开始练习，以后每天增加一秒，但须量力而行，适可而止。练功时需选择清静的环境，空气必须清新。熟练之后，可施加相应的服气功法。每天可修炼 1—3 次，每次 10—30 分钟。修炼者可将闭气作为一种上乘功法长期习练，但必须要掌握一个前提，就是明理得法，要保证自己万无一失。当出现以下情况时，不宜练习闭气法：一是身体有病者及虚弱者不宜练习；二是不明理，不得法，及一味追求早出功、出大功者不宜练习。《养性延命录》也记有此法，并说行气须于夜半子时至午时天地之气生时行之，强调欲学行气者，皆应循序渐进，不可勉强闭噎口鼻，急于求成，而致疮疖等疾。

六、胎息

胎息，是行气法中的一种，指能不以鼻口呼吸，如婴儿在母胎之中。意谓炼气至深入程度，可以不用鼻口呼吸，全靠腹中内气在体内氤氲潜行。胎息与服气、行气有所不同，服气、行气乃是吸服外界之气，而胎息则是指服自身内气。

胎息术出现的时间晚于行气术，是行气术发展到一定阶段后的产物。现在已知施行此术最早的人，当为东汉末之王真、郝孟节。《后汉书·王真传》说："年且百岁，视之面有光泽，似未五十者。自云：周流登五岳名山，悉能行胎食之方，嗽舌下泉咽之，不绝房室。"李贤注《后汉书·王真传》曰："王真字叔经，上党人，习闭气而吞之，名曰胎息；习嗽舌下泉而咽之，名曰胎食。真行之，断穀二百余日，肉色光美，力并数人。" 其后，三国吴道士葛玄亦善胎息术。葛洪在《抱朴子内篇·释滞》中云："予从祖仙公（葛玄），每大醉及夏天盛热，辄入深渊之底，一日许乃出者，正以能闭炁胎息故耳。"又说："得胎息者，能不以鼻口嘘吸，如在胞胎之中，则道成矣。"从此以后，胎息术渐普及于道教内，胎息著作亦不断面世。

道教认为，用鼻呼吸，"一窍即开，元气外泄，泄而不止，劳及性命"，因而从逆返先天的理论出发，认为炼气到无鼻息出入、返还到婴儿在母胎中之状态时，就能返本归元，长生不死，故视胎息功为呼吸修炼的最高境界与修仙之至要。《云笈七签》卷五十八《胎息精微论》首论胎息之要旨说："身不衰老，内食太和元气为首，清净自炼，委身放体，志无念虑，安定

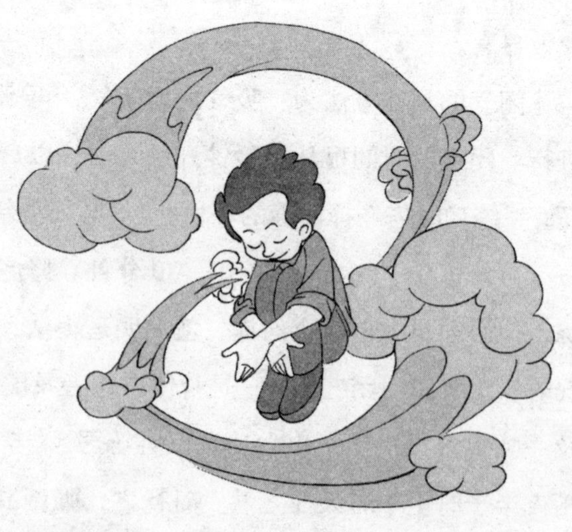
道教认为，炼气到无鼻息出入，能长生不死

脏腑，洞极太和，长生久视，潜气不动，意如流水，行之不休，得道真矣。”胎息功所追求的不以鼻口呼吸，只有内气氤氲全身的境界，实际上是鼻息微弱、若有若无的高度入静境界，类似于动物的冬眠。达到这种境界之后，人体各部位的生理机能将极大限度地减缓运动频率，新陈代谢过程将降到极慢，身体各个器官都将得到全面彻底的休息，其结果必将使人体生理机制得到调节，各部器官功能得到改善和增强，从而达到延年益寿的效果。

修习胎息的方法各家不同，常见的有：

1. 初级胎息功法

丹闾式胎息法：呼气时意想尾闾关（尾闾穴至命门穴）发热，吸气时意想丹田贴紧命门或尾闾关。这样一呼一吸反复进行一段时间后，丹田和尾闾就会有真气往来流通，此时尾闾关处会产生很强的吸力，将丹田吸往命门处，丹田亦呈脉冲式跳动着向命门处移动。当丹田跳至命门时，稍停数秒钟后会再跳回原位，又待静止数秒钟复向命门处跳动。如此反复循环至产生自动节律时，丹闾式胎息便练成功了。

天风式胎息法：天代表玄关窍（位于两目之间由表入里 1—2 寸处），风表示下丹田。练功初始，吸气并意守下丹田，同时用力将玄关窍的真气吸往下丹田，稍停，接着将下丹田的真气呼至玄关窍。如此反复一段时间后，使玄关与下丹田之间产生氤氲之气，逐渐使气海穴与下丹田之间吸力减小，丹田即被引向命门。如此循环反复，当下丹田产生自动节律时，表明天风式胎息练成了。

脐阴式胎息法：脐即肚脐，是任脉经上的窍穴，又是十二经脉所会聚之穴，为人之元气所藏。阴即会阴，是任脉和冲脉的起点。吸气时意念会阴处有真气产生，并用意念将此真气从会阴沿任脉引至肚脐；呼气时意守肚脐，并用意念将肚脐处之真气沿任脉徐徐降至会阴。如此反复多次，肚脐和会阴之间会产生氤氲之气，此时气海与上丹田之间会逐渐产生拆力，下丹田被吸向命门。当下丹田产生自动节律时，表明脐阴式胎息练成功了。

2. 高级胎息功法

人体内有三个阴阳相交之处：第一个是双眼相交。左眼为阳，右眼为阴，使二目对视，就会产生神光。神光照视气穴，可化阴生阳，如同空中的太阳照耀地上万物一样，没有阳光则万物不生。第二个是心肾相交。心神属阳中之阴，肾气属阴中之阳。使心肾相交，便产生精气，可化生津液，灌溉五脏。第三个是人体内气与自然天气相交。人体内气属阴中之阳，自然天气属阳中之阴，二气若能相交，就会产生内丹，炼化全身之阴，使之变为纯阳之体。这三个阴阳之交，都须以真意为引，就是用一心不二的纯正意念，引导阴阳相互交合。练胎息的产生，必须经过这三个相交，生出内气，才能形成真正的胎息状态。

以双眼相交练法为例：修炼胎息一个月左右，胎息的双闭气慢慢消失时，才是阴阳二气集中的景象。此时闭目转动眼珠，使阴阳二气聚成圆形，沿顺时针转动 36 周。为了巩固阳气，再睁眼左降右升转动 24 周，退化阴气。然后，闭目内视祖窍中之圆形气团 5 分钟左右，觉口中津液满盈时，用二目交集的神光，照送津液降入脐下气穴中，目光随着照视气穴，观照穴中的虚空境界。吸气时用意达到气穴，呼气任其自然，意念始终守住下丹田，做到无一丝杂念。如此练功 3 个月，方感觉双目中心含有小气珠，这就是神光产生。但只觉有圆形，不显光明。到此境界后，还必须有耐心和毅力坚持下去。如觉有阳物勃举时，是精气冲动的“产药”信号。练功者要辨别清浊再行采炼。采炼出的口中津液，咽入气穴封存运化，这是炼丹的真清原料。采炼时若阳物疲软，是微阳（小药）过嫩，不宜采取。可用神光协同真意由阳物动处，引回气穴，照视穴中虚空境界。这个过程，可能要循环多次，微阳经过多次积累，就可达到阳物举而挺胀，小药不老不嫩的阶段，这时应立即采取烹炼。用意将其由动处采回丹田，稍停之后吸气用意引导精气，从下丹田直接运向尾闾。沿督脉上升到百会稍停，呼气从百会下降到下丹田，这样周而复始地运转，直至阳物缩小即止。口中生出津液，可咽送到气穴。

修炼初级胎息功法需注意一些问题：初级胎息最重要的是意念和导引问题，因为这种功法不是短时间修炼就能成功的，练功时间长，容易使意念和导引往往不能持久，意念和导引一停，则杂念丛生，会直接影响练功的效果；练功时形体一定要放松，初次练功者体内真气微弱，若形体不放松，微弱的真气在经络中运行就会受到阻碍，真气无法到达特定的部位，也就不能发挥特定的气功效应，因而也练不好胎息；胎息起始，在呼气和吸气之间，有两个双闭气的过程，此时练功者会感到胸闷憋气，呼吸困难，往往产生恐慌，意欲用凡息代替胎息，而凡息一起，胎息的自动节律尚未形成，则很容易被干扰而抑制住，因此说凡息是初练胎息的克星，应切忌之。

七、六字诀

所谓六字诀，是一种由六种特殊的呼气法组成的行气修炼方法，每一种呼气方法均有特定的吐字口型，在呼气时发出“嘘、呵、呼、丝、吹、唏”六个字的音，再配合吸气，可相应地调整某一脏腑的机能，从而锻炼内脏，调节气血，平衡阴阳，甚至有针对性地发挥祛邪安脏的作用。

六字诀法之渊源可追溯至先秦，《老子》二十九章中便有“或嘘或吹”的记载。而记载六字气诀具体方法的现存最早文献，是南北朝时期梁代父陶弘景编纂的《养性延命录 · 服气疗病篇》，其中写道：“凡行气，以鼻纳气，以口吐气，微而引之名曰长息。纳气有一，吐气有六。纳气一者谓吸气，吐气有六者谓吹、呼、唏、呵、嘘、丝，皆出气也。”书中具体地记载了每一个呼气字诀所对应的脏腑及其调治法等，为陶弘景根据道家先人经验及其记载编纂而成。

练六字诀的要领为：第一步着重呼吸、式子、吐音；第二步转到处理意念、吐字出气流。练“嘘”字功时可以睁眼练，练其他字闭眼练。每个字吐六次。吸气时鼓腹，呼气时收腹。吐字呼气，吐尽吸气，嘴呼鼻吸。

预备式如下：周身放松，大脑入静，双目凝神，舌抵上腭，沉肩垂肘，含胸拔背，松腰坐胯，双脚分开，顺其自然，切忌用力。

1．“嘘”字诀

取坐或立式，两瞳着力，怒目瞪睛，两手相叠于丹田，男左手在下，女相反；足大拇指稍用力，提肛缩肾。做念“嘘”字口型（不出声，以下各诀同）吐气，当用口向外喷气时，横膈膜上升，小腹后收，逼出脏腑之浊气，大凡与肝经有关之脏器，其陈腐之气全部呼出；以鼻吸气时眼睛微开，轻闭口唇，用鼻吸入新鲜空气，呼吸勿令耳闻。吸气尽后，稍事休息，再念嘘字，并连作六次。

本法对肝郁或肝阳上亢所致的头痛、目疾以及肝风内动引起的口眼㖞斜、面肌抽搐等有一定的疗效。因念“嘘”字能调动肝脏中的气机，发散肝中的气滞、血淤，又能助肝疏泄，故有“嘘以散滞”、“嘘去痰积”、“春嘘明目兼扶肝”之说。其性疏散通行，气血流通则诸邪自退，故能“去肝家邪热，兼去四肢壮热、眼昏、胬肉、赤红、风痒等症。”因此法性升而疏散，故不宜用于肝气升发太过的病症。其祛邪之力强，故伤耗真气也巨。

2．“呵”字诀

本功法增加了两臂的动作，因为心经与心包经之脉皆由胸走手。练功时，两臂随吸气抬起，两手十指交叉，举过头顶；做念“呵”字口型吐气，吐气时两臂由胸前向下按，随手势之导引直入心经，沿心经运行，使中指与小指尖都有热胀之感。连做六次。

本功法对心神不宁、心悸怔忡、失眠多梦等症有一定疗效。因“呵”字能调动心脏之气机，能降心气下行。心中有痰、火热之气皆可以“呵”字降下泻出。故有“呵以下气”、“呵去烦满”、“心神烦躁急须呵，此法通灵更莫过，喉病口疮并热痛，行之渐觉体安合”等等说法。但不可过，“呵”字过多，则“心头汪汪然，食饮无味，不受水。”

3．“呼”字诀

立式，念“呼”字时，手势未动之前，足大趾稍微用力，则脉气由腿内侧进入腹里，循脾入心，继而到小指尖。右手举起，手心向上，左手手心向下按，同时配合呼气，吸气的同时手放下；再换左手举起、手心向上，右手手心向下按。呼气尽时闭口用鼻吸气，吸气尽稍作休息，做一个自然的短呼吸，再继续念“呼”字，连做六次。

本功法对脾虚下陷及脾虚导致的消化不良有一定疗效。脾脏与肺同主气机，又主统血、运化，主肌肉四肢，念“呼”字则能调动脾脏之气机，其音升降之力不大，微有升意，助脾化食是其功效。因念“呼”字能令脾气通行无滞，故有“四季常呼脾化餐”、“能去冷气、壮热、霍乱、宿食不化、偏风、麻痹、腹内结块”的说法，皆因其有流通脾气之功效。其中虽有因寒、因热、因痰湿之不同，但吸气发音则性热，呼气发音则性寒，随症变通，寒热之病皆可除。候其脾气流通，痰湿也自能得除。

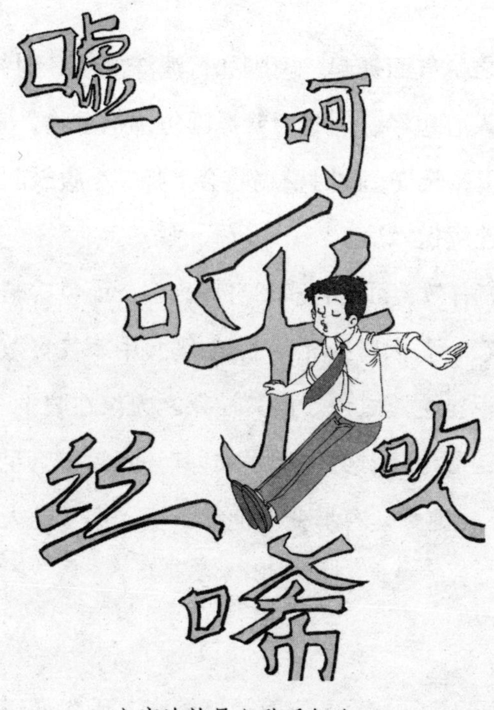

六字诀就是六种呼气法

念“呼”字须谨防过度，呼多则伤损脾阳导致腹胀、食不化，吸多则耗伤脾阴而口角糜烂。若脾之元气足，其弊不致太大，若脾之元气虚损，则易生弊且不易缓解。另外，在用于祛病时，尤重辨证使用，若脾虚寒而腹胀、食不消，此时用呼气发音，虽也能暂时得解，但过后会因脾阳伤而致腹更胀、食更不化。脾热用吸会令热更炽，耗伤脾阴更甚。

4．“丝”字诀

念“丝”字时，两唇微向后收，上下齿相对，舌尖微出，由齿缝向外吐气。练功时，意念由足大趾尖领气上升，两臂循肺经之道路由中焦健起，向左右展开，沿肺的经脉直达拇指端的少商穴内。当呼气尽时，即闭口用鼻吸气。休息一会儿，自然呼吸一次，再念“丝”字，连续六次。

本功法对肺病咳嗽、喘息等症有一定疗效。因“丝”字可调动肺脏之气机，能降肺气，也能令肺气走散于四肢以解劳乏，故有“呬以解极”、“呬，去劳乏”、“却疾急行呬字诀，上焦火降肺安然”之说。此一音具有两种气机，正应肺主宣发与肃降之功。但此音最易伤人肺气，稍稍为之即能令人产生气短、气喘、胸中不快等肺虚之症。肺司呼吸，主气，五脏皆赖其气之养，肺气虚则五脏失养，故又有“无故而丝不祥也。”虽然也有言“丝”字“去肺家劳热、气壅、咳嗽、皮肤燥痒、疥癣、恶疮、四肢劳烦、鼻塞、胸背疼痛”之说，但也与肺气宣发与肃降有关。且“丝”字仅能作用于肺脏之气分，于肺脏之血分则力量甚微，对于寒凝肺脏血分之肺痹，则无能为力。

5.“吹”字诀

脚跟用力，脚心的涌泉穴，会随上行之脉气而提起，两脚如行泥泞之中，则肾经之脉气随念“吹”字之呼气而上升，并入心包经。同时两臂撑圆仿佛抱重物，身体下蹲，并虚抱两腿膝部。呼气尽时闭口用鼻吸气，此时横膈膜会下降，小腹鼓起。吸气尽，自然呼吸一次，再念“吹”字，连续做六次。

本功法补肾，对肾虚、早泄、滑精等症有效，可治肾病、身体羸弱、面色昏暗、耳鸣等病。“吹”字能调动肾脏气机，使肾气上行，因肾中元气上充，则腹中寒气自散，寒结自去。故有“吹以去寒”、“吹之精气返昆仑”之说。但其祛寒之力仅在腹中一小部分，寒邪深入脏腑者，还需其他各脏之诀除之。肾为先天之本，其气宜封藏盛足。“吹”字升肾气太过，则元气浮越于上而下元虚亏，容易变生他症。下元虚亏的人，更应慎重，切忌过度。

6.“嘻”字诀

两唇轻启，稍向里扣，上下唇相对但不闭合。舌平伸而微有缩意，舌尖向下，用力向外呼气。两手心向上经由胸前向上托，过头顶，边托边呼气，再由胸前顺势下降至丹田。在念“唏”字时，四肢稍微用力，少阳之气会随呼气而上升，与冲脉并而悬通上下，则三焦之气得到理顺，脏腑之气血得以通调。

本功法对由于三焦气机失调而导致的耳鸣、耳聋、齿痛、喉痹症、腋下肿痛等有效。三焦为元气与水液运行之通道，其上连心肺，中则包脾络胃，下系肝肾之膜络，如三焦有火热、水湿之气，皆可以“嘻”字去之，故又有“三焦嘻却除烦热”、“嘻属三焦有疾起，三焦所有不和气，不和之气损三焦，但使嘻嘻而自理”之说。三焦不在五脏之列，但其功能与五脏关系极为密切，故有时尚须与五脏各诀配合，疗效会更好。但若呼“嘻”过度，损三焦元气，则五脏拘紧不舒，脉气沉涩。

最后需要强调的是，六字诀用于疗病时，辨证极严，用之不当也可致病。呼吸之发音又有寒热之分，吸气时的发音性热，能助阳温里；呼气时的发音性寒，能泻以凉血。所以六字诀用于治病疗疾，不仅要分清部位，还要辨别寒热、虚实方可施行。尚须谨记《景岳全书》所言：“阴微不练吸，阳微不练呼。”习练者切不可急于求成，一次练习太过。无病者可按春季用“嘘”字诀，夏季用“呵”字诀，秋季用“呬”字诀，冬季用“吹”字诀，可常年进行。

八、布气

布气，即现代所说的向他人发放外气以治病，这种外气疗法是道教气功疗病法中最重要的疗法之一，也是我国古代医学的宝贵遗产。据《抱朴子内篇》记载，早在汉魏时代，发外气治病就已流传于民间方士、道士中。隋唐以来，人们把发气、采气为他人治病称为“布气法”，把远距离发气治病称为“遥禁法”。《太清王老口传服气法》、《幻真先生服内元气诀》、《胎息秘要歌诀》、《摄养枕中方》等书，对这类功法的具体施行，都有较详细的记载。

外气，即人体内之真气。现代科学已经证实人体内的真气是客观存在的，并有着复杂的物质结构。外气具有磁场、人体场、红外辐射、次声波、微粒子流等成分。

外气最重要的一个特征，是具有生命信息，它由人的意念控制，人的意念不同，外气的成分及效力自然也就不同。并且它对人体的作用也是其他物理因素所无法比拟的。外气通过不同的穴位进入人体，能够增强患者的内气，有助于疏通经络，调和气血，以此调节、改善患者的肌肉、经络、脏腑器官，以及循环系统和神经系统等机能，提高免疫力，使机体的兴奋与抑制达到协调有序，并能诱导和激发人体的潜在功能。

外气发放一般有手放、目放、意放三种。手放为初级阶段，一般情况下，具有一定功力，能使体内真气传导至手上的练功者都能做到；目放为中级阶段，通常需要经过长期艰苦的练功方能达到；意放为高级阶段，发气者需要具有相当深厚的功力，并具有一定的遥控能力才能办到，三种方法皆以意念为主导。根据道教医学原理，人的气机运转正常，身体就健康，当气机由于七情、六淫的干扰而受到阻碍或亏损时，人就会患病。布气疗法便是根据这个原理进行辩证施治的。针对不同的对象，需要分别采取补法、泻法或疏法。对于元气不足的患者，适合运用补法，可温经散寒，增补元气，增强抗病能力；运用泻法，可起到泻火、退热、消炎、镇静、被动去除体内经络及脏腑实热的作用。运用疏法，可以散淤祛风、消积解郁、行气止痛。

发放外气有各种不同的手法，手法不同作用也就不同。针对患者不同情况采用不同的手法，往往能够事半功倍。

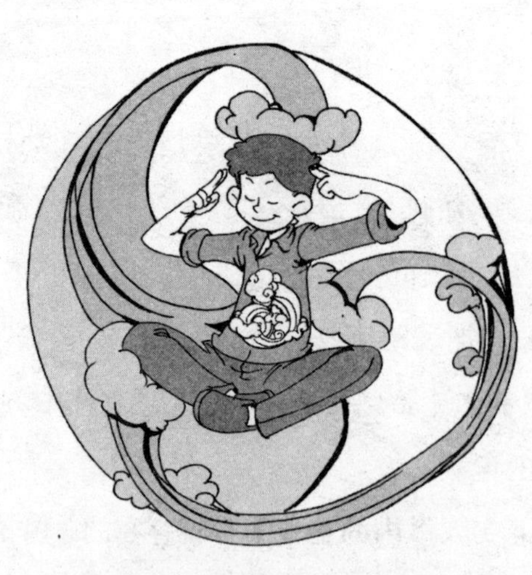

布气——发放外气以治病

外气治疗是有禁忌的，对以下情况不宜施行：发烧及严重感染者，如急性静脉炎等；皮肤病与传染病的患者，如湿疹，褥疮以及各种急慢性传染病等；肿瘤或癌症晚期伴出血的患者；妇女妊娠和不同原因引起的大出血患者等。

另外，对发放外气者本人而言，

在身体疲劳时，或者本人过于紧张，不能发放外气；未经查询、问清、了解病情及未做出诊断时，不能发放外气；发放外气后，应严禁吸烟、饮酒和控制房事；不宜马上冲冷水澡或吃生冷食物；另外，还需及时排除受患者影响的废浊病气。发功后，可以适当地补充增加一些营养丰富、含热量高的食物；或者以采气法到大自然中采摄新鲜空气，以达到补气的效果，这是真正的补法。

第六章 意念养生保健法

一、意念与养生保健

道教养生功法修炼，除"内丹"堪为不二法门，"行气"久称独树一帜外，其他如守一、虚静、存神、坐忘、内观、冥想、守中、默念、守窍、存思术等等，方法尚多。而这些方法归结到一点，不外乎以意念修炼为主，并从而与"内丹周天"、"行气"鼎足而三。道教这三大类功法足以概括我国气功中的一切静功。其中"行气"以呼吸修炼为主，它又与意念修炼相辅相成，你中有我，我中有你，难以泾渭分明，只不过是各有专攻，侧重不同而已。而"内丹"之术则综合了呼吸修炼与意念修炼，另辟蹊径，最终成为我国气功中的千古绝招。

道教在识心见性，去情绝欲，苦己利人为宗的基础上，主张性命双修，其法诀在于降心炼性，不令外景入内，使心如止水，性似明镜，凝合神气，回光寂照，以改造人体素质。王重阳说："性者神也，命者气也"。这个"性"，实指人的精神本原，属于先天之真性。有此真性，即会不生不灭，本空本净，最终超脱生死，跃出轮回。静养功中的意念修炼，最主要修的就是这个性。性者心也，发于二目。此"心"非心脏，而是灵心，为后天识神也。识神，乃后天主宰人的一切活动之神，其性灵动，俗云"心

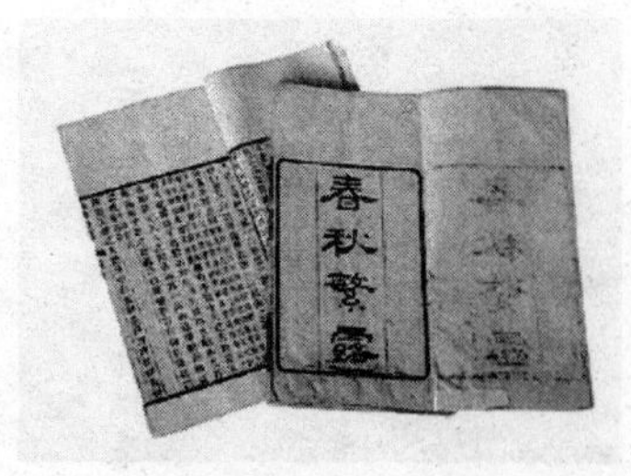

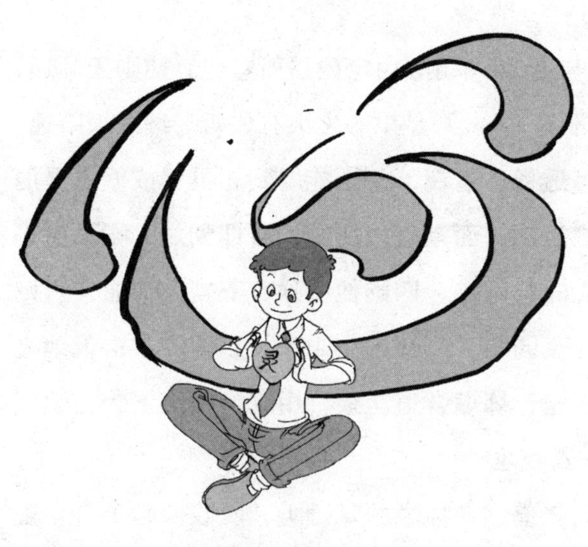

此“心”非心脏，而是灵心，为后天识神也

猿意马”，心意即后天之识神。猿者，常抓耳挠腮，纵蹿蹦跳，马者，常摇尾蹶足，奔驰嘶鸣，两者皆动也。好动之识神统率人身，则人之元神便被蔽之于深渊。因而修炼性功之要务，便是收心以求静，求静以收心。只有把心意锁定，清静身心，万缘放下，一念不动，方可见到本来面目，整个乾坤才能安定下来。

道教始终认为神形相依，性功与命功的修炼是不可截然分开的，应当结合修炼，而尤以性功为主。性功者主炼神，即对意识的锻炼和调整，又称为意守或炼意。它要求在练功时，精神放松、情绪安宁，以意守丹田的方法，将心安定下来，排除杂念，以达到“入静”状态，即“收心猿、锁意马”。这是性功的第一步。随着日积月累，功力渐高，由收心求静渐至定境。此时识神不再活跃，并渐渐退位，元神渐渐归位，此谓初步入定。定者，为静之深化，也就是识神在一定的时间界限内暂时停止了活动。最初这种定境很短暂，只有一刹那，识神又复来，思维活动即杂念又起。这是很宝贵的，虽只一刹那，人的感觉也是很舒泰的，这对调节人的精神大有裨益。经过反复修炼，即“闭目常养心”，逐渐地元神归位的时间渐长，直至占了主宰地位，此时神抱气，气养神，入大定，此乃真静也。入大定的时间因功夫之深浅而有所不同，少则七天，多则数年。当然也有根据所修之专项功法不同而定时坐关或开关者。坐关，为入大定。出关，为出大定。在湛然静寂的大定中，人的肢体不动而元神自清明。同时可在意识的主导下进行机体内部功能的自我调整和锻炼，通过特殊的心理过程来改变自身的生理状态。这是气功具有祛病强身、改善心理、消除不良情绪，并且开发人体潜能的最根本的原因。

元神在修炼中逐渐凝固成形，合与虚，得乎道，由定而悟而慧也。初则天耳通，能听到常人无法听到的声音，此听觉不是凡耳，乃是以心之天耳去听。继则天限通，能看到常人所看不见的事物，不仅可透视、遥视，甚至能看到超灵界或低灵界的事物。三则神足通，此非凡人所谓之轻功，而是心之所欲，身即到之，哪怕遥隔千里万里，念动即至，修炼至此已无时空障碍。四则他心通，五则宿命通，六则漏尽通。后三通的获得，可与他人心灵同步，能知过去未来，以至穷宇宙天地之妙道，再进一步可通玄变化，超凡入圣，炼虚合道至极，由无为而无不为，返璞归真，至此方才真正认识到本性——真我也。

南北朝以来，道教在源于老庄的守道、守神说的基础上，吸收佛教天台止观及禅宗禅法，形成一类佛、道融合的炼神之道。意守虚静类的，有守中、守一、坐忘、存神等；存思观想类的，有定观、存思、内观、冥想等。意守虚静，即把意念集中于身体内某一部位使之入静，此法分为内视意守、纯意念意守、神光意守等。若按意守内容还可分为意守内景法（如守身体某一部位），意守外景法（如花草树木，云霞日光）、意守默念之词或句法等。运用意守法有助于排除杂念，达到入静，使意气相合，促进内气聚集和运行。意守的要点在于似守非守，用意宜淡不宜浓，否则容易引起偏差。存思观想，即在练功时运用形象思维和良性意念，专一地观想各种祥和的景象、美好的人物或人体内部脏器等。《天隐子·存想》里说，存就是存我之神，想就是想我之身。闭上眼就看见自己的眼，收回心就看见自己的心。道教修行把存思观想作为练功的基础和修身齐物的关键，因为这种功法有引导入静，治病健身，调动和激发人体潜能的作用。被全真道奉为经典的《清静经》，便是以“澄心遣欲”为宗，以内观“心无其心”、外观“形无其形”、远观“物无其物”为遣欲的诀要，以达“寂无所寂”的“重玄”境界为目标。

二、守静

守静，即要求思想内敛，静坐凝心，使神不出游。这是以入静为目的的练功方法，因多以坐式进行，故称打坐，打是“打扫心上地”，坐是“坐出性中天”。

此道古已有之。以老庄养生观为滥觞，道、医、儒、佛及后继养生家几乎都坚持清静养神的原则。道祖老子提出了见素抱朴，少思寡欲等无为守静，恬淡寡欲，平静超脱的养生原则，最终达到婴儿般的纯真，返璞而复归于“道”。庄子继承老子的养生思想，强调依顺天理，因其固然，宣扬纯粹而不杂，静一而不变，淡而无为，此乃养生之道也。《太平经》中说：“心则五脏之王，神之本根，一身之至也”。人若能清静自居，除去俗念妄想，便可使神长存于身，百病不加，凶邪不入。守静不止，长生不死。又说：“求道之法静为根”，“久久自静，万道俱出，长存不死，与天相毕。俗念除去，与神交结，乘云驾龙，雷公同室，躯化而为神，状若太一”。唐代以后，更是将守静作为修真的首要之道。《老君清净心经》中说：“人能清静，天下贵之。人神好清，而心扰之；人心好静，而欲牵之。常能遣其欲而心自静，澄其心而神自清。自然六欲不生，三毒消灭。”

守静之静意为清虚宁静、安闲恬淡，即心理和情绪上的平稳状态。它排除了心绪上的大起大落、大喜大悲，使精神境界维持在一种安静乐观的状态中。因为情志活动是人类生命活动的一个重要组成部分，任何消极或过激的情绪都会导致人体阴阳气血失调，进而造成内在脏器损害。《内经》对喜伤心、怒伤肝、思伤脾、悲伤肺、恐伤肾及喜则气缓、怒则气上、思则气结、悲则气消、惊则气乱、恐则气下等多有详论，现代医学心理学也证明了这一点。而适度的乐观情绪能促进气机的畅达，改善营卫气血的循环，从而确保脏腑组织的营养。所以，情绪、心态的宁静、平稳对维持身心健康是至关重要的。并且，动为阳，静为阴，守静意味着人体阴阳、刚柔调节至安泰平稳状态，实质上是人体脏腑、经络、气血，即人体各系统形态及其生理功能的平衡态。

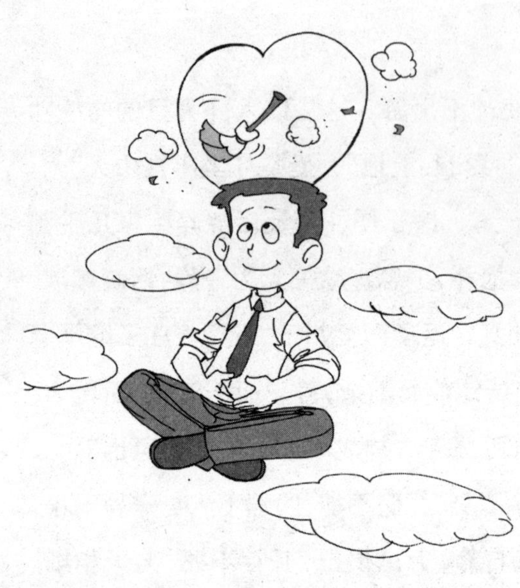

打是“打扫心上地”，坐是“坐出性中天”

守静是修炼一切内功之根本。无论是命功或性功，也无论是何派之功法，从初乘的入门下手到高层次的炼虚合道，打坐修炼都是最基本的。当然也有在站式或卧式中完成的，但这只是少数。打坐其实是一件很容易，很轻松自然的“休息行为”，所谓“道法自然”也，就像吃饭、睡觉一样，毫无拘束严肃的心情。只要记住以下四点原则马上可以学会：其一，身体不要动，神不外驰也；其二，念头不要动，专气致柔也；其三，把“我”忘掉，即神气相忘也，无我也。无我，当然也就没有你，没有他，也就没有什么山河大地、花草树木，没有过去、未来。上下纵横千万里，只存清空一片。如丹经所说：“其大无外，其小无内”。又说“物我两忘，心同太虚”就是这种心态。其四，“元和内运”，当无思无虑的混沌状态维持一段时间之后，常会感到有一种异样的感觉出现，于是开始稍有知觉，呼吸也开始了，这种知觉就称为“元神”。元神出现时会感知眼前的金光闪电，会感知周身有云雾缭绕，会感知呼吸不在口鼻而在皮肤，这时阴跷可能会觉得有热气团流荡，涌向生殖器，舒服愉悦，然后阳具高举，当此阳具高举时，便是“活子时”的到来。这是指低层次功夫而言，若是高层次的，意义则又不同了。

打坐前需做身心准备。身体的准备，可做几趟全身性柔软体操，或八段锦或太极拳，使全身筋肉延展，使筋骨柔和灵活，但不要太累；也可按摩全身，轻拍躯体，尤其下肢，以帮助血液循环活畅，以免因久坐致血气滞留下肢，而产生麻痹；再做几遍呼吸练习，或腹式呼吸或胸式呼吸或肛门呼吸。精神的准备，主要目的是要收摄心意，把心猿意马的那个心收回来，驱除急躁与妄想。可用意守、数息、听息、默念、自我暗示等法。

打坐的姿势，没有任何限制，只要舒适就好，这样才能达到全身的放松。只要能让自己的身心松静自然、舒适安详，就是最好的姿势，勉强做作，徒然扰乱情绪，劳累肉体而已。所谓“松静自然”中的松，是指整个身体和精神的放松，身体的放松也不是完全松懈、松散无力，而是松而不懈、松中有紧、紧而不僵；静，是指练功过程中，要没有杂念，达到高度安静、轻松、舒适的状态，入静程度的深浅，反映着练功状态的好坏，直接关系到练功效果；松与静是同时兼顾并相互促进的，放松可以帮助入静，入静可以进一步放松；自然，是指练功时应心情自然、姿势动作自然和呼吸自然，“天若泰然，百体从命”是也。

三、虚静

虚静术是一种静功自我修炼法。本功法不需要意守或存想，只求一个清静，以便于排除内外干扰，使神气内摄，从而起到防治疾病、保健养生的作用。道由虚静而入，由虚静而证。虚即虚心，静是静气，此为性命双修之大要。心不虚则气不得静，气不静则息不得和，息不和则神不得凝。只有神气皆静而至大定，返于虚无，才是“归根复命”之实旨。故老子曰：“致虚极，守静笃，万物并作，吾以观其复。夫物芸芸，各复归其根。归根曰静，静曰复命。复命曰常。”

虚静术早在先秦时就已流行，如道祖老子的“至虚极、守静笃”，即含有“虚静”修养之意。又如《黄帝内经》中的“恬淡虚无，真气从之，精神内守，病安从来”的论述，与老子的虚静思想十分相似。《庄子 · 天道篇》又云：“夫虚静恬淡寂漠无为者，天地之平而道德之至，故帝王圣人休焉。休则虚，虚则实，实者伦矣。虚则静，静则动，动则得矣。静则无为，无为也，则任事者责矣。无为则俞俞，俞俞者，忧患不能处，年寿长矣。夫虚静恬淡、寂漠无为者，万物之本也”。又《刻意篇》云：“虚无恬淡，乃合天德”。释曰：虚，谓虚其心；无，谓空其身。身心虚寂，动静二忘，道自来归，故曰“合天德”。又曰：虚乃乾象，静乃坤象，能虚静则体夫乾坤之德。我之身心，融入于乾坤大造化之中，后可以参赞夫化育。《刻意篇》又云：“一而不变，静之至也；无所于忤，虚之至也；不与物交，淡之至也；无所于逆，粹之至也。故曰：纯粹而不杂，静一而不变，淡而无为，动而以天行，此养神之道也。”此皆“致虚守静”之旨，是乃玄宗正脉，归根复命之梯航，返还之要素也。

虚静之要，《老子》、《庄子》揭之于前，后代又述之于后。紫阳真人的《四百字》曰：“虚无生白雪，寂静发黄芽。”李道纯的《炼虚歌》云：“学仙虚静为丹旨……采铅虚静无为作，进火以虚为橐籥。抽添加减总由虚，粉碎虚空成大觉。”又云：“虚极又虚元气凝，静中又静阳来复。”又云：“以虚养心，心所以静。以虚养气，气所以用。是故虚者，天下之大本也”。吕祖云：“先天一炁是真玄，玄里玄机须静专。”“玄机各向静中参，静里单微得玄妙。”

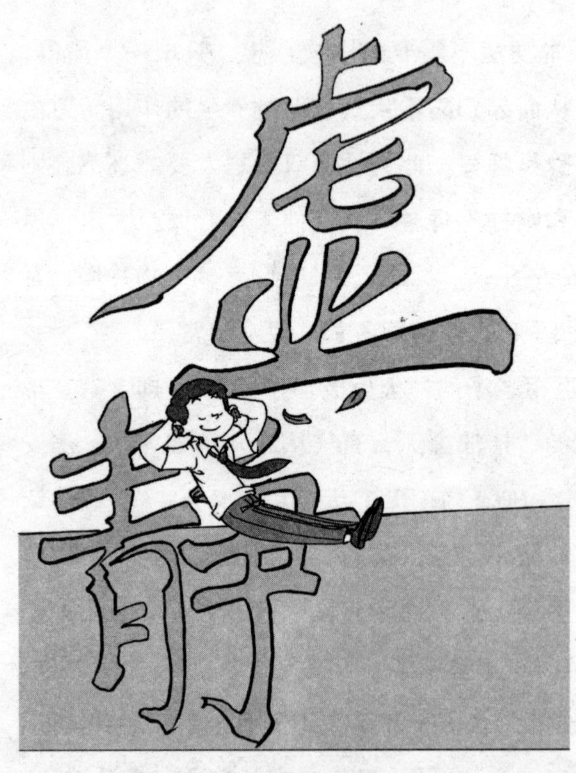

虚静术是一种静功自我修炼法

具体修炼方法，可参考如下：姿势以舒适自然为度，坐卧皆可，呼吸亦任其自然，口目轻闭，放下一切思虑，使身心尽量地松弛虚静。所谓虚静，并不是昏昏欲睡，亦非枯木死灰般地消灭一切意识活动，而是保持一种清醒而无思虑的状态。持续练功半小时至一小时，能自然延长更佳。一般每日可作2—3次。平日无事，也可随时练习，不拘时限。初学者较难排除自发的意识活动，不须急躁，持久练功，自然能逐渐进入入静状态。

本功法可作为其他静功导引法的基础功，并对防治一些慢性病、功能性疾病、虚弱性疾病有益。对某些心身疾病，如焦虑紧张、精神抑郁症、神经官能症、失眠健忘、耳鸣头痛、高血压病等有较好疗效。此法与其他导引功法相比，具有简便易行，不会导致偏差等优点，但须持之以恒方能显效。凡急性病和严重器质性疾病一般不宜用本法，须配合其他医疗措施。

四、守一

守一是道教早期修炼方术之一，大约在东汉时就曾广泛流行过。其主旨为在身心安静的状态中，使意念专注于对“一”的信仰，或专注于身中之某一处，以守持人的精、气、神，使之不内耗，不外逸，长期充盈体内，与形体相抱而为一。道教以为修习此术，可以延年益寿，乃至长生久视。

守一术源于老庄。《道德经》云：“载营魄抱一，能无离乎？”许多注家将“营魄”释为“魂魄”，“营魄抱一”就是魂魄合一，形神合一。《庄子·刻意》云:“纯素之道，唯神是守，守而勿失，与神为一”。《庄子·在宥》中说:“目无所见，耳无所闻，心无所知，汝神将守形，形乃长生……我守其一，以处其和，故我修身千二百余岁矣，吾形未尝衰。”

道教因袭老庄思想创造了守一术，早期的许多经书皆强调修习守一的重要意义。《太平经圣君秘旨》中说:“夫守一者，可以度世，可以消灾，可以事君，可以不死，可以理家，可以事神明，可以不穷困，可以理病，可以长生，可以久视”。《老子想尔注》云:“身为精车，精落故当载营之。神成气来，载营人身，欲全此功无离一。”东晋葛洪撰《地真篇》阐发守一之要云:“余闻之师云: 人能知一,万事毕。知一者，无一之不知也。不知一者，无一之能知也。道起于一，其贵无偶，各居一处，以象天地人，故曰三一也。天得一以清，地得一以宁，人得一以生，神得一以灵。金沉羽浮，山峙川流，视之不见，听之不闻，存之则在，忽之则亡，向之则吉，背之则凶……故仙经曰: 子欲长生，守一当明。思一至饥，一与之粮;

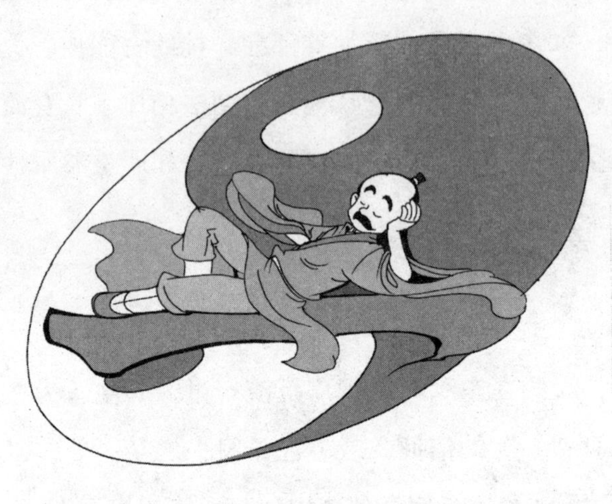

夫守一者,可以度世

思一至渴，一与之浆”。

至于人身中之“一”到底是什么？守“一”当守何处？其解释又有不同。《太平经》卷十八至三十四中说：“夫一者，乃道之根也……当欲知其实，在中央之根，命之府也”。又说：“故头之一者，顶也。七正之一者，目也。腹之一者，脐也。脉之一者，气也。五藏之一者，心也……”卷九十二中又说：“一者,心也,意也,志也。念此一身中之神也”。葛洪的《抱朴子·地真篇》则说,“一”有姓字服色，男长九分，女长六分，或在脐下二寸四分下丹田中；或在心下绛宫金阙中丹田也；或在人两眉间，却行一寸为明堂，二寸为洞房，三寸为上丹田也。此乃是道家所重，世世歃血口传其姓名耳。又有《云笈七签》的《元气论》说：夫自然本一，大道本一，元气本一。“一”者，真正至元纯阳一气，与太无合体，与大道同心，自然同性……元气本一，化生有万。后世道教之言守一，大都沿用《抱朴子》之说，凡气法、丹法，都有守丹田之说，这便是守一之法的演变。

守一术属道教修炼术中的静功，其重点旨在炼神而不是炼形，目的是通过守一来排除心中杂念，保持心神清静，使精神获得良好的休息条件，从而达到提高人体免疫能力及强身健体的效果。魏晋以后，守一术逐渐同存思、吐纳、导引等方法融合在一起，它所积累的经验，为后世内丹术所吸收，成为内丹修炼的一个重要环节而继续被充实和发展。从现代医学的视角来看，守一确实是一种有效的心身疗法，通过修习守一养生术，人们可以卸下心理负担，使心理得到平衡，并达到健身防病的效果，从而健康愉悦地生活。

五、守中

守中，是使心神安守于中和之态的一种养生修炼术。守中即守住“中心”，这个中心并非专指丹田，而是要使精神状态处于“中”，即人的心理状态的无所思虑，又不昏沉的清醒无欲心态。此心态又称为“无极”。极，就是极端，极化，是心态的有所指向，有所念头。以守中为体，就会呈现出身体和谐之状态。过去谓之“中庸之道”者，研究的就是这个“中”。说得更明白些，就是使精神状态处于相对稳定的阴阳中和，既不兴奋，又不抑制。兴奋者阳盛，抑制者阴盛，都是偏离了“中庸之道”。守住了这个“中”，便可进入内功的较高境界，这就是“恬淡虚无，真气从之”，达此境界，不断功力日深，且性格修养、道德情操也臻完美。这与儒家的所谓通过“守中”以常养“吾浩然之正气”是一致的。

李道纯的《中和集》开宗明义道:“《礼记》云:‘喜怒哀乐之未发，谓之中；发而皆中节，谓之和’。未发谓静定，中谨其所存也。故曰中存而无体，故为天下之大本。发而中节谓动,时谨其所发也。故曰和发无不中，故为天下之达道。诚能致中和于一身，则本然之体虚静而灵，静而觉，动而正，故能应天下无穷之变也”。这个“中”也就是道教修炼所欲达到的目标，即致中和于一身，就可以成为应变无穷的“仙”了。这个“中”又是修丹过程中所要体认的“玄关一

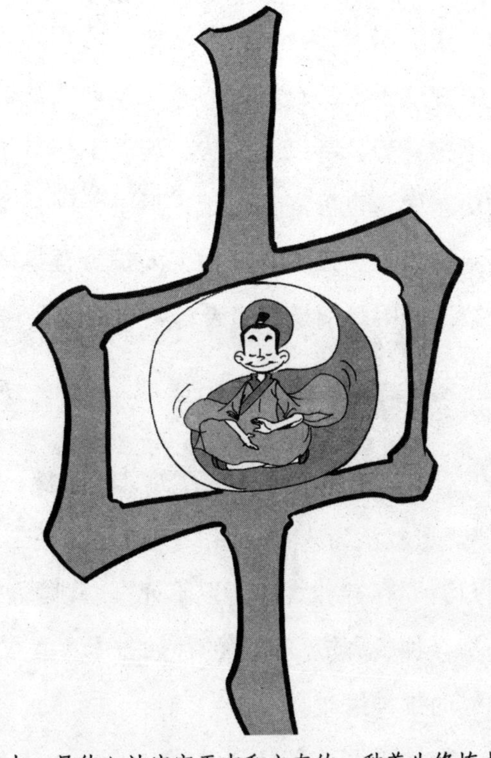

守中，是使心神安守于中和之态的一种养生修炼术

窍”。李道纯说：“夫玄关一窍者，至玄至妙之机关也……诸丹经皆不言正在何处者，何也？难形笔舌，亦说不得，故曰玄关。所以圣人只出一中字示人，此中字，玄关明矣。所谓中者，非中外之中，亦非四维上下之中，不是在中之中。道曰：念头不起处谓之中，此道家之中也。”

这个“中”既是先天之有，却要通过后天的修炼才能成就，此即守中之功法。明《性命圭旨》同样把守中看作守“性命之根”，这个中又叫“真中”，“无极者，真中也，故曰圣圣相传在此中。此中就是尧舜允执之中……老子之守中之中……然中字有二义，若曰中有定存在者，在此中也；若曰中无定存在者，乾坤合处，乃真中也。”真中也就是李道纯所说的“玄关一窍”。清黄元吉则把所有内炼性功、命功功法归结为守功一法，他说：“昔论吾道，始终只是一中，始也守有形之中，以炼精而化气；终而守无形之中，以炼虚而合道。”（《道门语要》）

守中作为配合坐功和站功培练真元之气的辅助功，乃是使修炼者在日常生活之中常处于气功态之中的养气炼性之法。守中既是功理，又是功法。无论行走坐卧不拘姿势，将以上之法、理寓于日常生活中。而且就修道人士来说，经常处于气功态中，也可寓自卫于无形中，因为常有一团护身罡气布于四周，任何异物的侵犯都难于突破，且任何突入护身罡气的异物都会引起自己的警觉，可立即采取对策。守中可谓是修道者自始至终所要遵循的宗旨。

六、存神

存神，谓意守身神。存神又名思神，意谓存思人体之中、天地之间的各种“神灵”。道教认为人身五脏百节各有身神主持，意守身神可以延寿。《玄宗直指万法同归》：“存神养气，可以不死”。我国魏晋时期流传于世的道书《黄庭经》，讲的就是存神、冥想。道家的神仙方术，发展到魏晋时期，其修炼的方术开始由炼形、炼气向炼神过渡。

存神一词，最早见于《太平经》：“万神……皆随人盛衰”；“若以神同城而善御之，静身存神，即病不加也，年寿长矣，神明祐之”。原意是将真神守于己身之内。又说：“天地立身以靖，守以神，兴以道。故人能清静，抱精神，思虑不失，即凶邪不得入矣。其真神在内，使人常喜，欣欣然不欲贪财宝，辩讼争，竞功名，久久自能见神。”道教不仅认为神生于人体内又似人，有长短、形色、居处、名号之外，而且相信天地精神可以进入到人体之中，聚为身神，而身神又可随时出游于外。例如“四时五行精神，入为人五脏神，出为四时五行神精”。人用意念可以内观身神，使之镇守身体某一部位，同时也能感降外神入镇体内，开生门，塞死户。

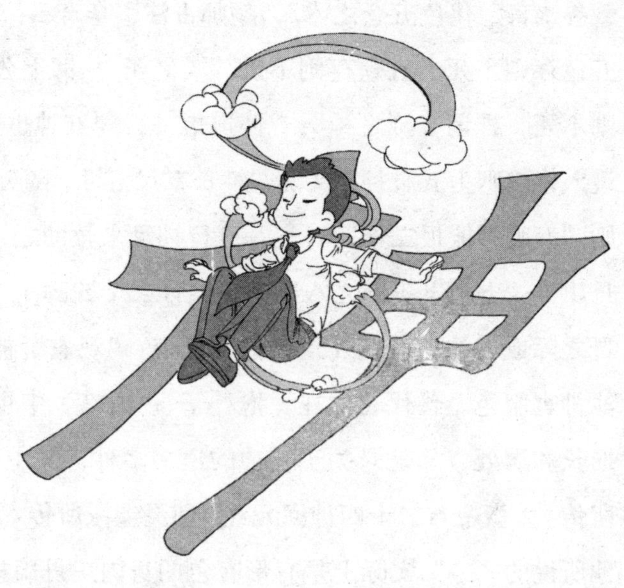

存神，谓意守身神

道教的气功理论是比较多元的，除了精气神的锻炼外，还牵涉到以脏腑经络为对象的人体学说，以宇宙来模拟人身，强调人身具有运行气血、协调阴阳、联系内外环境的能力。这种能力的开发方式在道教中有数千种之多，主要的便是存思通神与内丹修炼两大系统。道教认为，人体五脏六腑之神会出游在外未返回体内，从而导致某些组织器官的功能丧失而产生疾病。存思功法就是通过静坐冥想，让神明回归人的身体内，继续沟通内外大小宇宙，吸取四时五行之气。而《黄庭经》则进一步构建出庞大的体内之神，将人体分成上中下三部，每部有八景神，共有二十四真神。人如果能保固住体内的真神以镇身，与诸神真精神交感，就可以达到安魂和神、内保脏腑、外祛邪灾，从而长生延年的目的。

就目前的资料来看，最早的身神观念可说是所谓“五神”。《汉书 · 郊祀志》

载谷永言“化色五仓之术”，颜师古注引李奇云：“思身中有五色，腹中有五仓神；五色存则不死，五仓存则不饥。”《老子 · 河上公章句》更明确指出：“人能养神则不死，神谓五藏之神”；“怀道抱一，守五神也”。《太平经》中也就，五行精神进入体内则为五脏神，又说“神长二尺五寸，随五行五脏服饰”，人若能经常存思，则“五脏神能报二十四时气，五行神且来救助之，万疾皆愈”。稍后，又出现了三丹田神、上中下三部之八景神（共计二十四真），乃至各部位均有神灵的观念。魏晋之际成书的《黄庭外景经》更说道：“观志游神三奇灵”，大体讲述了黄庭、中池神真服色。晋代葛洪在《抱朴子 · 内篇》中也描述了“一”在三丹田的服色、形长和居处，并著录关于存神的道书多种，其中《二十四生经》大概就是上清派所传《太微帝君二十四神回元经》和灵宝派所传《洞玄灵宝二十四生图经》的蓝本。他所说的“一”实际上是有形有色的身内三丹田神。

存神之法，起于汉代，而盛于东晋南北朝时期。东晋时形成的上清派多注重个人修持成仙，故而力倡存神，并系统地继承和发展了存神法。存神和符咒的共同特点在于都能招致神灵，因此，存神法亦为灵宝、正一、楼观等符箓派所接受和传承，对后世修炼方术有着深远的影响。存神又是内丹的渊源之一。存神的某些概念和观念还被后世内丹家加以改造，吸纳于内丹的功理体系。例如，在某些存神书中诸如“身内丹”、“三丹田”之说，以及三五归一，精气神互化、精化成丹结会命门、神化为婴儿等观念，都为后世内丹家所接受，从而形成内丹所谓炼精化气、炼气成神、丹田命门结丹、养圣胎、三田反复、五气朝元等一系列的理论、功法。

存神种类很多，仅上清一派即多达数十种，比较重要的有存思《大洞真经》三十九真法、帝一混合三五立成法、存思三一守太一精、存思九宫五神、存五方气五神法、存三部八景二十四神法、解胎十二结法等等。此外，还有存思日月法、存二十四星法、七童卧斗法等。存神的方法，一般需要了解神真的讳字、服色、光气、形长、文采、变形（如乘何色云、由何色光气变化而来，以及四时改易等）。将神真的名字、形长和服色记录在符箓上，吞符念咒，服气咽液，被认为有助于神真的出现。存神的“三丹田说”，其要点在于将本身的神灵聚集于一处，如上丹田、中丹田或下丹田。然而，存神却并不等同于一般的存思、冥想。“存思”内涵比较广泛，任何客体包括日月星辰、自然景物都可成为存思的对象，而“存神”范围比较确定，专指存思被认为有形象的神灵。

整个过程大体有择日沐浴入室，择向烧香朝拜，叩齿若干通，呼神名若干次，然后存神、叩齿、咽液、祝诵等程序。要领是“当安身静心，正气夷行，闭目内视，忘体念神”，使注意力完全集中于冥想神真。需要注意的是，凡事不可太过执著。有很多人因打坐时间过长或过分专注于意守上丹田，结果因出现幻听、幻视，而使自己陷入精神迷失。其实，有时出现幻听、幻视，也是炼神过程中的一种自然现象，只要不过于执迷此幻象，亦可升至更高的境界。练功之人常说的“见魔诛魔，见佛诛佛”就是这个道理。只要方法得当，静坐存神对人精神的调养是有很大益处的。

七、内观

内观， 又称内视，是道教的早期修炼方术之一。据《云笈七签》卷十七《洞玄灵宝定观经》说：“内观心起，若觉一念起，须除灭，务令安静”。注云：“慧心内照，名曰内观”。意思是，不以目视而以“心视”，以灭动心。

内观术最早见于《太平经》。《太平经钞壬部》云：“上古第一神人、第二真人、第三仙人、第四道人，皆象天得真道意。炫目内视，以心内理，阴明反洞于太阳，内独得道要。犹火令明照内，不照外也，使长存而不乱。今学度世者，象古而来内视，此之谓也。”此内视法又往往与存思五脏神配合运用，可收治病之效。卷七十二又说：“四时五行之气来入人腹中，为人五脏精神”，斋戒居善靖处思念之，“思之当先睹是内神已，当睹是外神也，或先见阳神而后见内神，睹之为右此者，无形象之法也。”

内视术在魏晋南北朝至隋唐时期有进一步发展。葛洪的《抱朴子·内篇·地真》云：“吾闻之于师云，道术诸经，所思存念作，可以却恶防身者，乃有数千法……思见身中诸神，而内视令见之法，不可胜计，亦可有效也。”陶弘景《真诰》卷九引《丹字紫书三五顺行经》论内视法：“坐常欲闭目内视，存见五脏肠胃，久行之，自得分明了了也”。又引《紫度炎光内视中方》曰：“常欲闭目而卧，安身微气，使如卧状，令旁人不觉也。乃内视远听四方，令我耳目注万里之外。久行之，亦自见万里之外事，精心为之，乃见百万里之外事也。”孙思邈《千金要方》卷八十一引《黄帝内视法》云：“存想思念，令见五脏如悬磬，五色了了分明”。可见内视要求所观之对象比较形象地反映在心中，通过具体形象的感觉达到收心入静。

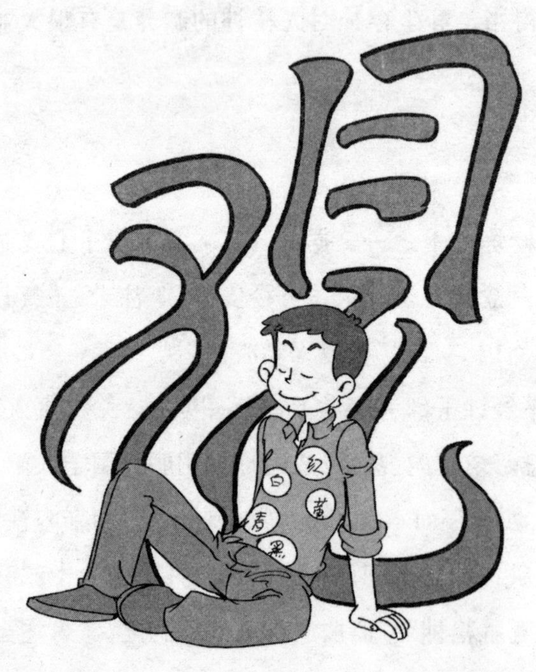

内观是作为以意止念的方术

《太上老君·内观经》对内观之法阐述较详：“天地构精，阴阳布化，万物以生，承其宿业，分灵道一，父母和合，人受其生。始一月为胞，精血凝也；二月为胎，形兆胚也；三月阳神为三魂，动以生也；四月阴灵为七魄，静镇形也；五月五行分脏，以安神也；六月六律定腑，用滋灵也；七月七精开窍，通光明也；八月八景神具，降真灵也；九月宫室罗布，以定精也；十月气足，万象成也。”这是说，阴阳五行诸神，在人的生命形体受生之时，便已布于全身了。书中还说："太一帝君在头曰泥丸君，总众神也，照生识神，人之魂也。司命处心，纳心源也。无英居左，制三魂也；白元居右，拘七魄也。桃孩住脐，保精根也。照诸百节，生百神也，所以周身神不空也。"接着又说："元气入鼻，灌泥丸也，所以神明形固安也，运动住止，关其心也，所以谓生有由然也。"

但人在始生之时，是神源清净，湛然无杂的，在受纳有形之后，则"形染六情，眼则贪色，耳则滞声，口则耽味，鼻则受馨，意怀健羡，身欲轻肥，从此流浪，莫能自悟"，七情六欲造成所谓神不守舍，因此须内观己身，澄其心以求存其神。这里，内视又有不动心，即心不为外物所扰的意思。所以《内观经》说："内观之道，静神定心，乱想不起，邪妄不侵。周身及物，闭目思寻，表里虚寂，神道微深。外观万境，内察一心。了然明静，静乱俱息。"这也便是道教宣扬"内观不遗，生道常存"的理由。由此"内观形容"的内视术即演变为"静神定心"的修心术，此乃该法的高层境界。

内观作为静心止念的方术，确为气功修炼入静的有效方法，唐末以后被内丹术所吸收，成为其重要内容之一而被继续运用。内观五脏法，练功时坐、立、卧随意，手足可随意放置，两眼轻合，全身放松，一意存想体内五脏五色分明、光芒四射。五脏颜色，肝为青，心为红，脾为黄，肺为白，肾为黑。通常先观想一脏，待观想清楚后再观想下一脏。按五脏相生的次序观想。

八、坐忘

坐忘，即有意识地忘掉外界的一切事物，甚至忘掉自身形体的存在，达到与"大道"相合为一的得道境界。坐忘也是指人在修炼中控制意志、排除杂念的一种内修方法。

《玄宗直指万法同归》称："坐者，止动也。忘者，息念也。非坐则不能止其役，非忘则不能息其思。役不止，则神不静。思不息，则心不宁。非止形息役、静虑忘思，不可得而有此道也。"宋代曾慥在《道枢·坐忘篇》中说："坐忘者，长生之基也。

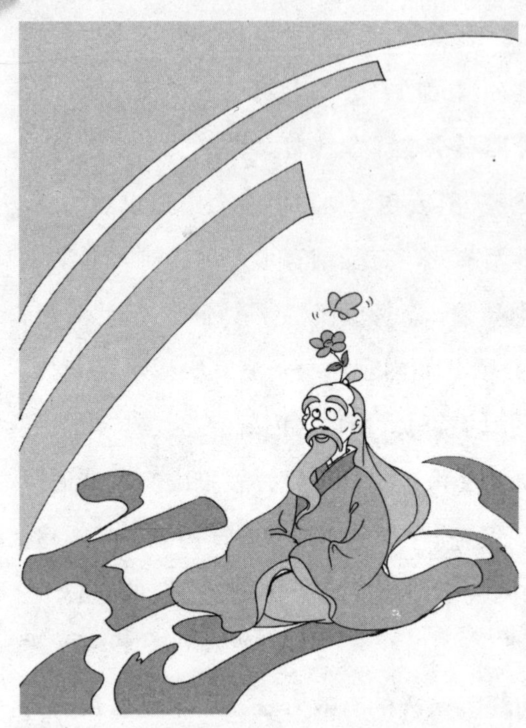
坐忘，即有意识地忘掉外界的一切事物，甚至忘掉自身形体的存在，达到与“大道”相合为一的得道境界

故招真以炼形，形清则合于气；含道以炼气，气清则合于神。体与道冥，斯谓之得道矣。”《南华真经》（即《庄子》），多处说到“忘”：“堕肢体，黜聪明，离形去知，同于大通，此谓坐忘”，“有治在人。忘乎物，忘乎天，其名为忘己。忘己之人，是之谓入于天”。若能真正做到忘物、忘天、忘己的人，也就是做到了“坐忘”。

早期道教太平道与五斗米道的文献资料中，都没有关于坐忘的描述，不过在太平道的《太平经》中，很重视“守一”，强调守一要居于闲静之处，使感官和思想“无所属，无所睹”，要“谨守其神”，“与一相保”。这一修炼方法，其理论及操作方法，都同后世所说的“坐忘”十分相似。南北朝时期，“坐忘”和“存思”逐渐兴起，代替了“守一”。唐代著名道士，司马承祯著有《坐忘论》，赞扬坐忘是“信道之要”，修习当以“收心离境，住无所有，不着一物”为要，以达“内不觉其一身，外不知乎宇宙，与道冥一，万虑皆遣”的静定之境为成就。坐忘之法有敬信、断缘、收心、简事、真观、泰定、得道七个互有联系的步骤，调心须防断、任、放、纵四种偏执，既不可住有，又不可住空，“但心不着物，又得不动，此为真正定基”。这类“坐忘”法，可谓佛教止观与老庄坐忘之道融合的产物。

“坐忘”的修炼方法，在唐宋两代影响颇大，宋著名诗人苏轼有《水龙吟》词一首，云：“古来云海茫茫，道山绛阙知何处？人间自有，赤城居士，龙蟠凤举。清静无为，《坐忘》遗照，八篇奇语。向玉霄东望，蓬莱晻霭，有云驾、骖风驭。”

意思是，自从有了《坐忘论》，人的求道成仙理想，就成为可行的事实，道山绛阙、蓬莱晻霭可望了。宋元以后，道教的内丹修炼术逐渐发展起来，并完全代替了外丹术。内丹家们多以精气神的理论解释坐忘。直至元代，“坐忘”之法，仍为学道之人视为得道成真的要法。

坐忘的关键在于止念，就是去除心中的杂念。现实中往往有些人平时不觉得心中有念，及至静坐时始觉念头搅扰，其实这已经是初步入静的标志，因为惟其心中有静，才能体会到念头之动。那么，对于这些起伏不定的念头该如何处理，才能达到一念不生的真正入静状态？这里讲述几种道家修炼常用的方法：

一是有念即止。静坐之中，当始终保持警惕，如有杂念生出，随即除去，这样使前念消除，后念不生，当下无念，即是清静。或者有的念头，迫切需要考虑，那就先考虑一下，有了结果后马上停止。这样心中无有负担，停止以后一般就不会再来了。如果实在考虑不好就先放下以后再说，不必苦思冥想，一旦急躁，杂念更多。如此坚持自然达到无念的地步。

二是收回忘掉。此法属于心法，需要有点悟性才能做到。当静坐中杂念出现时，可以想象自身如同大烘炉，可熔化一切物我念想，所有杂念如同雪花片片，入炉即熔。这样杂念生出，即收归身内，“忘”了之后，化为乌有。遂生遂收，遂收遂忘，渐渐导心入静。所谓“忘”，非一般人什么都不知道之傻忘，乃是对于自身心性层次的一种调节，即由杂念丛生的心境，移入一念不存的静地。马丹阳曾言：“无心者，非同猫狗蠢然无心也。务在存心于清静之域，耐我邪心也。故俗人无清静之心，道人无尘垢之心，非所谓俱无心而与木石同也”。可见“忘”字，非猫狗蠢然之忘，亦非俗人无心之忘，乃是修炼所要深入的一种境界。以“忘”的境界来行持入静，这是道家内丹独有的心法。

三是顺其自然。这是一种简易法门，即不加任何意念，自然入静。假若浮游乱想，萦绕心怀，虽然杂念不重，但纷纷扰扰，乱丝无头，用“有念即止”法难以理清，用“收回忘掉”法难以控制，那么就不用管它，只须静坐不动，顺其自然，听其自生自灭。只要置之不理，这些杂念也就成了“假想”，因为念自心生，心中静坐不理，杂念失去市场，自然就无可奈何，自会慢慢地平息下去了。这种顺其自然的办法，有一点须注意，就是倘若是恶念，必须马上用第一种办法除掉，决不姑息，否则其害更甚。

以上三种方法，以第一种为上善之法，第二种为中善之法。因为练功之时，若有杂念纷扰，再加上去除这个杂念则又是一个念头，未免增加纷扰。而第三种“顺其自然”法属于无意法，练习止念人静时，当然以不动意念（或微用意念）为优。可根据实际情况，可以相互配合使用。另外，道教讲的修炼，是一个广义的概念，这和日常生活密不可分，因此，要想把止念的功夫炼好，就要在日常生活中多注意修心、修性、修德。既要在外部环境中做到修养心性，保障个人的功修；又要保证内部的心态修养，保持开阔的胸怀和豁达的人生观。

道教的修炼与流行气功有所不同，道教修炼有着严格的道德标准，它要求人首先应当做一个有道德的人，高尚的人，先尽人道，再修仙道。人道为丹道之基础，无德则不能够培道。这一基本要求，决定了道法修炼的现实性与真实性，仙道贵实，绝非空谈。这与宗教、玄学的神权迷信和口头空谈绝对不同，不可同日而语。

九、守窍

所谓“守窍”，即守关窍，大意同守丹，只是范围更广，或守上，或守下，或守中，或守虚。可能是身体某一部位的重要关窍（气穴、脉轮、感官）；也可能是需要开发超感官功能的某些身体部位。由于各门各派的功夫不一样，着重点也不同，因此要守的部位也有所区别。

修行入门，下手静坐之初，门门皆讲守窍。其实，守者，拴也。所守者是“窍”，能守者是“心”，其根本还是依据心理的作用而来。盖因寻常之人，平时心意常在身外，放纵而不知其归。此时，欲行正道，而静坐之初，往往万念难消，一念未平，一念又起，不知从何下手。守窍之目的，正是要将意念定于一处，是为了止念，

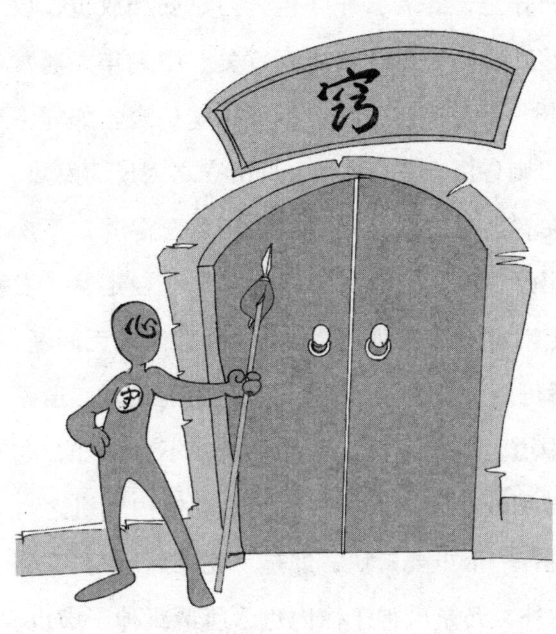

所守者是“窍”，能守者是“心”

故为入门下手之法。丹道在初关时，尤其重视守窍，进入中关后，才逐渐转入无为阶段。所以，守窍是丹修的一种基本功，它不仅仅是为炼丹功所用，实际也是一个很重要的调心炼意的过程。窍若守不好，就去做无为的功夫，往往到头来一切落空，基础不扎实，很难升华。

欲行守窍之法，须知守窍之理。修炼用守窍法，不能说守住哪一窍最好。守窍的法门很多，身内可守祖窍、丹田、百会、印堂、眉心、山根、玄膺、黄庭、脐下、阴跷、睾丸、命门、夹脊、涌泉等；身外可守鼻外径守、脐外三寸，观字、观香、观物，存想日、月、星、辰等。可根据老师传授和修炼情况的不同，各有所宜。如初学者一般以守下丹田为主，尤其是日常用脑较多的人，心火过于上运，意守下丹田，可降心火而升肾水，使身中阴平阳秘；炼性宜守祖窍，此处为性之根；炼气宜守丹田，此处为气之根；炼精当守会阴，此处为精之关等。在守窍过程中，也应根据气机的变化灵活掌握，转换意守之窍。若昏沉，宜移守上丹田；若散乱，应移守下丹田。男性女性生理不同，其情与性亦有不同，故守法亦应有所不同。传统上以男守祖窍，女守绛宫为静坐入门之法，正是基于此。其实，只要能入静，守在哪里都无所谓，关键是看效果。须知守窍仅是手段与方法，入静才是真正目的。

关于守窍的方法，各家都强调“勿忘勿助，似守非守”，用意不可太紧，又不可流于散乱昏沉。此窍者乃活窍，非死之窍，守窍不能死守，死守必出麻烦。守祖窍易上火，守下窍易走泄，此不知守法之内涵，本末颠倒所致。故守窍时，须似有若无，似守非守，顺气息之自然而守之，守者，非守也，乃是安和放也，放心于其“中”也。如能明白安放之自然妙旨，则得守窍之真旨矣。中老年人通常可守下丹田，或者守涌泉、命门、夹脊、阴跷等窍，切记不可死守一窍。如守下丹田时久，有昏沉之感，可改内视上丹田则昏沉自去，又如下丹田守之太过而发热，跳动，则应顺息之自然，而守阴跷或夹脊。总之守窍的重点在用意念温养，不疾不徐，等待自然成就。若操之过急，用意过深，意念如火，便容易气径走岔，发生问题，即俗话说的走火入魔。丹经上对此有多番强调，如：“真意往来无间断，知而不守是功夫”，“不可以有心守，不可以无意求”，有意无意之间为最妙。道家所讲的“守中抱一”亦有此意，中即中道，不偏不倚；一即一窍，不可死守，亦不可一窍还没守出个结果来，就又运神别处。须知运神之法乃是顺体内气机之自然或外呼吸之自然而守于它处。守窍还有一个重要口诀，即是“先存后忘”。守到最后，应忘掉此窍，此忘非是神散于体外，乃是凝神于体内也，所谓凝神于虚也。故曰：守窍先立拴马桩，拴得意马还须忘。执于一窍成死理，岂辨天玄与地黄？

十、存思

存思，一名“存想”，道教修炼方术之一。要求微闭双眼，在内观的基础上集中意念去观想某一物体或神真的形貌、活动状态等，以期达到集中思想，去除杂念，达到入静的境界。存思对象很广泛，包括日月星云等天象、气火等景物、人体之五脏，以及体内体外的各种神真等。若单存想体内体外之神，则谓之“存神”。内观、守静的目的是存神，使神不外游；而存思的目的则是使外游之神返回身中，以及接引外界五行诸神入人身中。

存思术作为道教的一种养生功法，起始于汉代，广泛流传于唐代，对后世道教内丹术有着直接影响，也是中国佛、医、儒以及印度瑜伽等许多气功派别所采用的气功功法中的一大部分。关于存思，《太平经》颇多论述。《太平经钞》戊部称：“入室存思，五官转移，随阴阳孟仲季为兄弟，应气而动，顺四时五行天道变化以为常矣。"《太平经》卷十八至三十四中云："夫人神乃生内，返游于外，游不以时，还为身害。即能追之以还，自治不败也。使空室内傍无人，画像随其藏色，与四时气相应，悬之窗光之中而思之。上有藏像，下有十乡，卧即念以近悬像，思之不止，五藏神能报二十四时气，五行神且来救助之，万疾皆愈。"

东晋中朝，上清派形成后，以存思作为主要的修习方术。其重点是存思身内身外诸神，但也存思身外景物，或与身外景物如气、云、星等相结合，使这一方术得到较大发展。《黄庭内景经》存思人体二十四真，以存思五脏神为主。并且，在存思五脏神的同时，又主张吸食五方之气以与五脏之气相结合，如吸食东方青气与肝气结合而成肝神，吸食南方赤气与心气结合而成心神等。《黄庭内景经 · 上有章》又有存思日月，且与养目炼目相结合，如存想日月入于两目，使日月光与目结合，存想久之，人便可与日月星光融为一体。上清茅山派主要传人陶弘景在《真诰》中亦多次提及存思，其卷九描述心存日月法，曰："直存心中有象大如钱，在心中赤色，又存日有九芒从心中，上出喉，至齿间而芒，回还胃中。如此良久，临目存见心胃中分明，乃吐气，嗽液三十九过，止。一日三为之，行之一年疾病除，五年身有光彩，十八年必得道行。"卷十描述存思三气，曰："旦，坐卧任意，存泥丸中有黑气，存心中有白气，存脐中有黄气，三气俱生，如云气覆身，因变成火，火又绕身，身通，洞彻内外，如一旦行，至向中乃止，于是服气一百二十，都毕。道正如此，使人长生不死。"除了存思五脏神、身外事，还可以存思事理和问题。这种存思不是胡思乱想，而是按照道教教义去分析、推断。《抱朴子 · 内篇 · 畅玄》所云"夫玄道者，得之者内，守之者外，用之者神，忘之者器，此思玄道之要言之。"就是存思事理之法。存思术经魏晋南北朝直至隋唐，一直都很盛行。

《云笈七签》卷四十三《存思》中强调存思之重要时，指出："修身济物，要在存思。存思不精，漫澜无感。感应由精，精必有见。见妙如图，识解超进。神气坚明，业行无倦。"存思术的具体功效，首先在于它能使人入静，以静制动，是修身济物之要，延年益寿之方。其次，存思还可安魂制魄，调节机体，消灾治病，延长寿命，甚至可以得天仙接引而飞升上天。孙思邈《摄养枕中方》说："道人疾，闭目内视，使心生火，以火烧身，烧之令尽。存之使精神如仿佛，疾即愈。若有痛处，皆存其火，烧之秘验。"

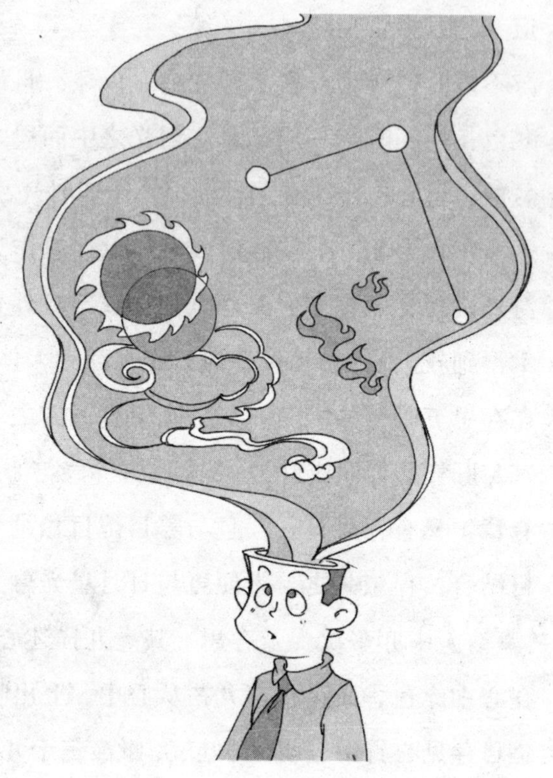
存思对象很广泛

存思在方法上也有许多门类。就姿势而言，可以"端坐存思"，也可以"卧法存思"。不仅随时随地可行，而且效果颇佳，又不会让人知晓而练功。《云笈七签》卷四十三《老君存思图十八篇》曰："凡行经山水，积日舟车，舟车之中，山水之际，步涉登陟，舍往相须，疲倦止息，皆依时存礼，隐显随宜，存思精审，自然忘劳。" 关于"卧法存思"，书中是这样说的："卧之为法，勿正仰如尸，当侧傍检；体莫姿纵四肢，不可高枕，三寸许耳，香药为枕……"这是说不可仰卧、伸展四肢，而是要侧卧屈肢，枕头不宜过高，需3寸左右高的香药枕。

行存思之术，还需有一定的仪式程序。如《存思三洞法》曰："常以旦思洞天，日中思洞地，夜半思洞渊，亦可日中顿思三真。"行存思之法时，先入室面朝东，叩齿32通，闭目依次思洞天三真，各咽9气，使三真入于"泥丸上宫"、"绛宫"、"脐下丹田宫"中，咽三洞气后，默念祝词；然后面朝南，思洞地之皇君，感受"灵符"，默念祝词；再面朝北，思洞渊之仙君，感受"宝符"，仙君入脐下丹田宫中，之后默念祝词；最后再转朝东向，叩齿9通，咽气9过。若能行之，则真神见形。这就是"存思三洞法"。

存思常和内视、内观结合运用,《真诰》卷九便记载有存思、内视结合运用的方法。存思还可与服药相辅而行。《三洞珠囊》引《裴君内传》曰:“寻药之与存思,虽致道同津,而关源异绪,服药所以保形,形康则神安;存思所以安神,神通则形保,二理乃成相资。”

存思术虽有一些牵强附会、神秘不经的论述,但在意念、内气的调动处理方面,对我国古代气功学的发展起过相当重要的作用。唐末以来,存思术逐渐被新兴的内丹术吸收和取代,而中断了独立的发展。其实,现在流行于世的所谓瑜伽功,其主要修炼的内容就是存神、存思(或叫冥想)。若要溯其源头,此种修炼术实在是起源于中国古代的道家神仙方术。在中国,在佛教传入后诞生了一句流行至今的口头禅:“外来的和尚好念经”。只要是外来的,不管是什么东西都能够很快流行开来,而对于我们数千年传承下来的本土文化,却一概视而不见。其实,只要认真看看现在那些流行于世,且名目繁多的所谓养生术,其理论源头恐怕没有能逃得出中医与道家修炼方术的影响的,何况中医同样也是源于道家。

第七章 辟谷养生保健法

一、辟谷溯源

1．辟谷的起源

辟谷又称却谷、断谷、绝谷，亦称休粮、绝粮、却粒、绝粒等，即通过练功（以服气为主），达到内气充沛，可以不食五谷或其他食物，而人不感到饥饿，体力精力智力不减，身感轻快，并有防病治病、延年益寿、开发智慧，增长功力等作用。自古以来，这一古老而独特的养生之术，受到历代养生家的重视，并被广泛地应用到传统医学、养生学和内丹学等领域。

辟谷在我国具有极其悠久的历史。1973年长沙马王堆汉墓出土的帛书中有《去（却）谷食气篇》，可谓现存汉前辟谷服气术最早的著作。其中有云："去（却）谷者食石韦。……首重、足轻、体轸，则昫（呴）炊（吹）之，视利止。"意思是初练辟谷时，往往产生头重脚轻、四肢乏力的现象，须用"吹呴"之法加以克服。食气，也就是服气，指将自然界的清气如日气或月气等吞入腹内。"却谷食气"就是指通过服食外界清气来达到辟谷的目的，以求强身健体，益寿延年。这里将辟谷与行气联在一起，和《庄子·刻意》将行气与导引联在一起一样，皆表明此三术在先秦时

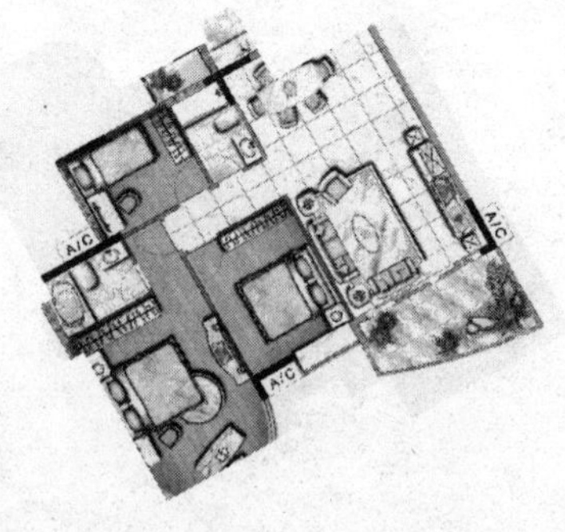

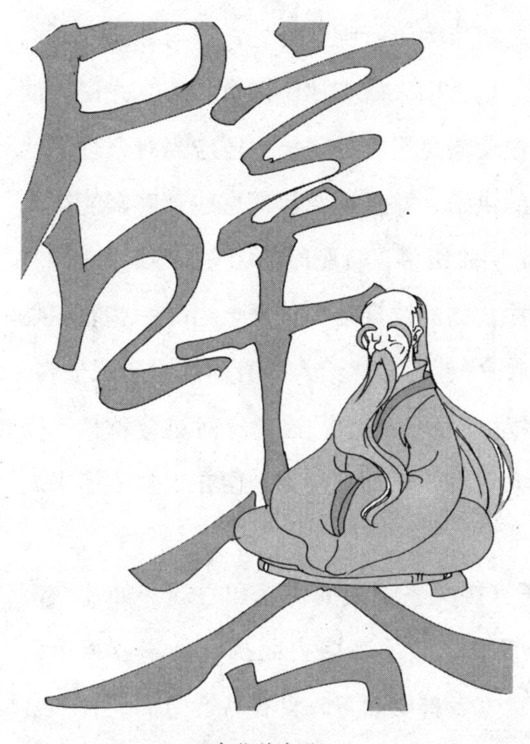

辟谷的起源

最初存在的状态，即表明它们的出现大体是同时的。可以说,自有文字记载以来，便有谓此法“古已有之”的说法。

秦汉时期，方士中大为流行不食五谷的长生术，出现了一些辟谷之士。《汉书·郊祀志》说：“李少君以其祠灶、谷道、却老之术见信于帝。”《史记·留候世家》中也有关于张良“性多病，乃学辟谷，道引轻身”的记载。屈原在《楚辞·远游》中亦说道：“食六气而饮沆瀣兮,漱正阳兮含朝霞。保神明之清澄兮，精气入而粗秽除。”秦汉以后，辟谷更成为每一个朝代必不可少的历史记载内容，并出版过大量的相关著作。道教创立后，承袭此术，修习辟谷者，代不乏人。《后汉书·方术传》载：“(郝）孟节能含枣核、不食，可至五年十年。”东晋葛洪虽反对单行辟谷可致仙的观点，认为单行辟谷可成仙为行气家“一家之偏说”,但并不怀疑辟谷术的健身延年效果。e在《抱朴子·内篇·杂应》中说：“余数见断谷人三年二年者多，皆身轻色好。”同时举出一些具体例子予以证明：三国吴道士石春行气为人治病，常一月甚至百日不食，吴景帝听说后很是怀疑，“乃召取镍闭，令人备守之。”石春只要求二三升水，就这样过了一年多，脸色反倒更加鲜艳愉悦，气力和以前一样。陶弘景亦“善辟谷导引之法，自隐处四十许年，年逾八十而有壮容”。《旧唐书·隐逸传》载，唐道士潘师正居嵩山二十余年，“但服松叶饮水而已”。其徒司马承祯亦传其辟谷导引服饵之术。史籍、道书所载，不胜枚举。可知从汉至宋，辟谷术在道教内一直十分流行。足见这种最为古老的养生法在人类历史上的影响有多么重要与深远。

是什么原因促使秦汉及以后时期辟谷之术广为流行呢？首先，这与社会上人们的饮食结构和饮食思想的变革有很大关系。自古以来就有“民以食为天”之说，饮食作为人类维持生命活动的基本条件，不仅要满足果腹的需要，还应当有合理的饮食结构，能够保证人体必须的各种营养素的供给，并且还要保证这些营养素能被人的肠胃所吸收。但在先秦时期，社会中的上层阶级多喜食肥厚的肉食，“膳用六牲”，并纵酒为乐。这种过多摄入高脂肪的动物性食物的饮食结构，遭至当时一些有识之士的纷纷指责。他们认为“肉虽多，不能胜食气”，必然给人的身体健康造成损害，并且明确地把这种“肥肉厚酒”的食谱称为“烂肠之食”。这种反对过分荤食，提倡素食的饮食观念使当时的方士们受到很大启发，于是一些方士便在饮食上追求返璞归真，多喜食天然植物性食物。

其次，在方士们看来，饮食的种类还直接关系到人的生理和心理。如《淮南子》说：“食水者善游能寒，食土者无心而慧，食木者多力而拂，食草者善走而愚，食桑者有丝而蛾，食肉者勇敢而悍，食气者神明而寿，食谷者智慧而夭，不食者不死而神。”方士们认为，食谷者不能长生，是因为人吃了五谷杂粮后，在肠中积成粪便，秽浊之气充塞体内的缘故，不同的是，“食气者”却可以做到“神明而寿”。所以，欲得长寿延年，就必须“却谷食气”，修炼辟谷之术，如此才能最终达到“不食者不死而神”的境地。

再次，古人认为，人之所以产生各种欲望，其根本原因皆在于服食五谷。因五谷生长在土地上，土地乃水汽阴质所凝结，所以谷物便成了阴精之食。五谷食物虽然口味诱人，但谷气阴华所化生出的涎膜，缠罗五脏六腑和关节筋脉，使脏腑停留，阻塞经脉气血的流通，使人年败气衰，形神枯憔。又由于涎膜玷污神明，神气不凝于丹田之中，灵光不照于脏腑之内，才会使人产生各种私欲。而消除私欲最有效的方法，就是“却谷”。

最后，道教创兴后，把辟谷之术纳入其修仙方术之列。道教认为，人食五谷杂粮，要在体内产生秽气，将阻碍成仙的道路。《黄庭内景经》云：“百谷之食土地精，五味外美邪魔腥，臭乱神明胎气零，那从返老得还婴？”并且，仙学（包括内丹学）以“长生不死，即身成仙”为宏伟目标，它是紧紧围绕着元神的提炼、净化和升华而展开的。而元神的提炼、净化和升华，始终遵循着以阳气为主导地位，排除导致衰老死亡等阴邪的过程。因此，为了达到彻底使自我纯阳化这一目的，必须要在“除欲以养精，禁食以存命”的基础上，通过“却谷食气”之法，彻底消除人的欲望根源，即除却“三虫”以及阴浊之质。

并且道教还对辟谷之术作了另外一种阐释。道教认为，人体内有三尸，亦称三虫、三彭。上尸名彭倨，好宝物；中尸名彭质，好五味；下尸名彭矫，好色欲。且上尸居脑宫，中尸居明堂，下尸居腹胃。三尸常居人脾，专靠得谷气而生存，使人产生邪欲，是毒害人体的邪魔，有了它们的存在，人是无法成仙的。而如果人不食五谷，断其谷气，那么三尸在人体中就无法生存，人体内也就没有了恶魔。为此道士们模仿《庄子・逍遥游》所描写的“不食五谷，吸风饮露”的仙人行径，企求达到不死的目的。也就是说，要想益寿长生、“神明不死”就必须辟谷。在这一理论思想指导下，自道教创立后，许多道徒便虔诚地把研习辟谷之术作为修炼成仙的基本途径之一，各种辟谷之法如“服气绝粒”、“符水断谷”、“吞石辟谷”等不断涌现。

2．辟谷之法

据葛洪的《抱朴子・内篇》记载，当时已有辟谷之术一百左右种：“或服守中石药数十丸，但辟四五十日不饥，练松柏及术，亦可守中，但不及大药，久不过十年以还。或辟一百二百日，或须日日服之，乃不饥者。或先作美食极饱，乃服药以养所食之物，令不消化，可辟三年。欲还食谷，当以葵子猪膏下之，则所作美食皆下，不坏如故也。”书中又说：“洛阳有道士董威辇……云以甘草、防风、苋实之属十许种捣为散，先服方寸匕，乃吞石子大如雀卵十二枚，足辟百日，辄更服散，气力颜色如故也。欲还食谷者，当服葵子汤下石子，乃可食耳。”

辟谷之士为了要达到不进五谷杂粮的目的，还经常采取喝符水的方式，即“符水断谷”。“符水”的制作一般用两种方法，一种是以手指向水中画符；另一种是以纸画符后烧成灰烬放在水中搅拌。葛洪曾就此说道：“又符水断谷，虽先令人羸，然宜兼知者，倘卒遇荒年，不及合作药物，则符水为上矣。”也有饮祝水来辟谷的方法，如《抱朴子》介绍道：“甘始法，召六甲六丁玉女，各有名字，因以祝水而饮之，亦可令牛马皆不饥也。”

当然，道教辟谷之士最常用的还是通过吞服清气来达到辟谷的目的。例如《云笈七签 · 诸家气法》中就有“服气绝粒”之法：“平枕正卧，绝一切浮想。浮想若不除则心神炁当闭不行。绝想止念既定，然待出息尽，便闭玄牝，气鼓满牙齿，勿得相近。欲咽之时，齿牙微相近，仍须收息缩气……”

在辟谷过程中，常需配合以饮用药汤来止饥止渴，如《太清中黄真经》载有“胡麻汤”：“取上好巨胜三大升，去皮，九蒸九暴；又取上好茯苓三两，细研为末。先下巨胜末，煎三两沸；次下茯苓末，又煎数沸，即入少许酥蜜。遇渴时饮一两盏。”为了取得较好的辟谷养生效果，道教辟谷之士利用各种药物配伍、炮制了大量的“辟谷方”、“休粮方”，并用于辟谷修炼过程之中。《云笈七签》之卷七四至七八便收录有各种服食方药，其中关于辟谷的方药就有二百左右。比较著名的有乾天父地母七精散方、坤风后四扇散方、真人驻年藕花方、骊山老母绝谷麦饭术等等。在这些辟谷方、休粮方中，有不少方剂是辟谷之士独创的养生保健药物，具有固精、补血、益气、养肝、健脾等功效，不仅被历代医家所采纳和广为应用，而且还被许多本草学著作和医药典籍所收录，促进了中国传统医药学的繁荣与发展。

3．辟谷疗法的意义

辟谷虽然不能达到长生不死的目的，但从现代医学的角度来看，适当减少食量，空腹一段时间，确实可以清洁肠胃，对治疗某些疾病有一定作用。传统医学历来重视饮食与健康的关系，《素问 · 生气通天论》就已经指出饱食的弊端，如：“因而饱食，筋脉横解，肠澼为痔。因而大饮，则气逆”，“饮食自倍，肠胃乃伤”。现代医学研究发现，营养过剩和不足都会损害人的健康，使人患病短寿。经常饱食，不仅会加重胃肠负担，引起消化不良，而且由于为了消化食物，造成血液过多集中在胃肠，易使心、脑等重要器官缺血，从而影响其功能。由于营养过剩而造成的肥胖病，还容易引发糖尿病、胆石症、代谢性痛风、心血管等疾病。而适当地少食、断食则可以防治这类疾病的发生。

道教辟谷术中其实也蕴涵了有现代意义的断食疗法思想。断食，即断除饮食。断食疗法就是以断食为手段来达到祛病疗疾之目的的疗法。这种疗法以人为地断除进食，来达到消耗自身多余脂肪以及溶解和排除自身毒素的目的，从而使人获得健康。不过，断食疗法是以饥饿作为代价的。饥饿，尤其是在美味丰富的情况下，主动地去挨饿，这对一般的人而言，无论是从生理上还是从心理上来说，都是一件难以忍受的事情。这也是很多人明明知道断食疗法确能医治疾病，但实施起来却往往不能坚持下去的重要原因之一。

道教的辟谷术，也是断却五谷、不食人间烟火，但这是辟谷之士在不觉饥饿、体力精神不减的前提下才不食五谷的，也就是一切顺其自然，并不是勉强地、人为地断除五谷杂粮。饿与不饿，一字之差，心理上的感觉就截然不同。心里感觉不同，必然产生两种不同的结果。所谓断食疗法，基本上是以消耗自身多余的能量（如脂肪等）作为持续生命的动力，而身体内的多余能量毕竟有限，可以想象身体内能量耗尽之时也就是生命结束之时了。而辟谷却完全有异于此。可以说，辟谷者除了运用身体内能量作为生命动力以外，还有另外的能量来源，那就是自然界之清气或者说是宇宙之气。随着修炼境界的提升，气穴经脉逐渐被打通，人与自然沟通的能力日渐增强，人从自然宇宙中摄取能量的潜能便被开发出来，人与自然的关系更加接近于“天人合一”的境界，这时人自然就进入了辟谷状态，根本就是无意于饮食。对于这一点，道家理论的一句话就阐明了它，即所谓：“气足不思食”，也就是指练功到一定境界可辟谷食气，食“天粮”、“仙粮”来持续生命，净化肉身，并因此可使辟谷者始终处于肠清体轻、精力旺盛的高级气功状态。处于这种状态的人自然是身体康健之人，这就是辟谷祛病的道理所在。

与道教辟谷术相类似，佛教、伊斯兰教则有斋戒的习俗。随着现代医学科学的发展，西方医学家也逐渐认识到化学药物对人体的毒副作用，防病治病的途径已开始从化学药物治疗，转而求助于非药物治疗的自然疗法。据报道，尼日利亚伊巴丹大学曾举行过以“断食与健康”为题的国际学术研讨会，与会医学家普遍肯定了断食疗法的科学性。有资料载，现在的美国、俄罗斯、日本、英国、德国及澳大利亚等国都开始研究断食法，并运用断食疗法来医治疾病，日本已开设了多家断食疗法医院。殊不知，早在2000多年前的中国，饮食、呼吸、运动、按摩、沐浴等自然疗法就已经如火如荼了。而道教医学养生方术中的导引、按跻、吐纳、服食、辟谷、房中、胎息、守一、存想、内丹等诸术，更是中华传统医学宝库中的奇葩，具有深远而重要的意义。

二、服气辟谷

服气辟谷修炼法是道教历来讲究的道法。辟谷的目的是为了彻底消除各种私欲之念，静持心神，使三虫动而无效。同时还要通过辟谷，不让大地的浊气进入体内，从根本上断绝阴质的来源，使身体逐渐向纯阳化转换。而辟谷的成功，则必须依赖服气（或称食气）的辅助方能实现。《云笈七签》卷六十载《中山玉枢服气经》云：“夫求仙道，绝粒为宗，绝粒之门，服气为本，服气之理，斋戒为先”。

欲望(三虫或三尸)的本质，实为人的原意识，应属于阴神范畴。古人在修炼中将其形象化、神格化，正如对待体内外其他诸神一样，只是将其作为聚气的手段，是炼气存神的一种形式表现，不可用所谓的迷信思想来误解。《老子三尸经》不仅将“三虫”认为是来源于饮食的阴精，还将七魄（即体内的七种浊气）认为是人的形骸的阴精。人如果企图脱离俗世而成仙，就必须铲除这些“污秽的诸神”，从而进入纯阳的境界。

唐宋期间的著作《太上养生胎息气经》，叙述了通过却谷食气而使身体逐渐产生的一些变化，经曰：“对外无所求，内则自然而然地安静。安静则神定，神定则气调和。气调和则元气自然产生，元气自然产生则五脏滋润，五脏滋润则百脉顺畅流通，百脉顺畅流通则津液上承（口中）。津液上承则不思五味（来自地的饮食物），自然无饥饿和渴感。”又曰：“一年变换气；两年变换血；三年变换脉；四年变换肉；五年变换髓；六年变换筋；七年变换骨；八年变换发；九年变换形（整个身体）成为真人。” 在此基础上，该经又提出了如何吞咽产自五脏的津液（即口中唾液），其方法为：“东方为青芽（即肝气），服食青芽时饮朝华（即上部齿根部的唾液），用舌的表面舐口唇，漱口之后而饮咽。南方为朱丹（即心气），服食朱丹时饮丹池（即下部齿根部的唾液），用舌的表面搅齿根部，漱口之后而饮咽……”依此类推，西方为明石（即肺气），服食时饮灵液（即口唇里的唾液）；北方为玄滋（即肾气），服食时饮玉饴（即舌部的唾液）；中央为太山（即脾气），服食时饮醴泉（即舌根部分的唾液）。该经还认为这样的服气和饮咽津液，不仅可以代替饮食，还可以“在五脏生出灵芝、玉英”。

综合古代经典的相关论述，可以看出，辟谷所走的是一条“述服气之神功，渐通达于胎息”，以至辟谷之道。通过辟谷，不仅可以从根本上断除浊阴精气的来源，还可以有效地斩断情欲，因而受到历代仙学道家的重视，将其视为仙道修炼中关键的一环。正如《太清中黄真经 · 咸美辛酸章》所总结的那样：“若谷气不除，即不见幽玄至理也。”

服气辟谷修炼之法，古籍中记载颇多，举例如下：

《太清中黄真经》曰：“夜半一气初生之时，乃静心神，当叩齿三十六通，以两手握固，仰卧瞑目。候常喘息出时，便合口鼓满咽气，以咽入为度，渐渐咽之。若入肚，即觉作声，以饱为度，饥即更咽。若是先具内行人，只服津液，由得不饥，况于服气乎。夫服气为有滓滞。至一七、二七已来，滓秽退出，渐觉体内虚弱，百节无力，但勿为惧。缘元气未达腹胃中，所以觉虚弱。但咽气，使渐通流，日胜一日。但当坚志守一，候下丹田满，顿无饥渴。”

《幻真先生服内元气诀》曰："每咽及吐纳，则内气与外气相应，自然气海中气，随吐而上，直至喉中，但喉吐极之际，则辄闭口连鼓而咽之，令郁然有声，汩汩然从男左女右而下，纳二十四节，如水沥沥，分明闻之也。以意送之，以手摩之，令速入气海。凡欲休粮，但依前勤修，三年之后，正气流通，髓实骨满，百神守位，三尸遁逃。如此渐不欲闻五味之气，常思不食，欲绝则绝，不为难也。但觉腹空，即须咽气，无问早晚，何论限约，久久自知节候，无烦其言，何用药物！"

《中山玉柜服气经》曰："卧至夜半起坐，鸣天鼓三十六过，静心神，为元气和，此炁子时生发于心脏间，上贯泥丸、丹田，眉间却行三寸是上丹田宫，週转于身，如紫云气；又想太一真君如婴儿，左手持玉诀，右手执灵符，游于紫云气间。然后平枕正卧，绝一切浮想，浮想若不除，则心神炁当闭不行，绝想止念既定，然待出息尽便闭，玄牝气鼓满，牙齿勿得相近。欲咽之时，齿牙微相近，仍须收息缩气，音摄腹咽下，以咽得为度，咽得饱以为期，亦无时限，此法与诸家咽气不同。若不收息缩气，取而咽下，则不入大腹中，又不入食脉中。诸门咽气，皆先入肠中，冲排滓秽，经三五七日后，方达食脉。纵达食脉，且神劳力倦，思食之意未能全绝，假令坚守数日之间，尚多腹中欠乏。若遇此法，但持四十九日，自然绝思饮食，纵有百味佳肴，都不采览，神功若此，无以加焉。切在藏秘，勿示见人者也。前云收息者，当低头纳气，炁入都亦无声，攻排滓秽，务令速退肠中滞食，纳得元炁，自然常饱，此是气与神合行之至也。三日后，亦不择行住坐卧，为之总得，亦不假致气，但咽强自下，人亦不知，自觉体理疏通，四肢过于常健。如此七日，神炁自足，不假久炼功夫，亦不要每日存想。自此一百日，三尸自除，忽而一日，神自内现。但食气五十日，谷气方尽，便可绝诸汤药，其食出时，当有五色物出如似脓血。此物既尽，诸府通达，内视藏胃，如昼所见。若得至此，切不得慢泄于人，一旦神功通悟，亦不得辄怀怪异，尤须秘之，勿申于外。若谷气未尽，即不到通地，如曾经受法之后，得遇此术，神气内辅，灵响外应，自然自在，无所拘束，要食亦得，不食亦得，食亦无损，绝亦无伤，再食再服，不拣月日，不论行住坐卧，处处总得。"

综观诸法可见，虽说法各异，但皆离不开咽津、服气两要素。需要注意的是，服气辟谷初期，心态必须坦然安稳，内气方能自行流通。倘若心有所拘、心存疑虑，或急于求成、畏惧失败，皆可导致内气窒塞，这样是练不出效果的。又由于修炼初期，内气能量往往不够，心神还不够安定，时常产生思食欲望。此时必须克制忍耐，如果进食，恐有滓秽积存腹中，使气难行。若思食念起急切难耐，或感口渴身热，可用少许生姜与蜂蜜熬成“姜蜜汤”，饮之可解。若感觉胸闷难受，可咀嚼甘草、桂心或五味子等中草药予以调节。服气练功初期，要注意宽衣解带，摘掉手表、戒指等饰物，防止身体受拘，影响气机。还应避免过重的体力劳动，过于劳累则会损气。练功结束后，应经常到室外散步，有利于气血的下行。在服气修炼的过程中，如丹田充满发闷，可运气从四肢导引，切莫从口鼻呼出。

三、辟谷饮食

行辟谷之术，主要是断绝五谷，对其他食物还是可以适当摄食的。并且行辟谷之术时，不宜突然地“急断”谷物，而应采取逐日“节量饥饱”的渐进方法，才能减轻对生理机能的冲击，真正达到改善体质的目的，因此在饮食方面便有些讲究。

道教服食之士认为，掌握辟谷之术，“若遭世荒，隐窜山林，知此法者，则可以不饿死。其不然也，则无急断，急既无可大益。又止人中断肉，闻肥鲜之气，皆不能不有欲于中心。若未便绝俗委家，岩栖岫处者，固不成遂休五味，无致自苦，不如莫断谷而节量饥饱。”（《抱朴子》）所以，道教们在行辟谷之术时，一般是先由一日三餐减为二餐，再进而改为一餐，并坚持服气导引锻炼，使身体在半辟谷状态下适应一段时间后，再转为以饮水食气为主的全辟谷修炼。这样就可在一段时间里不食谷物，而身体仍能保持比较健康、正常的状况。如北宋张君房所辑的《云笈七签》记载的“神仙绝谷行气经”：“诸欲绝谷食气法，食日减一口，十日后可不食。二日三日腹中或悁悁若饥，取好枣九枚，若方寸术饼九枚食之。一日一夜不过此也，不念食者勿啖也。”辟谷期间，可食用适量的干鲜果品，常见的如红枣、芝麻、枸杞、黑豆等。《神仙食气金匮妙录》中有这样一段记载："腹中饥饿或小便赤黄，取好枣九枚，念食则吃一枚，若二枚至三枚。一昼一夜，无过此九枣。意中不念食者，不许啖也。常含核受气，令口中行津液。"

根据人们的修炼经验及本人的修炼实践，初学辟谷者的减食步骤可参考如下：第一日，早起练功时间适当延长，早餐减半，晚餐减半，饮食要清淡，蔬菜水果稍多一点，不宜食热性水果（如荔枝、榴莲、龙眼、凤梨、芒果等），练功后宜饮三珍汤300毫升，若四肢无力，昏昏欲睡可多饮；第二日，早起练静功时间延长，不进早餐，午餐七分饱，晚餐为少量稀饭加青菜，练功后宜饮红枣三珍汤，饮水可以加茯苓、天山雪莲薯（或红景天）煮水3000毫升；第三日，早起练静功养气时间宜长，练动功至稍出汗即可，不进早餐，午餐为稀饭和青菜，以半饱为宜，晚餐食苹果一个或天山雪莲汤300克，练功后饮红枣三珍汤，饮水以茯苓雪莲汤为主；第四日则可完全断食。三珍汤是用来在动功散浊后调补三焦气机的，食之可气足神旺，消除疲劳。茯苓有止饥利湿的作用，红景天清热解毒功效显著。天山雪莲薯即菊芋，可用于降血压、血糖，促进排便解毒，也具有美容之效。素有便秘习惯者，在辟谷过程中可多食天山雪莲薯，以帮助排便。

如果辟谷二十日能不食，表明腹中谷气已尽，每天可以芥菜和白菜煮熟，以香油酱醋调味，食一至两碗。四五日后，可去菜饮汁，能起到益气、排浊的作用。饮菜汁三日后，即可进入真正的全辟谷状态。辟谷期间不戒酒类，可适量饮用，但不可过量，过量则危害比平时更大。辟谷最佳食物当属黄瓜、苹果、西瓜、桃、百合等。辟谷期间忌吸烟、饮茶、吃糖、喝牛奶、喝豆浆，忌吃柿子、香蕉、番茄、橘子、山楂、白薯、萝卜及大葱大蒜等辛辣刺激性食物，忌食生冷鱼肉。

水是生命之源，不仅身体内各系统的正常工作需要水分的参与，而且大脑的正常活动也要依赖于水。辟谷是为了排毒去浊，充足的水分供应尤其重要。辟谷期间可停食却绝不可停水，甚至还要适当地增加饮水量。辟谷期间饮水，不宜喝开水，因为烧开过的水是不能维持人体的元气的。最佳饮水为优质天然矿泉水，因为这种水在地层深处与含有特殊成分的岩石长期接触，并经过复杂的物理、化学作用，溶解了某些对人体有保健作用的矿物质，长期饮用能增强人体代谢，提高抗病能力，延缓衰老，对某些疾病也有治疗作用。清晨练功前可饮一杯矿泉水，饮水时须小口喝，慢慢咽。经实践证明，辟谷期间每日饮几杯蜂蜜水，也大有助益。

辟谷结束后的复食也应注意循序渐进，逐步恢复，不可操之过急，否则将起不到辟谷的效果。初进食以红豆粥、茯苓雪莲汤为宜，以少量多餐、滋味清淡为主，先食稀饭汤，以后逐日加浓。若觉精神不济可饮三珍汤。第二日进食，仍以红豆粥为主，可佐配青菜豆腐，以半分饱为宜。再佐以水果，肥腻厚味宜少。练功后可饮三珍汤。第三日早餐以红豆粥为主，中喝餐正常，可七分饱。第四日起一切恢复正常。但饮食仍以清淡、素食为主。

四、服饵辟谷

服饵，也称服食，主要是选用矿物、植物，或少量动物类药和食物，经过一定的加工、配伍，炮制成丹药或方剂，主要以内服的方式摄入，使其作用于人体，从而达到轻身益气、延年度世的目的。

服食术起始于战国时期的方士，是在当时的神仙信仰和“服食成仙”的思想影响下发展起来的。据《列仙传》载，早期方士不仅服食一些矿物类药，还多喜食草木类药，如赤松子“啖百草花”，务光服“兰韭根”，师门“食桃李葩”，鹿皮公“食芝草”等。

随着道教的创立，服饵之术也被纳入道教养生体系，并有了长足发展。以葛洪为代表的道教养生家，坚持精、气、神为构成人体生命的基本要素的观点，强调修炼贵在爱精、保气和全神。服食药饵则既可以治病，又可固精、保气、全神，其作用可以说是综合性。因此，服食之术得到道教养生家们的高度重视，主张在导引行气、房中保精的基础上，还应“先将服草木以救亏缺，然后服金丹以定无穷”。道教金丹家把炼制和服饵金丹视作得道成仙的最高途径，常以服食代替辟谷期间的饮食。随着道教的昌盛和金丹术的发展，道教服食养生术在唐代发展到了高峰。从皇帝、文武大臣，到一般文人学士、市井百姓，皆对服食之术趋之若骛，使服食成为一种社会时尚。

在道教信仰的驱使下，隐士道人在追求成仙的道路上，不断地寻求着长生不死之药，创制了大量服食方剂。他们在长期的探索和实践过程中，也确实发现了不少可以抗衰防老的食物或药物，积累了丰富的食养、食疗经验。孙思邈的《千金要方》中就有关于“服食法”、“服食方”的专论。张君房所辑的《云笈七签 · 方药》则系统记载了道教服食的药饵方剂及服法，对道教服食术作了系统性的总结。

葛洪在《抱朴子内篇 · 仙药》中对服食讲得最为详细，其中载有上百种服食药物。该书引述《神农》四经曰：“上药令人身安命延，升为天神，遨游上下，使役万灵，体生毛羽，行厨立至。”“五芝及饵丹砂、玉札、曾青、雄黄，雌黄、云母、太乙禹余粮，各可单服之，皆令人飞行长生。”又曰：“中药养性，下药除病，能令毒虫不加，猛兽不犯，恶气不行，众妖并辟。”《抱朴子 · 仙药》中抱朴子曰：仙药之上者丹砂，次则黄金，次则白银，次则诸芝，次则五玉，次则云母，次则明珠，次则雄黄，次则太乙禹余粮，次则石中黄子，次则石桂，次则石英，次则石脑，次则石硫黄，次则石(米台)，次则曾青，次则松柏脂、茯苓、地黄、麦门冬、木巨胜、重楼、黄连、石韦、楮实、象柴。“芝”有五种，即石芝、木芝、草芝、菌芝、肉芝，又各有百许种。“云母”有五种，即云英、云珠、云液、云母、云沙。服之皆可长生不老。食巨胜(胡麻)可以断谷、不老，食柠木实可以驻年却老，食甘菊水无不老寿，服山精可以长生等等。

辟谷必须服药，对此，《服气精义论 · 服药论》解释道：“夫五脏通荣卫之气，六腑资水谷之味……既绝穀则腑味之不足。《素问》曰：谷不入半日则气衰，一日则气少，故须诸药以代于谷，使气味兼致脏腑而全也。”又说，草木之药味，为人之脏腑所安，用茯苓、桂心、甘草，人参、柏子仁、薯蓣、麦门冬、天门冬制成安和脏腑丸，人服之可疗疾健身。又《云笈七签》之《方药》曰：“夫茂实者翘春之明珠也，巨胜者玄秋之沈灵也，丹枣者盛阳之云芝也，茯苓者绛晨之伏胎也。五华合烟，三气淘精，调安六气，养魂护神，能用得其方，位为天仙，老者复壮，返婴童颜，千害不伤，延寿万年。"《方药》中收录有草木药方以及云母等矿物药方数十种。只是对服饵之术，不懂医理药性的人不可轻率为之，否则可能引起中毒，甚至危及生命。

道教的服饵之物从来源上，主要分为两大类：一类是草木类植物，一类是金石类矿物。植物类药主要有茯苓、天门冬、麦门冬、枸杞、胡麻、黄精、白术、甘菊、松脂等；矿物类药主要有丹砂、云母、雄黄、雌黄、曾青、玉、银等。就功效而言，基本上也是分两大类：一类是用于镇静安神和养心安神的药，前者为矿物类药，如磁石、朱砂等，可用于烦躁易怒、心悸失眠等阳气躁动、心神不安的实证；后者为植物类药，如茯苓、远志、菖蒲、柏子仁、杏仁等，具有养心滋肝的作用，可用于心肝血虚、心神失养导致的心悸怔忡、失眠多梦等神志不宁的虚证。另一类是能补益人体气血阴阳之不足，提高机体免疫力，以增强抗病力和祛病能力，调节和促进新陈代谢，能够强壮身体的药物，如白术、胡麻、天门冬、枸杞子、桂、黄芪等。不过，这类补虚药对先天不足、体质虚弱、久病伤正、年老体衰等虚症则不宜使用。

葛洪在《抱朴子 · 内篇》中对芝草药物的采集时间、方法和禁忌等也作了说明：欲求芝草，入名山，必以三月九日，此山开出神药之月也……出三奇吉门到山，须六阴之日，明堂之时，带灵宝符，牵白犬，抱白鸡，以白盐一斗，及开山符檄，著大石上，执吴唐草一把以入山，山神喜，必得芝也。又采芝及服芝，欲得王相专和之日，支干上下相生为佳。（王明：《抱朴子内篇校释》，中华书局 1985 年版）

道教服食家深信，服食草木类药物不仅可以轻身益气、益寿延年，而且如果服食到一定程度，且配合服气、行气修炼，就可以使身体处于“不饥”、“不饿”的状态，甚至达到不食五谷而长生的“断谷”境界。

五、辟谷辅助功

古人辟谷，多与服气、炼气、导引、意念等相配合，这些养生功法可以激发辟谷或促成辟谷。依《中山玉柜服气经》所言，要修丹道，应先从辟谷入手，但人若断绝食物，靠什么生存？那就需要靠服气，靠呼吸和意念（存想日月星光等），直接通过空气从大自然中吸收营养和能量，以维持生命。因此，修道之士在行辟谷术时，往往要借助一些辅助功法，如：

守一辟谷法：守一是辟谷修炼的根本，但凡有志于辟谷，只要精神专一，即可辟谷。道经说“守一，若饥，一与之粮；若渴，一与之浆。”“一”，可以指神、气、道。“守一”指精一于某种方法，如精一于服气，可以辟谷；精一于服饵，可以辟谷；精一于导引，也可以促成辟谷。关键要看能否做到精一执中，微妙察照。精一于辟谷，可炼成丹道。

导引辟谷法：导引主要为炼形，《神仙传》记载东汉时丹阳人沈建好道不仕，“学导引服食之术，还年却老之法……故建遂断谷不食，轻举飞行，或去或还，如此三百年，乃绝迹，不知所之也”。唐代商栖霞真人，居白石山下，于彭祖洞中修炼导引之术，并长吐纳之道，绝食谷物30多年。

观想辟谷法：观想是炼神的一种，观想日久，精气神凝，自生妙用。后汉武陵人黄敬，隐修霍山，八十年后又登中岳，服气断谷，每日观想赤星，久之，周身如火而热，200岁时返老还童，成为“地仙”。这种观想而周身生热的现象，便是内丹效应。另有一种观想法，即观想黄气入胃，亦可辟谷不食。此乃道家常用之法。

服气辟谷法：辟谷一般均以服气为基础。《抱朴子·内篇·杂应》载：“有冯生者，但单吞气，断谷已三年，观其步陡登山，提一斛许重，终日不倦。又时时引弓而略不言语，言语又不肯大声。问之，云：断谷亡精费气，最大忌也。”又如唐中书舍人谢良弼妻王氏师事吴筠修炼，绝粒咽气，神和体轻，时有奇香异云，临映居第。北魏寇谦的弟子李皎，服气绝粒数十年，九十岁而有童颜。因此，古人常将辟谷与服气结合起来进行修炼，形成了传统仙学中重要的修持手段之一。古传的各种服气方法很多，如五行食气法、十二时辰食报法、服日月精气法、服六戊法等等。

胎息辟谷法：若能修成胎息，则辟谷自然而成。葛洪说他的祖父葛玄由于修成了胎息，能在水下打坐修炼，辟谷自然不在话下。《晋书·许迈传》中介绍许迈这位灵宝派大师“常习吐纳气法,服气一气千余息”,即别人呼吸一千次,他才呼吸一次,等于一小时才呼吸一次，从而能辟谷，而有童颜。西汉孟节修成胎息，口含一枣核，十年不饥。唐代张果真人胎息辟谷，仅食美酒与“三黄丸”(黄芪、黄芩、黄精)。

胎食辟谷法:《本草纲目》载:“人舌下有四窍，两窍通心气，两窍通肾液……肾液流入舌下为灵液”。若按传统养生学的理论来看，“津液”是人体内正常水液的总称。如唾液、胃液、肠液、关节腔内的液体，以及泪、汗、尿等，均可统称为津液。古人认为，人口中之津液如山中之泉水，水性本趋下；而泉水却能升至山顶，盖因地下水气循土脉缝隙而上蒸所致。所以当修炼功夫逐日加深后，口中自然会产生清凉甘爽的津液，与平时所不同。此亦因身体内团聚的热力，蒸动下焦的水汽，使之循经络通路上升，而至口中化为津。此津不同于常津，因其由化气而生，咽人腹中大有补益。若果真能勤奋修炼，使津液反复化生，不使间断，会比以前更为甘美，其补益效力也将更大，不仅使人精神光彩，而且可以延年益寿。胎食法修炼至深者，便能与胎息并行，吞咽津液而不食。《汉武内传》中称：“习闭气而吞之，名曰胎息；习嗽舌下泉而咽之，名曰胎食。真行之，断谷二百余日，肉色光美，力并数人。”

六、现代断食法

现代社会所谓练习辟谷者众多，虽然辟谷法益处多多，但对常人而言，如果没有经验丰富的老师指导，恐有意外危险发生，所以需慎而行之。并且，辟谷前对自己的身体状况应有所了解，辟谷期间发生意外应立即停止辟谷，不要勉强。其实，辟谷是丹道中最安全有效的入手法门，实在坚持不住可立即进食。

辟谷前还应注意一些事项，如：有蛀牙的人应于断食前治疗好，因断食中蛀牙痛，不方便看牙医；断食前须驱除蛔虫、绦虫等腹内寄生虫，因为它们留在体内，不仅影响练功的效果，而且断食期间得不到足够的营养，它们常会在腹内乱蹿，甚至会溯食道爬入口腔；施行辟谷者必须要消除心理障碍，不要心存疑惑，要坚信辟谷对人体有益，并应尽力避免七情刺激，使心态保持平和，这样才会有收益。

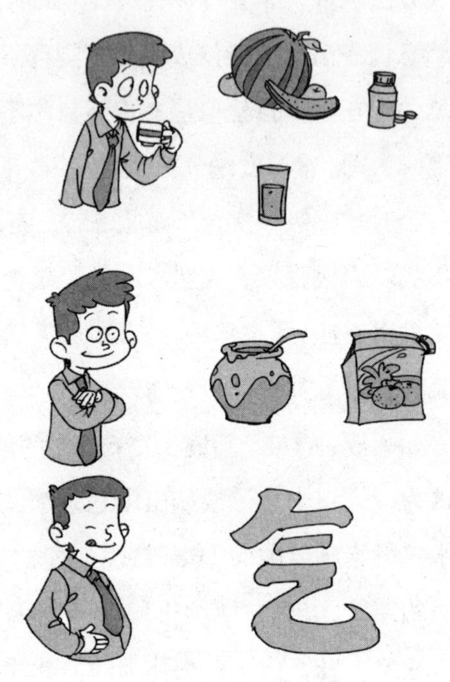

通常辟谷分三个层次

一般来讲，断谷三天以上的称为辟谷，不满三天的称为节食。短期辟谷为3—7天，中期辟谷为8—14天，15天以上的为长期辟谷。通常，辟谷可分三个层次：低层次断谷，可食少量瓜果、药饵，不断绝饮水，这种方法对有心理障碍或特别虚弱者较为适用；中层次断食，只喝水或稍加果汁、蜂蜜等饮料，这种方法对于一般体质者都可以运用，比较安全；高层次断水，不进食任何食物，包括不饮水，身体直接同外界交换能量与信息，充分调动人的潜能来完成人体的各种代谢活动，但需有人护法，这种方法较少运用。初练辟谷者，须从短期、低层次开始，要以安全为上，自然为度，循序渐进。随着服气功夫的提高和辟谷经验的积累，再逐步延长辟谷时间和提高辟谷层次。辟谷时间可灵活控制，为治病而辟谷者，并非辟谷时间越长、辟谷层次愈高愈好。一些重病、体弱者辟谷时应量力而行，适可而止，欲辟则辟，欲止则止，顺其自然，以自己感受舒服为度。切不可因治病、长功或其他原因而主观延长时间。根据经验，一般辟谷3—5天即有疗效。最佳的断食季节是秋季，其次是春季，再次是冬季，夏季可能比较难受，不太适合。

要知道什么时候可以停止断食，最好的方法就是看自己的宿便是否已排净，说话时是否不再发出恶臭味，如果答案都为肯定，则表示断食已经收到一定的功效，这时便可复食了。练习辟谷需坚持静养服气，行气者不一定要辟谷，但辟谷者必须要兼练行气之功，特别需要强调的是应该注意吞咽津液。辟谷期间可按日常生活如常进行，但应避免过度、剧烈的体力活动，并限制性生活，惜精爱气。

目前大众比较认同，并具体采用的断食法，包括无水断食、蜂蜜断食、米汤断食、清汤断食、果汁断食、菜汁断食、水果断食及有机健康食品断食等，习练者可根据自己的生活习惯及日常作息，在专业人士的指导下决定具体方案。

蜂蜜断食法：此法是指在断食过程中每天分早、午、晚 3 次，每次饮用 360 毫升蜂蜜水，实行蜂蜜断食法，人体可以从蜂蜜中获得热量，不会像正规辟谷那样引起肌肉瘦弱和全身乏力倦怠的感觉，甚至每天可以干一些轻体力劳动。复食后也较少出现食量反而增多的现象。因此，可以说这是减肥的理想方法。

果汁断食法：即以水果汁代替蜂蜜水饮用。果汁中含有一定量的营养成分，特别是含维生素较多，因此，在断食过程中疲乏倦怠等感觉会较轻，也可以坚持适当的工作。不同时期有不同的水果上市，应尽量选择应时新鲜的水果榨汁。品种可选苹果、梨、葡萄、橘子、草莓等。饮用时每次以 1 杯（180 毫升）或者 1 杯半为宜，每日饮用 2 次（中午、晚上）或 3 次（早、午、晚）。

生菜汁断食法：即在断食过程中饮用一定量的新鲜生菜汁。生菜汁虽然比不上果汁甘甜可口，但其营养却远比果汁更为丰富一些。生菜汁中含有丰富的纤维素，比熟的蔬菜更容易被吸收，还能够促进肠道的蠕动，帮助排除体内毒素，增强组织细胞活力。并且生菜汁含有更多的维生素，可以使人保持精力充沛。有些蔬菜对防治某些疾病还有特效，如高丽菜汁（高丽菜加胡萝卜、苹果）对高血压及血管硬化具有预防及稳定作用；菠菜柳橙汁（菠菜加高丽菜、带皮柳橙、胡萝卜、苹果）可改善恶性贫血，对气喘、荨麻疹也有效；芹菜汁（芹菜加高丽菜、带皮柳丁、胡萝卜、苹果）可健胃利尿，对咳嗽、多痰、痔疮都具有疗效。为了改善菜

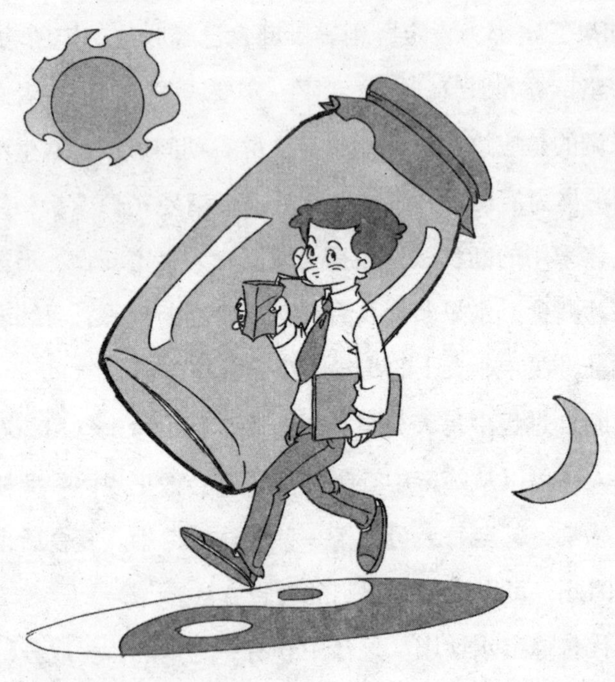
酸奶断食法

汁的味道，可以在饮用时，加入少量果汁和食用酶液体等。但由于生菜汁中浓度较高的叶绿素对胃肠黏膜刺激性较大，因此胃肠虚弱的人或胃下垂、胃与十二指肠溃疡患者应当慎用。所用蔬菜应尽量选择自然栽培，未施以农药和化肥的。生菜汁的制取，可先用绞馅器将生菜绞成泥状，再将菜汁挤出；或者直接用榨汁机榨出菜汁。胃弱的人在饮用时可先加1—2倍的水予以稀释。根类的蔬菜如胡萝卜等，也可以同叶类蔬菜一起绞汁服用。生菜汁的饮用次数，可定为每日中午和晚上各1次，每次取原汁200毫升，加等量的水稀释为400毫升，但不必拘泥于此，可灵活变动。如果在饮用时加入适量蜂蜜，或少量食盐，会使人显得精力充沛。

米汤断食法：即在断食期间，饮用糙米熬的米汤汁。米汤味道可口，而且具有一定营养，还可改善断食过程中出现的全身乏力和精神不安等症状，并可对胃肠黏膜有一定的保护作用。此法较适用于胃肠功能虚弱者，尤其对胃下垂、胃与十二指肠溃疡等患者，有良好的治疗效果。熬取米汤的方法，一是可以用糙米熬粥，然后取其汤；二是直接用糙米粉熬熟后食用。饮用时可加少许食盐，吃酸梅干一个，每日中午、傍晚各饮一碗。

酸奶断食法：即在断食期间，中、晚两餐只喝适量的低脂酸奶（一般为 250 克），早餐可食新鲜水果 1 个。酸奶是很好的蛋白质和钙质来源，而且常饮酸奶能促进肠道运动，增加排便量，可预防便秘、结肠癌，并能降低胆固醇，可增强人体免疫力，对防癌和抗衰老有一定作用。酸奶还有很好的美容减肥功效。但酸奶不适宜贫血、低血压、低血糖患者饮用。饮用酸奶一定要选质量佳、口味淡的。

第八章 香汤养生保健法

一、道教与香汤浴

道教修炼方法多种多样，异彩纷呈，但有一种却一直为外界所忽略，那就是香汤沐浴法。这种养生保健法在道教的养生修炼中起着十分特殊的作用。

所谓“香汤”，就是盆浴时在澡水（古人称作“汤”）中加入香草或香料，用此香水洗浴。我们的祖先很早就有香汤浴的习俗。我国现存最古老的月令《夏小正》，相传是夏代的遗书，最早提到了一种花草浴：“五月……蓄兰为沐浴也。”这就是著名的、有着悠久传统的兰汤浴。兰，香草名，包括兰草、泽兰，非指兰花。如屈原《离骚》中就有“纫秋兰以为佩”的语句，洪兴祖注云：“兰芷之类，古人皆以为佩也。”据记载，自周朝开始，就已流行香汤浴，即用兰草煎的药汤沐浴，其气味芬芳馥郁；有解暑祛湿、醒神爽脑的功效。屈原就曾在《云中君》里记述道：“浴兰汤兮沐芳华。”

在我国历史上，香汤沐浴当然不仅限于兰草。《山海经》曾提到另一种花草也可以入浴：“竹山……有草焉，其名曰黄藋，其状如樗，其叶如麻，白华而赤实，其状如赭，浴之已疥。”虽《山海经》多诞语，不可全信，但后来在明代田汝成《西湖游览志馀·熙朝乐事》中提到，立冬日以各色香草及菊花、金银花煎汤沐浴，江南的这一风俗被称作“扫疥”，意为

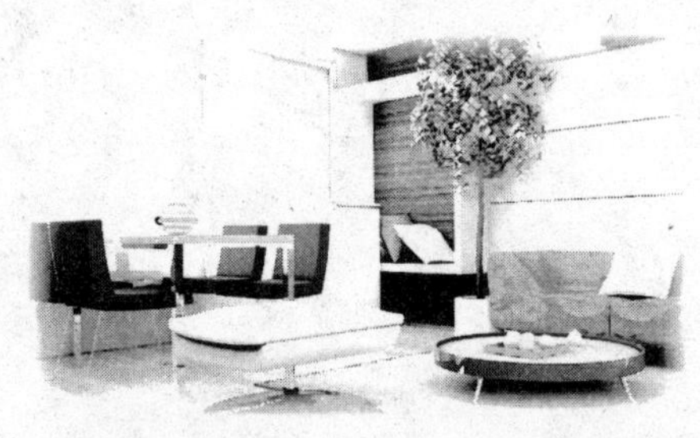

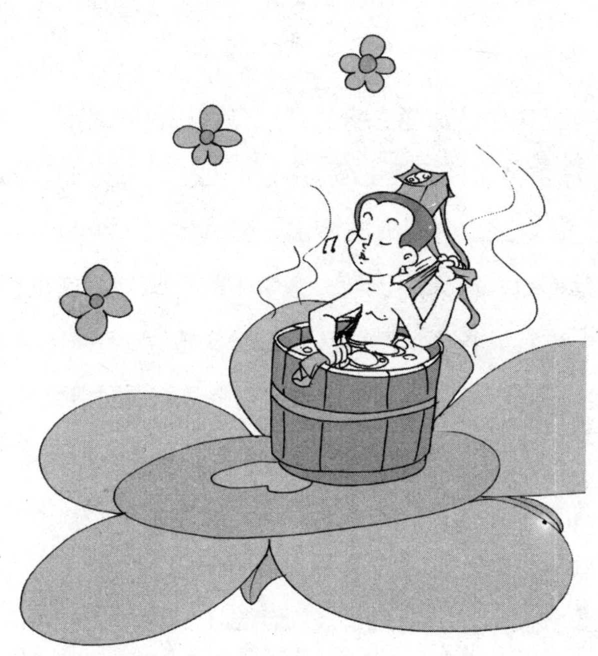

在道家的沐浴法中，比较有代表性的一种香汤是“五香汤”

治愈疥癣类皮肤病。古人认为，沐浴时在澡水中加入某些香草或香料，不仅能提神醒脑，洁身去味，还可以祛邪疗疾。这些香料多取自香花香草，它们馨香却无毒，对人体不会造成不良反应，其中的芳香物质及药理作用，还能防病治病，有益健康。

汉代皇家浴池中也常用香汤沐浴。成帝皇后赵飞燕洗澡用的是“五蕴七香汤”，五蕴七香者，指多种香料的混合。赵飞燕的妹妹赵合德入宫后亦颇受专宠，沐浴用的是“豆蔻汤”。豆蔻为姜科多年生草本，其花、种子、壳均可入药，具有行气化湿的功效。在道家的沐浴法中，比较有代表性的一种香汤是“五香汤”。据宋张君房《云笈七签》引《三皇经》云：“凡斋戒沐浴，皆为盥汰五香汤……煮取一斛二斗，以自洗浴也。此汤辟恶，除不详，炁降神灵，用之以沐，并治头风。”这里的五香中有香花，有香木，五香糅合，其熏袭馥郁之浓烈，鬼神亦足惊也。

这里提到道家的斋戒沐浴，其发端其实可上溯到周朝。《周易 · 系辞》中说：“洗心曰齐（同“斋”），防患曰戒。斋戒就是收心敛性，敬拜神明；沐浴就是通过洁身以达到“洗心”，以便侍奉上天。《云笈七签》也说：“斋者，齐也，要以齐整三业，乃为斋矣。”《太上太真科经》又说：“能得一者，心摄三业。能摄身者，端拱不扰；能摄口者，默识密明；能摄心者，神与道合。齐即使身口心均清净，节食除烦，虔诚整肃，专一其心志之意。”道教进行宗教活动的醮坛，是神灵降至的处所，神圣而又庄严。因此，与醮坛有关的法器和活动等，自然也应十分圣洁，于是便产生了诸多禁忌。坛场禁忌，总的精神就是：诸秽不可入坛。因此，道教在举行宗教活动时，不仅要有清静的醮坛，而且道士本身也应保持清净之身。那就是在行仪式之前，一定要斋戒沐浴，洁净身心。道教十分注重修斋，《云笈七签》卷三十七引《三天内解经》说："夫为学道，莫先乎斋。外则不染尘垢，内则五脏清虚，降真致真，神与道合居。能修长斋者，则道合真，不犯禁戒也。故天师遗教，为学不修斋值，冥如夜行不持火烛。此斋值应是学道之首。夫欲启灵告冥，建立斋值者，宜先散斋，不使宿秽，臭腥消除，饥体消洁，无有玷污，然后可得入斋。"佛家也讲究斋戒沐浴，同出此理。

因此，古人在举行重大祭祀前，与祭者为表示对神灵的敬畏，都要沐浴净身，否则就会亵渎神灵。据《益都耆旧传》载，有一年，汉武帝到甘泉宫去祭祀，时任侍中的张宽随同前往。一行人马走到渭桥时，汉武帝突然发现桥下的水中有个女人在洗澡。奇怪的是，那女人的乳房非常大，足有七尺长。汉武帝十分诧异，便派人去询问。那女人说："皇帝后面第七辆车上的人，知道我的来历。"当时，张宽就坐在第七辆车上，汉武帝便差人去问。张宽回答说："她是天星，主管祭祀，祭祀者如果斋戒不洁净，长乳女人就会出现。"按张宽的解释，天上主管祭祀的天星肯定是发现祭祀者斋戒不洁净，才幻形长乳女人在渭水河中洗澡，以告诫祭祀者要认真地沐浴净身，否则不仅不能免灾获福，恐怕还要获罪。

道教信仰的宗旨是追求长生不死、得道成仙，因此十分注重个体生命的价值，相信经过一定的修炼，尘世中的人可以脱胎换骨，直接超凡入仙，不必等待死后灵魂超度。所以道教养生家们研究并实践着诸多的修炼方法，其中有许多东西至今还具有生命力，比如道教的沐浴养生法。在道教看来，香汤沐浴的作用不仅是为了洁净身体，涤尽垢腻，而且还可以借助洗涤身体的启发影响，反过来使内心得以洁净。作道法之前，在香汤沐浴"内以净心，外以净身"的作用下，人的神气自然清朗，这是有利于养生修炼、得道成仙的。道教已将沐浴与修道紧密地结合了起来。

道教对沐浴很有讲究，如要用前面提到的那种"五香汤"沐浴。《云笈七签》

卷四十一引《沐浴身心经》曰："五香者，一者白芷，能去三尸；二者桃皮，能辟邪气；三者栢叶，能降真仙；四者零陵，能集灵圣；五者青木香，能消秽召真。"其中，白芷含有较多挥发油，味芳香，据道教密传，有避邪和去三尸的作用；桃皮是桃树去掉栓皮后的树皮，因其含柚皮素、香橙素等，所以气味芳香，具有较强的健神醒脑作用，并且可以杀疮虫，止痧气；柏叶则具可轻身益气，令人耐寒暑、去湿痹、止饥；零陵香对心腹恶气、齿痛、鼻塞皆有较好的疗效；青木香有升降、利吐的作用，还能清醒毛孔，促进皮下毛细血管的血液循环，使沐浴者遍体舒适。

另外还有所谓的"七福因"："一者上善水，二者火薪（即烧水要用柴火），三者香药，四者浴衣，五者澡豆（古代洗涤用品，以豆末和药制成，可使皮肤光滑），六者净巾，七者蜜汤"，做到了这七点，就能得到七种好处："一者常生中国，为男子身；二者身相具足；三者身体光明，眼瞳彻视；四者髭发绀青，圆光映项；五者唇朱口香，四十二齿；六者两手过膝；七者心聪意慧，通了三洞经法。"这种沐浴，既充分结合了中医药理，还对沐浴时的什物十分考究。单从这些极其烦繁的细节上，就可以看出们对待沐浴的重视程度。

道教香汤浴花样颇多，取材多种，除先前所述之豆蔻汤、五香汤外，还有用白茅香的。如《本草拾遗记》载：白茅香"味甘平，无毒，主恶气，令人身香。煮汁服之，主腹内冷痛。生安南，如茅根。道家用煮汤沐浴。"也有用荆花、白檀、竹叶的。现代科学证实，沐浴，尤其是添加一些药物的沐浴，能起到强身健体，延年益寿的作用，这是毋庸置疑的。

另外，道教香汤浴还有一些具有特殊功效的吉日良辰，如《云笈七签》卷四十一《杂法部》曰："正月十八日人定时沐浴令人齿坚，三月六日日入时沐浴令人无厄，四月四日日晡时沐浴令人无讼，七月二十五日早食时沐浴令人进道"，"十月十八日鸡初鸣时沐浴令人长寿"等。农历五月初五被道教定为"地腊"，是日要香汤沐浴，驱逐瘴气，祭奠神祖，以保平安。道教对香汤浴的礼仪规定也比较复杂，如：沐浴须在密室中进行，不应与俗人同浴，入浴堂不得与别人共语，忌用不洁之水。沐浴微咒曰：天地开朗，四大为常，去水解秽，辟除不祥，双童守护，七灵安房，云津炼灌，万气混康，内外利贞，保兹黄裳。

二、药浴与养生保健

由于道教在举行宗教仪式前往往要沐浴斋戒，因此，道教很早便把沐浴养生纳入了道教养生体系，并且积累了丰富的经验，逐渐形成了香浴和药浴两大系列，留传下许多方法和方药，以及许多对症沐浴验方，为人类的健康长寿事业做出了巨大贡献。

药浴在中国也已有几千年的历史。《黄帝内经》里便有关于中药外治方法的论述，并有利用热汤浸浴发汗的先例。《黄帝内经·素问·阴阳应象大论》中“其有邪者，渍形以为汗”，是指对因外邪侵入而生病的人，用热水浸浴，使患者出汗，外邪可从汗中而出。《黄帝内经》中还记载了用姜、椒、桂和酒煮熏洗法，治疗关节肿痛、屈伸不利等痹症。《金匮要略》中也记载：“百合病（亦称“奇恒病”）一月不解，变成渴者，百合洗方主之，以百合一升，水一斗，渍之一宿，以洗身。”

至晋代，药浴疗法有了长足的进步，葛洪《肘后备急方》中记载了对不同原因引起的创伤及脓肿，分别采用“酒洗”、“醋水洗”、“煮黄柏水洗”等不同的浴洗方法，体现了道医学辨证施治的思想。其中还记载了许多药浴方药：“疗伤寒大病后，热毒攻目方，煮蜂房以洗之”；“疗男子阴疮方，以黄檗洗之”；“疗阴下生疮，地榆、黄檗各八两洗疮”；“疗阴痒痛不可忍方，取狼牙、蛇床子煮作汤洗”；“疗喉痹，矾石三两，水三升渍，洗手足”，还有治疗小儿各种疾病的11首浴儿法。

到了唐代，药浴得到了广泛的应用，其配方数目、用药水平及治疗范围均达到了空前的水平。孙思邈的《千金要方》、《千金翼方》中，有大量用药浴治疗全身性疾病、皮肤病、眼科病、妇科病、儿科病等病症的配方。如用青木香汤浴洗治疗小儿发热；当归汤浴洗阴部，治疗产后阴肿；以洗眼汤浴洗治疗目生障翳；以防风散洗手足治疗头风炫目等。不仅如此，药浴在美容美肤方面也开创了先河。如《千金要方》中记载千金洗面药可除面部褐斑、增白悦色，桃仁澡豆悦泽肌肤等。另外，《千金要方》中还有运用熏蒸急救，治疗中风不语。其他如王焘的《外台秘要》中也较多地记载了药浴疗法，用于治疗痈疽、隐疹、白屑、丹毒、烫伤、冻疮、手足皲裂等多种疾病；我国第一部骨科学专著《仙授理伤续断秘方》所记载的对骨伤科的处理中，不仅重视手法复位，而且重视药浴外洗，其所载方中多有浴洗方药。

古时很早就流行温泉浴，但温泉浴的盛行是在唐代，尤以唐玄宗骊山华清池最为豪华气派。华清宫“汤殿”包括了皇帝专用的御汤“九龙殿”、杨贵妃专用的“贵妃池”（又名“莲花汤”），以及供宫室成员或来此避寒的文武百官使用的“星辰汤”、“太子汤”、“尚食汤”等浴池。当时这些浴池所蓄之汤皆为骊山脚下涌出的天然温泉，由于其中含有天然的矿物质，本已有疗疾的效用，然而好鬼神、崇道教的唐玄宗犹嫌不足，仍喜欢在汤中放置兰草香药。杨贵妃能做到皇宫三千独宠一人，与她在骊山微碱性温泉中洗过温水澡后，再泡“百花汤浴露”不无关系。

宋明时期，随着道教医学的发展，药浴疗法也得到了极大地丰富和充实。中医方面也不断收集整理了有效的药浴方药，扩大了药浴方药及应用范围，创新了药浴方法。《太平圣惠方》是一部集宋代方书之大成的医学巨著，其中共收熏洗方 163 首，多为经过长期实践，行之有效的药浴方剂。如治白屑立效方，用大麻子、秦椒各半斤、皂荚末 1 两，捣碎，以水一斗，浸一宿，去渣沐发。此方有祛屑止痒之功。除大量的皮肤科药浴方外，尚有许多内科、眼科等药浴方。《圣济总录》是宋徽宗时朝廷组织人员编撰的一部大型医书，在药浴方面也有不少记载，如升麻汤洗浴丹毒、秦皮洗眼汤洗浴目赤肿痛、蛇床子散洗浴大风癞病等，均为有效药浴方剂。

由明太祖第五子朱棣等人撰集的一部大型方书《普济方》，也是我国历史上收方最多的一部方书，共收方 61739 首，其中有许多浴洗方剂。明代在药浴的具体操作方面也有所创新。李时珍的《本草纲目》收载了明以前单验方万余首，其中药浴治法就有沐浴、热浴、坐浴等不同的治法，其治病范围也日益扩大。明《伤科补要》中详细记载了熏蒸疗法，其云：“凡宿伤在皮里膜外，虽服行药不能根除，服瓜皮散，次用落得打草、陈小麦、艾叶三味，用河水煎一锅，滚透，入小口缸内，横板一块，患人坐在板上，再将单被盖身，其汗立至，不可闪开，恐汗即止，病根不清也。”这与现代药液蒸浴法几乎相同。

清代是药浴疗法成熟的阶段，主要体现在中医外治专著的问世及药浴外治理论的建立。《医宗金鉴·外科心法要诀》记载：“凡肿在四肢者，溻渍之；在腰腹脊背者，淋之；在下部者，浴之。”外治学大师吴尚先在《理瀹骈文》中提出“外治之理即内治之理”，“外治之药，亦即内治之药，所异者法耳。医理药性无二，而则神奇变幻，上可以发泄造化五行之奥蕴，下亦扶危救急，层见叠出不穷。” 该书药浴疗法应用广泛，大大突破了前人的应用范围，在药浴的种类上论述了洗、沐、浴、浸、渍、浇等法。又在药浴中细分为内、外、妇、儿、五官等科，皆可用药浴法，辨证用药贯穿于整个临床药浴过程，理、法、方、药备全。

延至现代，药浴疗法有了更进一步的发展。经过诸多医家的不断努力，药浴疗法被推入了一个新的阶段。

三、药浴的保健原理

道教养生保健文化重整体和谐，强调自然，“天人合一”的理念是一个新鲜的理念，但对道教来说，却是一个古老的话题。这种观点主要表现在两大方面：一是把人体的五脏六腑等看作是一个相互联系、制约、作用、影响，并相互包含、相互映象的有机系统；二是把人体脏腑病变诊治与地理环境、气候、四时变化等自然因素联系起来进行考虑。道教养生强调用“气”来解释人体，在人与天地自然环境的关系中，只要按照“气”的运动变化规律，也就是按照自然的秩序，求得与天地和自然万物的和谐，就会获得平安与快乐，从而达到强身健体的目的。理、气、数在药浴活动中的具体运用，就是根据人体机能特点和病情，合理选择药物，合理配比，合理控制温度等，从而使人体内部平衡，并与外部环境相适应。

药浴的作用机理，简而言之，系药物作用于全身肌肤、局部或患处，并经身体吸收后，沿经络血脉循行，内达脏腑，由表及里产生效应。在药浴的过程中，除了水本身的理化作用外，主要是药物对人体的影响。药物水溶液的有效成分，通过体表和呼吸道黏膜进入体内，根据不同药物的组方，可起到疏通经络、调整阴阳、协调脏腑、通行气血、祛风散寒、清热解毒、祛湿止痒、消肿止痛、濡养全身等养生功效。

具体地说，药浴的养生保健功效是通过以下几个方面来实现的：

1. 经络穴位作用

道教养生学认为，外治之理同于内治之理。道教药浴亦是以脏腑经络学说为依据，通过经络腧穴来调节脏腑气血功能，使之达到平衡的。人体是一个有机的内外统一整体。在体表与内脏，由于经络内外交错，构成了一个既有分工，又相互协调的统一体，通过经络腧穴来运行脏腑气血，调节脏腑阴阳平衡。疾病是由于外感六淫、内外七情而导致阴阳脏腑气血的失衡。通过药浴，药液作用于肤表，既可刺激腧穴，激发经气，又能彻透腠理，循行于经脉之中，起到祛邪拔毒、畅通气血、调和营卫、平衡阴阳，达到治疗疾病的目的。

2. 药物药效作用

道教医学实践证明，外治可治疗内外诸疾，而且疗效显著。其作用主要取决于药物的效能，因此，必须按照辨证施治的原则，才能发挥其作用。首先，药液中的有效成分不需消化道吸收，直接在接触的皮肤黏膜上产生药效，如杀菌、杀虫、消炎、消肿止痛、止痒等，主要应用于皮肤病。其次，在熏蒸浴治疗过程中，药物经皮肤、黏膜等被吸收到体内，发挥药理作用，达到治疗疾病的目的。另外，有些药物具有一定的透皮吸收作用，如川芎浴液中的川芎醚，可明显促进其他中药成分的透皮作用，增强疗效。当然，体表治疗作用与体内治疗作用并不是孤立的，两者相互协同，共同发挥作用，只是根据药物和治疗方法的不同，某一作用的主次不同而已。

3. 温热刺激作用

人体在温度的作用下，会产生一系列的变化。正常情况下，人体的体表温度在35℃左右，显露于外的局部还要低。当用水温稍高于皮肤温度，如37℃左右的温水洗浴时，可刺激皮肤与外周血管的扩张，引起血液循环加快，皮肤排汗增加，尿量增多，此时血压稍下降，心率稍加快，但不降低心肌张力。温水洗浴，可以增强机体的功能，加强胃液分泌和胃肠蠕动，增强造血功能，提高免疫能力，促进血液循环。另外，温水浴尚可降低神经兴奋性与痛觉的传导，缓解肌肉的痉挛，故而可起到良好的刺激和催眠作用。因此，体质较弱、阳虚、虚寒性腹泻、皮肤干燥、失眠、烦躁等患者宜用此温度的水洗浴。由于排汗的作用，加大了皮肤气化热的散发，消耗热量，可起到减肥效果。水温在39℃以上，甚至达到42℃时为热水浴，会使血液循环加速，心跳显著加快，呼吸急速。因此，心脏病患者在这种水温中洗浴时，时间不宜过长。由于热水浴能使血管扩张、循环加快，新陈代谢旺盛，所以，有利于促进有害代谢产物的排泄。对跌打损伤引起的淤肿、肌肉拉伤、劳损，或其他原因引起的炎症，也有很好的效果。但由于大量出汗，导致消耗体能增加，会使人疲倦乏力，若长期洗这种热水浴，可导致体质下降。

4. 静水压作用

当人全身浸浴在水中时，特别是游泳时，会感到吸气稍费力，这即是静水压作用的结果。静水压力的大小对身体各部分均有不同。由于胸腹受压，故吸气时困难，呼气时通畅。这种静水压导致的吸气困难对呼吸肌有一定的锻炼作用，适用于患有通气障碍的呼吸系统疾病患者的功能锻炼。对平日缺乏锻炼，或中老年人缺乏运动所致的呼吸肌变弱的人，通过药浴来锻炼呼吸肌也是一个极妙的方法。此外，由于静水压的作用，影响身体外围血管的血液及体液一起回缩，使体液再分配，从而增加了内脏器官的血液供应，改善了肝、肾、胃、肠的功能。但这样会增加心脏负担，因此，心血管病患者会因洗浴而稍感呼吸困难，需要引起足够的重视。

5、水的浮力作用

水的浮力作用会使人在水中变轻，因此，中风后遗症、小儿麻痹症、截瘫的患者在汤浴中能得到锻炼，其效果极佳。由于浮力的作用，更能有效地舒展四肢，活动全身的肌肉，对缺乏运动、体质虚弱、腰腿疼痛的人更是一个极好的活动环境。

6. 水的摩擦作用

一般的池浴几乎无摩擦作用，但若是在流动水的环境中，或者是水压较高的喷射浴中，快速流动的水流不断冲撞皮肤，对皮肤则具有较好的按摩作用。这种冲击摩擦轻柔缓和，具有疏通气血、舒筋活络、柔润肌肤的作用，有助于皮肤血管的扩张和血液循环的改善，并可产生镇静和镇痛效应。因此，有条件的话可以在药浴的同时，结合喷射浴或在流动水中泡浴，可收到较好的保健效果。

四、药浴的保健功能

道教药浴疗法简便易行，安全可靠，行之有效。从道教养生家数千年的研究和药浴实践，并结合现代的医学理论来看，大体有以下几方面的保健功效：

1. 对皮肤的保健

人有两种呼吸法，即肺呼吸和体呼吸。体呼吸是在人体与外界存在气压差的时候，组织细胞通过皮肤与外界直接进行气体交换，这种呼吸法常人一般注意不到，但它是确实存在的，比较明显的部位有掌心、脚心、腋下和会阴部。当皮肤呼吸功能发生问题，人体就会产生病变。这一点我们从烧伤病例中可以验证，当皮肤被大面积烧伤，皮肤不能呼吸时，人的生存就会受到威胁。药浴在水的机械、温度、化学等共同作用下，可有效改善皮肤的呼吸状况，活化人体机能。皮肤在水的浸泡下会形成一种反渗透效果，从而使融入水中的营养物质和药物等特定物质进入人体。进行各种药浴时，水首先对皮肤产生作用，除刺激局部皮肤外，还可以反射性地引起偏远部位器官发生各种不同反应，如热水坐浴可引起盆腔内充血；手浴能影响胸腔脏器；足浴能影响脑部血液循环。由清热解毒类中药（如金银花、连翘、大青叶、板蓝根、蛇床子、防风等）制成的汤浴液，可以治疗各种因细菌感染而导致的皮肤病。

2．对神经系统的保健

皮肤上有丰富的感受器，在受到冷热刺激后，会将其传导到神经中枢而引起相应系统的反应。温热刺激对大脑会起到抑制作用，所以进行温水全身浸浴具有镇静效果，浴后会嗜睡。短时间的热水浴(40℃左右)可引起兴奋，但长时间热水浴则可能导致疲劳乏力。冷刺激亦有兴奋作用，短时间的冷浴疗法还可起到强身健体的作用。

3．对心血管系统的保健

药浴对心血管系统的保健功效与水温、治疗时间、部位及刺激强度有密切关系。当心脏局部受冷时，能使心脏收缩次数减少，但收缩力加强，脉搏有力，血压下降。当心脏局部受热时，会使心搏加快，在适当情况下也可能增加心肌张力；但若温度过高或时间过长，心脏张力即行减低。当实性心动过速时，心脏部位受冷可获良好效果。但若是心脏本身疾病，如心肌炎、内膜炎所致的心搏增快，则需较长时间的局部受冷。

4．对肌肉的保健

在短促的寒冷刺激下，肌肉紧张度会增高，可增加肌肉力量，减少疲劳，尤其在机械刺激下更明显。但若长时间冷水浴，又会使肌肉变僵直，使运动发生困难。短时间的温水浴能提高肌肉的工作能力及消除疲劳，较长时间的温水浴则会减弱肌肉张力，减轻疼痛和痉挛，故常配合按摩及体疗，温水浴对治疗关节疾病有良好效果。冷热刺激还可引起平滑肌的收缩与舒展，尤以肠的平滑肌为最明显，因此冷水浴可使肠蠕动显著增加，而热水浴则可减缓或解除痉挛。

5．对骨的保健

骨髓是血液的发祥地，是人类的生命动力之源。可见，维系人类生命活动的能源基地就是“骨”，特别是脊椎。与道医所指的“脾”、“肾”一样，这里说的“骨”，是指“骨功能”，而不是一般人所谓的“骨头”。药浴在水温与药物的作用下，可以通过调节“骨功能”进行某种整合，起到松骨、补骨、养骨的效果，从而迅速消除更年期综合征、骨质疏松症和骨关节病等。这与传统的“补肾养骨”那种“间接养骨”的观念有明显的区别。正是由于减少了中间环节，所以，药浴的见效时间特别快。

6．对新陈代谢的影响

在药浴作用下，机体代谢过程会加强，低温浴时更是如此。低温浴主要作用于脂肪代谢，并提高气体代谢，过热或过冷洗浴时，还可使氮与蛋白质的代谢增强，但作用停止后即可恢复。

7．对排泄功能的影响

在热力作用下，汗腺分泌得到加强，汗液大量排出，故可促使许多有害代谢产物及毒素随汗排出。但大量出汗会使身体有衰弱感，因此，药浴时应注意患者排汗的情况。无论在局部或全身应用温热刺激，肾脏血管均随皮肤血管的扩张而扩张，发生主动性充血。在温水浸浴1—2小时的情况下，肾血管得到扩张，有利尿作用。

8．对睡眠的影响

睡眠是恢复精神和体力的必要条件。睡眠对人体的主要作用在于保留能量和对身体功能的恢复，包括对身体和神经系统的恢复。没有睡眠就没有健康。药浴可以借助浴汤的温热之力及药物本身的功效，通过浴足或全身浸浴，达到调整人的生命中枢，从而改善人的精神状态和睡眠质量，最终使人保持健康，或使患者早日康复。

此外，药浴还有调节情志，平衡失调，清除湿热，软化瘢痕，增强呼吸系统、循环系统功能，促进内分泌系统的功能等作用。总之，药浴疗法使药物的有效成分通过热效应渗透皮下组织，经过毛细血管和经络，运行至脏腑器官；另一部分带芳香气味的热蒸汽通过呼吸进入肺部器官。药物的有效成分和芳香挥发油在体内各自发挥作用，通过血液、淋巴循环以及经络输送到全身各个部位，从而调整脏腑功能，修复损伤组织，最终达到“内病外治，上病下治，外病熏洗”的目的。而且药浴避免了药物对胃肠黏膜的刺激和对肝脏的损害，又防止了胃肠道对药物药效的影响，所以对各年龄层的人，对养生保健以及对各种慢性疾病的治疗来说，都是一种理想的治疗方法。

经过数千年的变迁，道教药浴疗法的内容愈加丰富，其治疗作用和保健作用已得到人们的普遍认可和推崇，它具有疗效显著、毒副作用小、适用范围广、简便易行等特点。随着生活品位的不断提高，人类对生命意义的理解不断加深，养生被越来越多的现代人所重视，汤浴养生更为大众所青睐，古老的汤浴文化焕发出勃勃生机。

五、药汤的配制

药浴中配方的使用是极有讲究的，并非随意想怎么配就可以怎么配，不过总的来说还是有一定规律的。道教医学认为，药浴配方应充分考虑药量、病症、部位、皮肤、体质等因素和特点。药浴要因人而异、因病而异、因时而异，不同情况不可等同而论。

1．配伍的原则

因药配方：从以往的研究中可以看出，用于药浴汤剂的材料，多具有芳香的气味和浓烈的药性，含有大量的挥发性成分。人们用得最多的有菖蒲、苜蓿香、雄黄、白芨、枸杞根、桂皮、沉香、郁金、苇香、豆蔻、藿香、安息香、马芹、牛黄、麝香、松脂、香附子、茱萸、茅根香、艾纳子、龙华须、白胶、青木等。古时人们为了消灾避邪，除病消烦，常把这些香药研成粉末，放入水中，洗香汤浴。这种方法至今仍然为人们所接受和使用着。这些香药当中，许多材料具有芳香开窍，杀虫止痛，清热解毒，通经活络，排脓利尿等作用。

因证配方：疾病不同，所表现出来的症状也不同；有时疾病相同，所表现的症状也不同；而症状相同的病人也可能出自不同的病。针对这种情况，药浴可以采取对证配方。例如，用于消除疲劳，可多选用补气的中药，如黄芪、党参等；用于止痛，可多用活血化瘀、行气止痛通络的药物，如三棱、莪术、金银花藤等。因症配方也有其独特的原因，例如，用滑腻的药汤可消除局部的污垢，温热的药汤能够消除寒冷的病症，而寒凉的浴液又能减轻热症的症状。因证配方还考虑到了病症发展的趋势，例如皮表的病症，病邪应该从外去除，就应采用热而发汗的方法，通过洗浴使汗孔大开；而对于腹泻这样的病症，就该采用收涩的方法去止泻。

因病配方:对于不同的疾病应采取不同的配方。例如，对于皮肤的疮肿、溃疡、溃烂等疾病，可以采用清热解毒的中药，如黄连、黄檗、金银花、菊花等煎水洗浴;对于内脏下垂的疾病，则可采用一些培补元气，升提经络脏腑之气的药物，如枳壳、柴胡、黄芪、日术等治疗。对于由某种特殊病原导致的疾病，也可以采用针对病因的药浴疗法。例如癣症是由皮肤真菌导致的，而蛇床子、土茯苓、白癣皮、黄檗就有明显的杀灭真菌的作用；淋病是由淋球菌引起的泌尿生殖道感染，可以采用对其有较明显的灭杀作用的黄连、蒲公英、紫花地丁、大青叶外洗。对病配方还要根据病变的轻重程度、病变的病程长短进行治疗。一般来说，病变时间长，药浴的方式应该较为温和，药物也应在量上由少到多，药浴的时间由短到长，以让病人有一个充分的适应过程；如果病程较短，病来较急，药汤的温度可以提高，药势要猛要烈，洗浴时间可以稍长。

因位配方：身体不同的部位对药物的反应、吸收程度不同，因此用药也应有所区别。对位配方主要根据症状表现的部位、趋势、特点进行，例如，眩晕病人可以在药浴时配入各种药气上行的中药以使药气上达于脑，如菊花、桑叶、蝉蜕等；脸部应多用花类药物，药味以清香为主，且最好不要有着色性；对有脚部疾患的病人，适宜采用皮硝、独活、皂角刺等药物通经活络，使药气下行。对位配方还包括是内伤病还是外感病，是上部病症还是下部病症，是寒性疾病还是热性疾病等。一般来说，外感病洗浴用水的温度可以稍高一些，内伤病洗浴的水温宜温和一些；上部病变多采用淋浴和洗头、洗脸的方式，而中部病症则可采用躺卧在浴池中的方式，下部病症则多采用足浴和熏蒸方式。另外，对位施浴的另一个特点则是哪里有病就在哪里洗浴，例如眼病就用中药洗眼，鼻病就用中药洗鼻，口臭就用中药漱口，肛门脱落就用中药洗肛。

因人配方：无论治疗何种疾病，人都是决定性的因素，尤其是病人。人可以分很多类型，由于家庭环境、身体素质、遗传天赋、个人职业、生活习惯、男女性别、年龄大小等等不同，在进行药浴时也应该采取相对不同的方法。从年龄来看，老年人由于骨骼关节的老化，常会出现骨刺和腰椎病变，可将晚上足浴作为日常生活中的一个方面，长期坚持。对女性来说，由于应长期坚持洗浴下身的保健习惯，可将淋洗、阴部药浴作为保健治疗的一个重要内容。对于儿童来说，在洗浴时加少量的保健治病药物外淋浴，可在不知不觉中使儿童身体逐渐变得强壮。对于不同的肤质而言，干性皮肤者，选方时应多增加一些润肤的药物；肤色黑者，可增加一些能增白的中药。从身体素质来看，有的病人长期卧床，弱不禁风，所以在汤浴时就要注意防止感冒；高血压病人，要防止过长时间的洗浴，低血压病人则要禁止高温热浴。从职业看，长期从事脑力劳动的人，采用浴缸泡澡的方式可使身体得到完全的放松，而从事体力劳动者，则适合使用冷水洗浴健身。

2．配伍与方剂

方剂是由材料组成的，配伍是按照病情的需要和材料的性能，将两种以上的材料组合在一起使用。目的是增进疗效，减少药物的毒副反应。历代道教医家将药物配伍关系概括为相须、相使、相畏、相杀、相恶、相反，此六者与单行（使用单味药）合称为药性“七情”。

相须，是将功用相同的药物合用，可互相增强其原有的疗效，产生协同作用，如知母与黄檗合用滋阴降火之效更强，人参与炙甘草同用，可增强补中益气作用。相使，是以一药为主，合用其他药物以提高主药的疗效，如黄芪配茯苓能增加黄芪补气利水的功效，黄芩配大黄能增加黄芩清热泻火的功效。相畏，指两种药物合用，一种药物受到另一种药物的抑制，从而减弱或消除其毒副作用，如生半夏畏生姜。

相杀，指两种药物合用，一种药物能减弱或消除另一种药物的毒副反应，如生姜能杀生南星之毒。相恶，指两种药物合用后，一种药物可以减弱另一种药物的疗效，如人参能大补元气，与莱菔子同用，可降低其补气功效。相反，指两种药物合用后，会产生毒副反应，如甘草反甘遂。单行，指使用单味药治疗疾病，如独参汤中以单味人参大补元气。

在药浴实践操作中，应尽可能运用相须、相使，以求协同作用；而在使用有毒副作用的药物时，则可通过相畏、相杀来减弱或消除其不良反应。至于相恶、相反则是配伍禁忌，应禁止使用。

药物之间有“君臣佐使”的关系，方剂的组成亦如此。君药是针对主病、主证起主要治疗作用的药物；臣药是起协助、加强治疗的作用；佐药是起协助或缓解、消除君药的毒副反应，以及起到反佐作用的药物；使药则多为引经、调味之药。如麻黄汤可治疗风寒表实证，方中麻黄为君药，发表散寒；桂枝为臣药，温经散寒，以协助麻黄发汗解表；杏仁为佐药，宣畅肺气，助麻黄宣肺平喘；甘草调和诸药，为使药。全方四药君、臣、佐、使，共奏发汗解表，宣肺平喘之功效。

3．配伍禁忌

药汤材料的配伍禁忌是指一些药物不可与另一些药物配合同用，否则不仅使原有的药效减弱或丧失，有的还会产生剧烈的毒副作用。前面所述“相恶”、“相反”属于配伍禁忌范畴。材料的配伍禁忌主要有“十八反”、“十九畏”。所谓“十八反”，指甘草反大戟、甘遂、芫花、海藻；乌头反半夏、瓜蒌、贝母、白蔹、白及；藜芦反人参、丹参、玄参、沙参、细辛、芍药。“十九畏”指硫黄畏朴硝，水银畏砒霜，狼毒畏密陀僧，巴豆畏牵牛，丁香畏郁金，牙硝畏三棱，川乌、草乌畏犀角，人参畏五灵脂，官桂畏石脂。

这是历代医家经过不断经验总结、归纳而成的配伍禁忌，临床应禁止应用。可以看到，这里的“十九畏”概念与“七情”中“相畏”的含义并不相同，“七情”

中的“相畏”不仅不是配伍禁忌，还应当在临床使用毒性药物或具有不良作用药物时，加以灵活运用。

4．药浴对水的要求

药浴中水对人体的健康功效主要表现在以下几个方面：水对人体具有镇静的作用，水还可以解热、维持体温，缓解紧张情绪，润滑关节、肌肉及体腔，协调和加快消化吸收、运送排泄废物，稀释有毒物质、减少肠道对毒素的吸收，保持肌肤细嫩滋润、减少褐斑与皱纹，降低血粘度、防止血管老化等。

但是，当肌肤与水有大量直接的接触时，质量不好的水，必然会影响到保健的效果，因而这也成为药浴必须考虑的要素之一。通常，水中大多含有氧气、盐分和矿物质（如：钙、镁、铁质），同时也会含有一定量的尘土和微生物；经消毒后的自来水，或多或少仍会含有石灰质或氯，敏感性肌肤需特别留意。因而，药浴采用什么样的水至关重要。药浴用水关键的还是水的结构、水的流向、水的速度、水的温度，只有它们共同作用，才会带来一个好的效果。

就目前来讲，有四种水用于药浴可以产生最佳效果，即矿泉水、磁化水、矿溶水和离子水。其中尤以矿溶水（生态水）为最好，矿溶水具有最佳的内在结构，这是一种利用多种天然岩石经过现代科技手段抽溶，并经过模拟地磁的强烈变动磁化处理而获取的水。这种水很容易通过细胞膜，被细胞核所吸收，并且在形成浴汤的过程中，经过一系列的流变过程，水中成分经过重新排列和取向，会构成人体内合成蛋白质、脂肪的催化激活中心和生物增长动力中心。

六、药浴养生法

药浴养生法对药浴的环境、药浴的时间及操作方法等都有严格的要求。

1．药浴的环境

药浴环境的优劣与药浴的效果及人体健康有密切关系。道教自古就提出“天人相应”学说，历代医家也都非常重视环境对人类健康和寿命的影响。药浴中，如果室内通风不良，再加上现代家庭的装潢污染、电磁污染、生物污染、生活污染等等都会直接或间接影响人体健康，导致疾病。从有益于健康长寿的立场出发，药浴的环境应从实际情况出发，因地制宜。浴室内首先要整洁顺畅，安静舒适，装潢宜简不宜繁，选用的材料一定要无毒无害，符合环保要求。

气味影响药浴的效果。这是因为有的气味能使人精神振奋、心情舒畅，并能引起令人愉快的联想，这样的气味往往有益于健康；有的气味却使人恶心、烦闷、抑郁，并引起不愉快的联想，这样的气味则对健康有害。人们对气味的感受还与种族、性别、年龄、生活习惯、文化教养有关。一般来说，女人的嗅觉比男人灵敏，她们比较喜欢玫瑰、薄荷等香味，而男人则对熏衣草、麝香、檀香等香味有所偏爱。青年人嗅觉较为灵敏，随着年龄的增长，嗅觉灵敏度则会逐渐降低。对于人类来说，气味和色彩一样，只有基本的7种，即樟脑味、麝香味、花香味、薄荷味、刺激味、醚味和腐败味。这7种基本气味按不同比例混合，会变幻出千差万别的各种气味来。进行药浴应该保持浴室气味清新，除了用来制作浴汤的材料的味道，最好不要有其他味道，特别不能有对人体有不良刺激的怪味。

声音也影响药浴效果。柔和的声音对人体有益，而噪声刺激则可使人心烦意乱，烦恼易怒。长期接受噪声，可直接造成听觉器官的损害，如内耳退行性发迹或重听、耳聋，或者危害视觉功能，甚至引起头痛、眩晕、心悸、失眠、全身无力、血压升高、精神障碍等症状。因此，在药浴中，应采取必要措施，减少或消除工业和交通噪声污染。为了增加药浴的情趣和效果，还可以在药浴过程中播放自己喜欢的轻松优美的音乐。

药浴过程中光线也起着重要作用。药浴与一般意义上的洗澡一样，一般需要隐秘的环境。但隐秘的环境往往缺少光照，致使浴室昏暗。在这样的环境中洗浴往往会增加药浴者的心理负担，影响药浴的心境，也影响药浴的效果。通常，洗浴室应有良好的自然采光，如果白天进行药浴，浴室不要全部封闭，应有一定的光线透过，但不要光太强。如果是在夜间进行，房间中需要有人工照明。灯光以光色柔和、亮度适中为宜。老年人视力差，室内照明光线要相对充足一些。

浴室应有良好的通风条件，以便在进行硫化氢浴、二氧化碳浴时，能减少有害气体对病人的危害。为此可在浴室安装专门的通风设备。当然，洗浴过程中不可以有对流的风直接吹过，以免着凉。

2．药浴的时间

药浴保健的另一个重要因素是时间。道教医学认为，人的健康寿命与四时气候变化有密切关系。“从之则苛疾不起”、“逆之则灾害生”，即是说要顺应四时季节变化来调整自己的生活方式，这样可以防止疾病的发生，否则就要导致疾病，损害健康。

在不同的季节里，人的皮肤血管乃至机体都会有不同的变化。春天气候温和，阳气上升，此时人体的皮肤处于一种盎然的生机之中，此时药浴宜轻柔而快捷，使人体的血脉畅流不息，阳气生发不止；夏天天气炎热，阳气盛于外表，人体皮肤也处于一种亢奋的状态中，此时药浴应重按而快捷，可以使体内的热量得以宣泄，使阴气得以保存；秋天天气干燥，阳气收而阴气升，皮肤干枯，此时药浴宜轻柔而缓慢，使人体的血脉柔韧有余，阴血流而不滞；冬天天气寒冷，阳气藏而阴气盛，此时药浴宜重按而缓慢，使人体的阳气舒展而阴气不至过盛，这是四季洗浴的重要法则。

在一日的24小时当中，人体的气血变化也有所不同，因此，每日之中的药浴方法和原则也应有所不同。早起人体阳气初生，阴气收藏，此时汤浴宜轻柔而快捷，中午阳气极盛，而阴气尽藏，此时汤浴宜重按而快捷；下午阳气渐衰，阴气渐长，此时汤浴宜轻柔而缓慢；夜晚阳气渐尽，而阴气渐盛，此时药浴宜重按而缓慢。根据人体24小时节律特点，早起阳气升于头面，无论冷水热水浴面都能起到兴阳醒神的作用；中午阳气流贯全身，此时全身洗浴则有利于经脉舒通；至于晚间阴气人于脑，而阳气衰于下，此时采用足浴之法能够和阴养阳，有助于夜间的睡眠和休息，这是一日之间的药浴法则。

药浴的次数也要根据具体情况而定，不宜过多。药浴过频，易泄散真气，损伤身体。对年老体弱者，一定要控制每次药浴的间隔，以防损伤正气而感邪致病。一般除夏天外，3日洗浴一次比较适宜，在冬季，特别是年老体弱者应适当减少药浴的次数。

3．药浴操作方法

药浴按形式分类，常用的有浸浴法、淋浴法、蒸汽浴法、熏洗法、坐浴法、擦洗法、湿敷法、含漱法、刷洗法等。

浸浴法，是根据病情选择药物，加工成药汤后，加水稀释成合适的浓度，进行全身或局部浸泡，用以防治疾病的一种方法。此法可借助药物的直接效应，通过肌肤和经络，取得治疗效果和强身健体的作用。特点是洗浴时间长、范围大，是治疗疾病的重要外治法之一，主要用于皮肤病或全身性疾病，以及养生保健。每次洗浴20—30分钟，每日1次，5—10天为1个疗程。

淋浴法，是将药物煎成汤汁不断喷洒、冲淋患处或全身，用以防治疾病的一种方法。此法不仅可利用药物效力，而且利用药液的刺激和冲洗作用，促使局部经络疏通、气血流畅，具有解毒消肿、散瘀止痛、清洁疮口等作用，适用于痈疽疮疖、跌打损伤所致的局部肿痛等症。应用本法时，当将药渣滤净，每日淋洗1—2次，每次20分钟，10天为1个疗程。

蒸汽浴法，是利用药物煮沸后和开水产生的蒸汽浴身，用以防治疾病的一种方法。本法可借助药液的蒸汽，直达肌腠，以发挥散寒除湿、温通经络、舒筋活血、止痛止痒的作用，进而达到防病治病的目的。本法适用于伤风感冒、中风、脱肛、皮肤瘙痒、关节炎、肥胖病、角膜炎等。其治疗方法有全身蒸汽法和局部蒸汽法两种。全身蒸汽法是在密闭小木屋中，将所选药物加热煮沸，一边煎煮药物，一边蒸熏全身，如同现代的桑拿浴；或者将煎煮好的药液倒入浴盆，上罩塑料浴罩，使罩内充满蒸汽，人入其中进行熏蒸。每次以15—30分钟为宜，每日或隔日1次，15

天为 1 个疗程。心脏病、癫痫、恶性肿瘤病人禁用。局部熏蒸法是将加热煮沸的煎剂倾入适当大小的容器中，让病人将患部置于容器中，与药液保持适当距离，以感觉皮肤舒适温热为度，进行熏蒸，上面可用浴巾围住熏蒸部与容器，以避免蒸汽过多散失。每日 2—3 次。

熏洗法，是用药物煎汤，趁热先熏蒸，待药液稍凉后淋洗或浸浴患部的一种方法。此法主要依靠药液的热力及药物效力，使机体腠理疏通，气血流畅，改善局部营养和全身功能，进而达到消肿、止痛、止痒、祛风等目的。主要适用于外伤、皮肤科、眼科、妇科、内科等某些疾病的治疗，同时，也可用于皮肤保健美容。每日 1—2 次，每次 20—30 分钟。

坐浴法，是将臀部与外阴部置于药液中进行浸浴的一种方法。此法可使药液较长时间地直接作用于病变部位，并借助药热力，促使皮肤黏膜吸收，从而发挥清热除湿、杀虫止痒、活血化瘀、收涩固脱的作用，主要用于肛肠疾病、妇科外阴病、男性前阴疾病、外阴部的皮肤病等。温度以 40℃—50℃，感觉舒适为宜。每次 20—30 分钟，每日 1 次。

擦洗法，是将药物煎汁，擦洗患处的一种方法。此法借助药力和摩擦力作用于患处，对局部起到清热解毒、活血通络的功能。适用于各种疣、风湿性关节炎、皮肤瘙痒、脱发等症。用于治疗扁平疣等，最好不要擦破皮肤。每日 2—4 次，每次 20 分钟。

湿敷法，是将含有水湿成分较大的药物，或用药汁（或水、醋、植物油等）将药物细粉调成膏糊状，或用含有药物煎液的湿布巾敷于病变和特定部位，来治疗疾病及进行保健、美容的方法。

含漱法，是将药物煎液在口中含漱一段时间后再吐出，用来清洁口腔、治疗口腔疾病的一种方法。本法适用于口腔炎、口腔溃疡、牙痛、牙龈出血、咽喉肿痛、口中异味等。

刷洗法，是用特殊的软毛刷，蘸药液，顺着人体的经络走向擦刷身体皮肤的各个部位，通过刺激皮肤，来防病、治病、健身和美容的一种方法。在刷浴的时候注意不宜用力过大，以免刷伤皮肤。

另外，药浴按洗浴部位分类，有全身药浴、半身药浴、局部药浴（如头浴、颜浴、眼浴、耳熏、鼻熏、手浴、足浴、臀浴、肢体浴等。

4．药浴应注意的问题

药浴虽有健身养生之作用，但是，如果药浴不恰当，也会给人体健康带来不良影响。古人对此早有论述，指出了种种不利养生的药浴禁忌。孙思邈在《千金要方》卷二十七《养性》中比较全面地指出了汤浴的种种禁忌：凡居家不欲数沐浴，若汤浴则必须密室，不得大热，亦不得大冷，皆生百病。冬浴不必汗出霡霂，沐浴后不得触风冷。新浴发讫，勿当风，勿湿索髻，勿湿头卧，使人头风眩闷，发秃面黑，齿痛耳聋，头生白屑。饥忌浴，饱忌浴，沐讫，须进少许食饮，乃出。夜沐发，不食即卧，令人心虚，饶汗多梦。又夫妻不用同日汤浴，常以晦日浴、朔日沐吉。凡炊汤经宿，作甑畦疮。热滑洗头，冷水灌之，作头风；饮水沐头，亦作头风行病。新汗解，勿冷水洗浴，损心也不能复。孙思邈关于沐浴禁忌的提法，对后世医学、养生学影响甚大，后世医学家、养生家有关沐浴禁忌的论述大多没有超出其所说的范围。

另外，药浴还有如下禁忌：对药液有皮肤过敏反应者应禁止药浴；皮肤有伤口或刀口未愈者不宜进行药浴；孕妇和经期妇女应禁止药浴；年老体弱者和幼儿也不宜采用全身热水浴；严重肺功能不全患者不宜进行全身热水浴；有心力衰竭、心肌梗死、冠心病、重症高血压等患者不宜用全身热水浴；高热大汗、严重心脏病、高血压病、恶性肿瘤等病人，禁用蒸汽浴疗法；对汞剂过敏者，禁止使用各种丹药及腐蚀性药物，在使用铅制剂、砒制剂时，应在医生指导下间断性用药，以减少铅、砒霜中毒的可能，头面部疾患、孕妇、婴幼儿等一般禁用汞、铅、砒霜制剂。

第九章 房室养生保健法

一、性与养生保健

古人认为，性生活是在房室中没有“第三者”的情况下进行的，所以把与性有关的性心理、性生理、性病理、性技巧、性保健、性医疗等与性有关的养生方法和技术统称为“房室养生”，又称“房中术”。

1．房中术的起源

房室养生在我国历史悠久，是中国传统文化的重要组成部分，它是随着古代文化的产生、衍变而发生、发展的。房室养生肇始于上古，在春秋战国时期以前就出现了萌芽，真正的奠基和兴起则是在战国秦汉时期。晋唐时期房室养生已相当兴盛，宋元时开始衰落，最后隐没于明清。先秦战国时期，与房室养生有关的专著已经很多，较具代表性的，古代房室养生的奠基著作《黄帝内经》、汉墓出土的《医简》、《汉书 · 艺文志》中记载的“房中八家”等皆成书于此时期。《黄帝内经》中不仅阐述了男女性器官的解剖，以及性生理、性功能、性保健等方面的理论，还总结了男女性疾病的病因病机和治疗原则，提出了房室养生的具体方法。《医简》是古代房室养生的最早专著，其中最著名的有《合阴阳》、《十问》、《杂疗方》和《天下至道谈》等几部书。《合阴阳》总

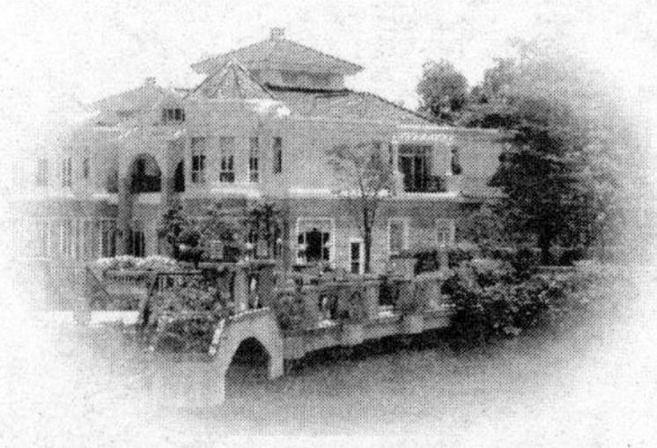

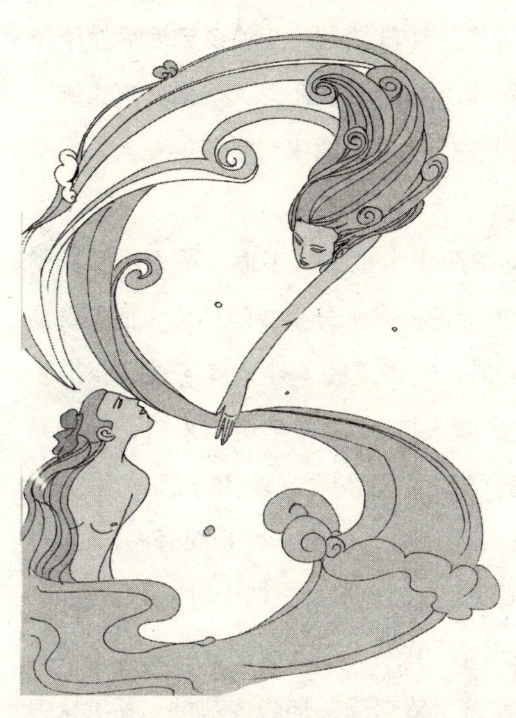
男女交合，乃人之大欲

结了在性交时如何结合气功导引进行房室养生的方法，并详细描述了性交的体位和性交技巧，这些对防治性功能障碍、提高性快感等都有一定的指导意义；《十问》讲究把养生、气功和房中术相互结合，强调了滋阴壮阳、食补助阴、房事有节、气功导引、补益精气、通调气血等房室养生的方法和理论，主张性生活时要安神定志、徐缓虚静；《天下至道谈》则是房室养生的专篇，详细叙述了性生理、性心理、性技巧和房室养生的原则及具体方法。

男女交合，乃人之大欲，其乐无穷，不可遏止。但遗憾的是，人们在获得交合的同时，生命力也在不断地消耗，尤其对于男子来说，这种消耗表现得更为明显。吕洞宾曾对此形容道："二八佳人体似酥，腰间伏剑斩愚夫，虽然不见人头落，暗里教君骨髓枯"。那么这种房室乐趣是不是就可以干脆废除呢？人们认为，这也不行，因为男女不交，会使阴阳不通，往往导致各种疾病。那到底该怎样处理这个矛盾呢？现代人会说，既然如此，予以节制就是了。然而，我们的道家大师们却不这样认为，他们在寻找一条更好的途径，可以既能不断享受房事的快乐，又能不损耗人的生命力，甚至还可以通过房室生活来增益人的生命力。于是，在长期的探索和实践中，古人们也逐渐地总结出了一套享乐、养生两不误的至上妙术——房中术。

初始房中术仅是指集享乐与养生为一体的性交技巧，后来，到秦汉时期已成为四门方技之一，《汉书 · 艺文志 · 方技略》说道："序方技四种，一曰医院、二曰经方、三曰房中、四曰神仙。"可见，中国古代的性科学是一个关系到性命健康长寿的严肃课题。正因为如此，房中术自诞生以来，研究者代不乏人，儒、道、佛三家皆讲房室养生，但各有侧重，儒家房室养生是为生殖，道家房室养生是为长寿祛疾，释家（密宗）房室养生是为享乐。

早期道教在继承民间的方仙道术时，即将房中术也纳入了道术系列中。其创立者张道陵在我国古代历史的道教和房中术方面都占有十分重要的地位，他不仅是道教的传播者，而且是个房中术专家。《神仙传 · 张道陵》还记载了道祖张道陵向其徒众传授房中术作为修炼之法："故陵语诸人曰：'尔辈多俗态未除，不能弃世，正可得吾行气导引房中之事，或可得服食草木数百岁之方耳。'" 汉、魏之际，房中术的流行达到一个高潮，当时有位名人叫冷寿光，他和华佗是同时人，"年可百五六十岁，行容成公御妇人法，常屈劲息，须发尽白而色理如三四十时"。魏晋期间，方士道士多习此术。在曹操招致的大批方士中，"甘始、左元放、东郭延年行容成御妇人法，并为丞相所录"。后左元放（即左慈）传郑隐，郑隐传葛洪。葛洪认为金丹大药、行气和房中术是长生成仙的三个主要方术，其中，服金丹大药为行气之本，行气可加强服药的效果，而房中术则既能配合行气，又可使金丹的效能得到更充分的发挥，三者相得益彰。葛洪的《抱朴子 · 遐览》便录房中书多种，如《玄女经》、《素女经》、《彭祖经》、《子都经》、《天门子经》、《容成经》等。东晋以后，一些道派和道士相率反对房中术，崇尚存思、行气，但是历晋至南北朝，不论道教内外，房中术并未断绝。

陶弘景的《养性延命录》中之《御女损益篇》是现存比较详尽的系统房中术著作。该篇认为，房中之事既能生人，也能杀人；男女相依为伴才能长寿。此外，该书中还阐述了房中交合的禁忌。至唐代，孙思邈在其名著《千金要方》中又辟专节阐述"房中补益"，论述房室生活。他在书中强调男女交合须掌握一定的原则和方法，告诫年轻人不可凭借年轻力壮放纵情欲，40岁以上的人房室生活中应注意节制。

书中还提到，除了性机能障碍之类疾病需服药外，健康人一律不宜滥用房中药。直至宋代，中国社会礼教的束缚加重，特别是由于宋明理学的兴起，在理学家“存天理、灭人欲”的倡言下，房中术成为首先被冲击的对象，加上当时有人专事张扬房中术之糟粕，使其沦为玩弄妇女的淫秽之术。在此情况下，房中术遭到社会的摈弃，很多人不敢或不屑于修习和研究；《宋史 · 艺文志》等再未出现房中新书的著录，唐前古书也大多亡佚，房中术渐趋湮没。到了明、清，传授房中术的道士仍不乏其人，其中著名的有明朝的张三丰等，但这时房中术的理论家已很少出现。另一方面，由于房中术在长期流传的过程中，逐渐被有些人加以篡改，出现了不少“烧金御女”之士，欺世惑众，反而败坏了道家与房中术的名声。但是，后世道教的上乘丹功中，又将男女双修、阴阳栽接之法引入，如著名道教内丹家陆西星、李涵虚均倡双修双成的阴阳派内丹。

2．性与人体健康

从古到今，性历来是一个极为敏感、看法又极为混乱的问题。而道家所奉行的房中术又是一门口口相传的修炼秘术，有一定的神秘、玄虚色彩。更由于世俗的伦理道德及清规戒律对出家人的束缚，使“房中”这个在古代本来十分常用的字眼，使许多无论是做学问还是行养生的人，都讳言“房中”二字，似乎“房中”就是荒淫，致使中国在这一领域至今还比较封闭。一般人难以了解房中术的真面目，更无法被现代人正确认识和利用。其实，只要我们排除早期房中术中的某些巫术成分，它便没有什么神秘可言。人类不可能完全断绝性行为，只要有男女，便会有房中之事。人类两性的修为本不可轻视，更不应该受到轻蔑。懂不懂房中的修为与保养，不仅关系到性生活是否和谐美满，而且关系到人类天赋的寿命，更关系到家庭乃至社会的和谐，而房中术的中心正是探讨人应该如何在性生活中养生保气。中国的房中书，不仅大大早于德国科学家克拉夫特 · 埃宾在 1886 年发表《性心理病》；而且比印度的《欲经》、罗马的《爱经》，也早不少。其还精补脑之术可推始于汉，也早于印度的密教。因此，可以说，我国古代房中术实际上是全世界各民族中，研究得最早、最深刻的性科学，是我们的祖先在人类性医学史上的一大探索奇迹。

道教对房室生活的养生保健作用已经有了比较科学而系统的论述，概括起来，大体有以下几点：

首先，房室生活是本乎自然的阴阳之道，这一点已为现代性科学所证实。《黄帝内经》里说："阴阳者，天地之道也。"道教房中理论的基础和基本观点便是阴阳天道观。故葛洪说："夫天生万物，惟人最贵。人之所上，莫过房欲，法天象地，规阴矩阳，悟其理者，则养性延龄，慢其真者，则伤神夭寿。"宇宙间的万事万物皆应以阴阳为法则来分析和认识，房室活动，即人们的性生活亦是如此。所谓阴阳之道，乃是性爱的真髓、核心，性的结合导致阴阳作用，产生新的生命。性交不仅能完成人类繁衍的任务，而且能使性交者，尤其是男人恢复元气。《玉房秘诀》中亦谓："男女相成，犹天地相生，天地得交令之道，故无终竟之限。人失交接之道，故有夭折之渐，能避渐伤之事而得阴阳之道也"。唐代著名道教医学家孙思邈也说："男不可无女，女不可无男。无妇则意动，意动则神劳，神劳则损寿。若念真正无可思者，则大佳，长生也，然而万无一有。强抑郁闭之，难持易失，使人漏精、尿浊、以致鬼交之病，损一而当百也。"由此可见，房室生活本乎自然之道，这是养生延寿的重要内容之一，是健康长寿的基础。修炼阴阳之术的名人中，留名最早，寿命最长，影响最深的要数彭祖。他曾作尧、商、周史臣，年七百余，有少荣、善房中导引及恬静养性之术。《神仙传 · 彭祖》云："天地得交接之道，故无终竟之限；人失交接之道，故有伤残之期，能避众伤之事，得阴阳之术，则不死之道也。"道教重视养生，也重视阴阳之道的研究，不仅不将其看作修行的障碍，而且把它当成重要的修炼方式之一。据葛洪说，修炼房中之法的共有"十余家"，术虽各有所法，但均以"还精补脑"为其要务。饮食、男女乃人之大欲，道家修炼如果不注重这两个方面，则无异于"釜底抽薪"，是断难成功的。因此，须顺天地阴阳之和，全人身性命之真，成建止漏以固精，借术还精以补脑，避忌卫生以益寿。

其次，节欲慎施，可以增寿。道教房中家一般都不主张绝欲，只主张节欲。因为男女交合是天道之常，只要施之以法，可益于身心，利于健康。《老子》五十五章写道:“含德之厚，比于赤子，毒虫不螫，猛兽不据，鸷鸟不搏，骨弱筋柔而握固，未知牝牡之合而峻作，精之至也；终日号而不嗄，和之至也。知和曰常，知常曰明，益生曰祥，心使气曰强，物壮则老，谓之不道，不道早已。”意思是：婴儿无知无欲，无畏无惧，他所含元精最充足，所以生命力极强，不知道毒虫会咬他，猛兽会抓他，鸷鸟会搏他。婴儿虽然骨骼脆弱，筋肉柔嫩，可小拳头却握得很紧；他不知道性交的事情，而小生殖器却常常勃起，这是由于他精气充足的缘故。婴儿终日号哭而音不嘶哑，此因他极度地平和无欲，从而精气不耗。能做到平和无欲，就是懂得了生命常存的法则； 懂得了生命常存的法则，就叫做智慧精明，贪图性欲就会自招灾殃，性欲耗费精气，就叫做硬性消精亡阳。人成长到壮大，就会因耗精而衰老，这就叫做不合平和无欲，不能坚持养生之道，生命就会过早休止。道祖老子在这里精辟地提出了节欲保精的房室养生的根本观点，这一观点揭示了人体生命的实质，遂成为几千年来中国房室养生学的理论源泉。后世养生学虽有种种理论、观点和方法，但在惜精爱气这一点上，都以其为宗旨，不管是医家、道家，还是儒家都不敢违背。孙思邈《千金要方 · 养性序》总结了“五侯之官,美女兼千； 卿士之家,侍妾数百，昼则以醇酒淋其骨髓，夜则房室输其血气，耳听淫声，目乐邪色”当是少百岁之人的原因，并说“苟能节室其宜适，抑扬其通塞者，可以增寿。”

再次，房室生活的和谐有利于身心健康。古代房中术认为性生活的和谐可起到调养心神的作用。如《洞玄子》曰:“若男摇而女不应，女动而男不从，非直损于男子，亦乃害于女人。”而性生活中“徐徐嬉戏”，则可“使神和意感”。提出了性交应使男女双方同享快感，共同受益，这对我们来说，实在是个了不起的思想。《素女经》中强调男女双方必先有“爱乐”然后行,做到“相感而相应”,因为“阳不得阴则不喜，阴不得阳则不起。”这些观点不仅是一种科学的性生理和性心理规律的反映，更体现了一种男女平等的思想，承认女性的性权利，在性交时男方必须考虑与照顾女方，要情意合同，俱有爱心，而不能只顾自己一时之快。这种思想在古代男子统治与压迫女子的社会条件下是十分难能可贵的。《千金要方·养性》也强调，行房之前，“必须先徐徐嬉戏，使神和意感良久”，乃可交合。只有在彼此感情高度和谐统一的情况下交合受孕，胎儿的质量才会高，才有利于优生优育。这些观点，跟现代性科学所建议的也完全一致。

房室养生的调养心神，还包括性交时的调神，即性交中不能过分急躁，神情要相对平静，情志相对安定，这样可以防止造成气血虚损，肾精不足，并可防止发生性障碍，提高性生活质量。所以，性交在开始时，情绪必须保持相对平静，不要过于冲动，让性兴奋逐渐产生，气血精气逐渐会聚并深藏于内，这样性交时才不会使气血受到损伤，精神不妄动，有益于房室养生。

最后，美满的房室生活可健身防病。现代社会中很多人认为性是无师自通，不教自会的，因而忽视性教育和性知识的传播，甚至以常看三级片自乐。可是道家大师们却不这么看。《医心方·至篇》引彭祖的话阐明掌握房中术的重要性：“爱精养神，服食亦药，可得长生，然不知交接之道者，虽服药无益也。男女相成，犹天地相生也。天地得交接之道，故无终竟之限；人失交接之道，故有废折之渐。能避渐伤之事，而得阴阳之术，则不死之道也。”葛洪是魏晋神仙道教的集大成者，他一方面接受左慈房中术的传承，另一方面对房中术又有自己的见解。葛洪对民间房中术可以“移灾解罪，转祸为福”之类夸大的说法嗤之以鼻，认为这都是“巫书妖妄过差之音”。他认为房中术不过只是一种养生之术，目的在于健身长寿而已。在《抱朴子·微旨》中他是这样说的：“夫阴阳之术，高可以治小疾，次可以免虚耗而已。其理自然有极，安能致神仙而却祸致福乎？人不可以阴阳不交，以致疾患。若欲纵情恣欲，不能节宣，则伐年命。善其术者，则能却走马以补脑，还阴丹以朱肠，采玉液于金池，引三五于华梁。令人老有美色，终其所禀之天年。”葛洪肯定房中术健身防病的养生功效，并且认为“凡服药千种，三牲之养，而不知房中之术，亦无所益也。”但他也强调要节宣得法，掌握正确的口诀技术。孙思邈在《千金要方》

中的《房中补益》篇中也强调了房中术的重要性，还强调了它的目的，认为这并不是为了淫逸，而是为了养生：人年四十以下多有放恣，四十以上即顿觉气力一进衰退，衰退既至，众病蜂起，久而不治，遂至不救。

和谐的房室生活其实也是一种体育锻炼。在我国古代的房室养生文献中，有一些文字对性行为做了具体的描述。比如在汉代马王堆出土的医书中，就介绍“八动”与“十修”之法。众所周知，体育锻炼对身体健康大有好处，而房室生活除了能提高体质外，对心理健康也有着独特的优势。经现代医学证实，能够享受到性生活愉悦的人不容易受到寂寞和孤独的折磨，与独身者相比，患不治之症、精神病、自杀的比例要低得多，因而衰老过程也比后者慢得多；美满的性生活可以防止男子患前列腺癌、女子患子宫癌、乳腺癌及其他一些妇科病的可能性降低很多，性生活对经前期综合征也尤为有益。性生活还是一种良好的镇静剂，有助于消除失眠症，防治神经衰弱。适当的性生活还有一个好处就是可以促进新陈代谢，能激活和强化免疫系统功能，从而可防治多种疾病，使人体魄强健，防止早衰，防止脑老化。根据对长寿人口的调查，所有长寿者都有经常而规律的性活动。由此看来，只要不是纵欲无度，正常的和谐的性生活确有疗病健身之功。

此外，道教房中术还论及为什么会出现性功能障碍以及如何治疗等问题，与现代性科学的论述非常吻合。中国古代房中术关于女人在什么情况下宜于受孕，如何注意妊娠期的卫生等问题的论述，也已具有现代医学的水平。在道教的养生家和房中家们看来，他们的修炼不仅仅是日常的生活卫生和保健之道，也不是闲暇之余可有可无的事情，而是值得用其一生去追求和探索的修为。这是一项十分严肃的事业，与纵欲、好色、邪淫无关，因为这是大道之所在，是信仰之所在。

二、养精、保精、固精

1．道以精为宝

道家关于“玄牝”、“归根”、“复命”等思想对房中术的产生影响极大。老子生命“复归”的思想暗示人们，人的生命可以通过修炼等手段达到逆向发展，回归至生命的根本和“婴儿”、“无极”的状态，即由衰老返还青春，重获蓬勃的精力。后来，这种寻求生命根本的思想发展成了道教“顺则生人，逆则成仙”的修炼根据。并且，这又引导部分方士及道士将注意力放到了性和生殖方面。因为人是由阴阳男女交媾而来，“精”能生化出生命，当然具有根本的意义。

《想尔注》云：“大除中也，有道精，分之与万物，万物精共一本”。道精是宇宙万物根本，尤其是人身的根本。而道就是精，精即道之别气，是生死之本，生死之官。道教养生学认为，精、气、神为人体之“三宝”，精足则气充，气充则神旺。若人能时常保持精足、气充、神旺，则必然健康长寿，乃至长生；反之，不断耗损“三宝”，必罹病早夭。肾藏五脏六腑之精，事关人的生殖发育和生长衰老，因而被称为“先天之本”。精一方面来源于先天，另一方面在后天不断得到充养。《灵枢·经脉》说：“人始生，先成精，精成而脑髓生，骨为干、脉为营、筋为刚、肉为墙、皮肤坚而毛发长。”这说明，人体的产生自精开始，有了精，才能生成脑髓、五脏身形、皮肉筋骨等。而且，人在出生以后，仍需依赖阴精的充盈，人体的正常生命活动才能得以维持。阴精如果衰虚，则生命活动便要减退，出现早衰多病。《素问·阴阳应象大论》曰：“年四十，而阴气自半也，起居衰矣；年五十，体重、耳目不聪明矣；年六十，阴痿、气大衰、九窍不利、下虚上实、涕泣俱出矣。”这说明，人体发生一系列衰老的变化，如生殖功能和性欲减退甚至丧失、体力不支、精力不济、听力减退、眼睛昏花、牙齿松动甚至脱落、头发稀疏脱落、记忆减退、腰膝酸软、容易骨折等，皆源于精、气、血的亏损不足。

所以，古代养生家将“纵欲竭精”视作人类不能安享“天年”而夭折早衰的最根本原因。为此，道教养生家以“爱气、尊神、重精”为宗旨，讲求重精、宝精的修炼之术。陶弘景在《养性延命录·御女损益篇》中也说：“道以精为宝，施之则生人，留之则生身。生身则求度在仙位。生人则功遂而身退”。所以，修道就要“炼精”，而房中术实际上就是道教徒和房中家们炼精的技术与方法之一。几乎所有各派房中家都同意房中术的基本原则是“宝精勿费”、“从而不施”、“动而少泻”，即在性交过程中不随便泻精耗精，以免损气费神。

2．养精以益肾

养精就是运用各种养生方法，使肾精不断得到充养，保持肾精的充盛。人体之精一方面来源于先天，另一方面则需在后天不断得到充养。一个人先天禀受父母之精是有限的，并且在生长发育和日常活动中还要不断地消耗，而人在出生以后，仍需依赖阴精的充盈，所以后天的补充极为重要。阴精如果衰虚，则生命活动便要减退，出现早衰多病。

陶弘景总结了五种养精之法，首先便是节制性欲，蓄养精血；其次为调节情志，清心养神，避免喜怒失节，保持精神舒畅，以防气机逆乱，阴精暗耗；其三为调节饮食，自然界提供的各种食物是利用自然条件化生的，都是天地阴阳之气的产物，其中所包含的营养物质可以为人所用，成为化生自身气血的物质原料，饮食当忌浓郁煿炙肥厚之品，忌嗜酒无度，因酒为辛甘之品，辛能助热，甘能蕴湿，湿热缚结，耗伤气血；其四为避免劳伤，以防耗伤精血；其五，若能再配合按摩、导引、行气等保健方法，更可增加养精益肾之效。道经云：“人之保健，药补不如食补，食补不如气补”，确切地说，当病入膏肓时，药食所不及时，只有在积精精足的情况下运化周身、开关展窍方能祛病邪于体外，还我健康。因此可以利用意念、导引等方法，通过调整呼吸和吸纳天地阴阳之气，来达到培育元气，补肾益精，强身健体的目的。

3．节欲以保精

性生活是阴阳合和的行为，乃人伦之常，同时它又具有调和阴阳、协调脏腑气血的作用，因此适当的性生活不仅无损于身体，而且有益身心健康。但由于性生活是要消耗精血的，恣情纵欲，贪图一时之欢而耗竭肾精，可导致阴阳亏耗，气血衰弱。而节制情欲，合理安排性生活，则可减少体力消耗，保精养神。元代李鹏飞在《三元延寿参赞书》中说，肆意淫乐，沉迷不起，贪图声色，则恰如“破骨之斧锯”、“流浪于生死之海”，最终弄得“目盲耳聋，肌肉消瘦，形同枯槁，命如朝露”。节欲保精，则不仅可以提高性的和谐和愉悦，更能使人精力旺盛，从而有效地维持性功能，避免因纵欲而精神不振，意志衰退。节欲还有利于优生优育，《广嗣纪要》说：“须当修省积情，以养天真，寡欲情而益眉。如此则惜精爱身，有子有寿。”

陶弘景在《养性延命录》中把养生与性联系在一起，反复强调必须适度。他认为人体的强弱、寿命的长短主要不在“天”，而在于“人”，这是很有进步意义的。他针对当时一些时弊揭露道：“今时之人，年始半百，动作皆衰者，时世异耶？将人之失耶？岐伯曰：“上古之人，其知道者，法则阴阳，和于术数（房中交换之法），饮食有节，起居有常，不妄劳作，故能形与神俱，而尽终其天年，度百岁乃去。今时之人则不然，以酒为浆，以妄为常，醉以入房，以欲竭其精，以好散其真，不知持满，不时御神，务快其心，逆于阴阳，治生起居无节无度，故半百而衰也。”

节制情欲还包括不早婚早育。未成年男女精血未充，气血未定，此时尤应注意宝精不用，养精护精，以保障生长发育和保持身心健康。过早地发生性行为和过早生育，都会消耗尚未充盛的肾精，有损于脏腑气血和身体健康，因而应当避免。

4．少泄以固精

固，即巩固、固涩、固守，防止流失的意思。少泄，当是防止肾精流失的重要举措。《想尔注》云：“男女之事，不可不勤也”，但“年少之时，虽有，当闲省之”。《想尔注》主张即使阳精有余时，也要自爱，不要纵欲致使精气泄露。

房中术不仅要求节欲，更强调慎施，即不任意施泄精液。孙思邈将精液比喻为燃灯之油，油料充足，则灯火旺盛，不注意节油、添油，任意耗费，最终将油尽灯灭。房中家认为“节宣之宜”，应根据人的年龄、健康状况及气候变化等条件，确定不同的施精次数。对此，《素女经》提出：人年二十岁者，四日一泄；年三十者，八日一泄；年四十者，十六日一泄；年五十者，二十日一泄；年六十者，即闭精勿泄，若体力犹壮者，一月一泄。意即控制施精次数，防止因施精频率过高而影响身体健康。

房中家还提出数交一泄或多交少泄的原则。《养性延命录》说："数交而时一泄，精气随长，不能使人虚损；若数交接则泻精，精不得长益，则行精尽矣。"为此，房中家曾提出若干交接方法与姿势，来中止泄精，认为这样可以爱精固气，避免损伤。

对此，《素女经》中叙述道："黄帝问：'愿问动而不施，其效何如？"素女曰："一动不泻，则其力强；再动不泻，耳目聪明；三动不泻，众病消已；四动不泻，五神咸安；五动不泻，血脉充长；六动不泻，腰背坚强；七动不泻，尻股益力；八动不泻，身体生光；九动不泻，寿命未失；十动不泻，通于神明，"这里，强调了男子性交而不射精的许多好处。古人将性交中的阴茎抽送 10 次为一动，认为多动而不泄可使精气充沛，强身健体，防病延寿神形明慧。

《洞玄子》等书籍还介绍了延长性交时间，推迟射精的方法，认为男子在性交过程中，在有射精预感时，提前将阴茎退回到阴道外的 1/3 处，停止抽动，并闭目入静，舌尖抵下颌，收脊抬头，肩膀内收，闭口深吸气，当射精感觉消失之后再继续抽动阴茎，如此反复便可以延长性交时间。这实质上是利用导引、呼吸、意念等法来延缓性高潮的到来，自行控制射精。这些方法用来治疗早泄，也常能收到较好的疗效。

三、房中养生术

围绕着"养精、保精、固精"这一中心，道教们摸索总结了一系列房中修炼方法，如"独卧法"、"御女术"、"采战术"、"采补术"、"房中导引法"等。用葛洪的话说："房中立法十余家，或以救伤损，或以攻治众病，或以采阴益阳，或以增年延寿，其大要在还精补脑之一事耳。"可见，古代道教房中术是研究房事活动中有关生理、病理现象及其卫生致寿和防治疾病规律与措施的养生保健方法，相当于现代性医学范畴。其中又结合调神、导引、吐纳、按摩、药饵、食疗等方法来调节房事活动，以期强壮复健、祛病延年。道教房中养生术有众多，这里大略介绍几种：

1．"戏道"

道教养生强调和谐的房室生活，认为性生活的和谐可起到调养心神的作用。因而房事前后须掌握一定的节度，徐徐嬉戏，使双方都能够感觉和谐愉悦，由情而性，这样才能保证高质量的性生活。

对于夫妻房事前的爱抚，我国古代医家和房中家甚为重视。《养生方》将房事前所采用的准备活动称为“戏道”，书中介绍了5种方式：“徐呴（徐缓吐气）、徐抱、徐傅（轻柔依偎抚附）、徐操（轻缓操摸）、徐撼（徐缓摇动）”，并适当配合气功导引，如：吸吮对方口津，意守丹田，闭目内想，吸精引气等。这样不仅能使双方感觉愉悦，心旌摇动，心性爽快，而且若能常行之，还有防老抗病之效。

《洞玄子》也认为房事前的“和志”（即戏道）是性和谐所必需的。它是这样叙述的：“凡初交会之时，男坐女左，女坐男右，乃男箕坐，抱女于怀中。于是勒纤腰，抚玉体，申燕婉，叙绸缪，同心同意，乍抱乍勒，二形相搏，两口相一，男含女下唇，女含男上唇，一时相吮，茹其津液。或缓啮其舌，或微词其唇，或邀遣报头，或逼命拈耳，抚上拍下，焉东啮西，千娇既申，百虑竟解……”通过这一系列动作，可使“男感阴气”，“女感阳气”，双方情欲炽盛渐趋同步，然后行事自然其乐融融，欢娱无穷，这样对身心健康有益。

《合阴阳》对此也有详细的说明：凡男女性交，应当先互相爱抚、嬉戏、亲吻、拥抱，使彼此感情融洽，内心愉悦。从手部腕阳穴开始抚摩，沿着臂肘两侧，直达腋窝，再向上经肩峰至脖颈 ； 按 摩颈部的承光穴，绕颈一周，下经缺盆，再过乳晕、胸窝，达耻骨之间，进入阴户。接着触摸阴蒂，吸引天之精气以醒脑提神，如此可长生久视，能与天地共存。性交时的嬉戏娱乐应有一定的原则和方法，一是精气上引而脸部发热，便徐徐地呼气外出；二是女子乳头竖起而鼻尖渗出汗珠，当徐徐地进行拥抱；三是舌苔淡薄而舌面滑润，当缓缓地互相亲吻，互相依偎；四是阴液流湿大腿，当徐徐地操动；五是女子不断做舌咽动作，便徐徐地摇动，此为五欲的征兆。五欲征兆齐备，即可正式进行性交。

由此看来，我国房中家早在两千多年前，就已掌握了运用抚摩激发性欲与性兴奋的方法，这是完全合乎科学的。即使现在看来，这一主张仍然具有着实际的指导价值。毋庸置疑，古人对于触觉的这种作用早已了解并予以实践。其实，这是源于古代养生家对养生导引与体表经络之联系的认识。有秩序的、由轻而重的舒缓按摩，既能激发心灵感应，又能启动百脉之气，由此而激起性的兴奋。人体有几个特定的区域对性的刺激有特别的敏感，依其敏感的强度，依次是生殖器官部分、唇与舌、女子的乳头。其他如耳、颈、腋、手指、肛门、大腿、男子的乳头等处，也可成为敏感的区域。如果在房事前的戏道中，顺着一定的路径舒缓地爱抚，对性欲与性兴奋的激动作用，是不可小视的。

当然，夫妻房事前的爱抚并不只限于以上几个方面，戏道的内容可以是多种多样的，并不要求千篇一律。经过徐和舒缓的嬉戏，男女之间逐渐达到神气和谐，情意相感，性欲感奋，“男欲求女，女欲求男，情意合同，俱有悦心，故女质振，感男茎、盛男势，营扣俞鼠，精液流溢，玉茎施纵，乍缓乍急，玉户开翕……”（《玉房秘诀》）我们知道，性活动是行为、情欲、态度等多方面的综合表现，若男女双方经过事前的充分准备，双方的性欲与性兴奋得到同步的感奋，达到了非交不可已的程度，这时性事便可以顺利地进行下去，这也是性生活和谐的必然条件。相反，如果夫妻双方没有经过爱抚的准备，或做得不到位、不得体，都有碍于房室生活的和谐愉快。《玉房秘诀》对此阐述道：“男欲接而女不乐，女欲接而男不欲，二心不和，精气不感，加以卒上暴下，爱乐未施。”很显然，如果夫妻没有进行充分的嬉戏，则男子不能感动对方，女子不喜悦，不响应；如女子不能感动对方，则男子阴茎不勃起、不主动，双方情欲不协调，情意背离，精气不能相互感应。在这种情况下匆忙交合，更易引起对方的反感或厌恶，于性生活大为不利，这是应当极力避免的。由此可见，男女“戏道”不仅合乎性卫生，而且可使夫妻间的房室生活升华为一种艺术的享受，即使在现代文明发达的国度里，这也是值得提倡的。

2．房中养生体式

房中体式，其实也属于“戏道”的一部分。房中体式如果运用得合理，不仅能提高性事的和谐程度，而且还可以防治某些性功能障碍疾病，起到养生保健的功效。古人早已认识到这一点，彭祖的阴阳之术中就涉及了交媾姿势。彭祖认为，采取坐式交媾比较好，因为坐着交媾有利于三田之气有机运转。坐着交媾有利于气体沿着人体小周天运转，因为在采阴补阳的时候，存在着一个“还精补脑”的问题，“还精补脑”的路线就是小周天的路线，即由下丹田经脊椎至上丹田形成一个环形循环。换句话说，就是坐着交媾有益于炼成房中术。彭祖提到的交媾姿势还有两种，一是“铁牛耕地法”，即男女面向同一个方向，女前男后进行两性相合；二是“通天地法”，即传统的上边口对口，下边窍对窍。这三种姿势都有利于气体在体内有机地运转，从而有利于炼成房中术。

男女性交能益身，也能损身，若行之不得法便会伤害身心。对此，《素女经》列举了“七损”、“八益”之法。“七损”，包括绝气、溢精、杂脉、气泄、机关厥伤、百闭、血疾等，是指七种房事损伤疾患，并以七种性交姿势加以治疗；“八益”，包括固精、安气、利脏、强骨、调脉、蓄血、益液、道体，是指八种有益于身心健康的性交姿势。对一些因身体不适而勉强进行房事所产生的病症，如性无能、早泄、阳痿、过劳时性交、房事过多而引起的症状等，可以利用其中的某种体式进行交接，有恢复身体机能之效。

另外，道教房中家还强调把行气、导引与性交结合起来，综合运用调神、吐纳、肢体运动等方法调节房事活动，以达到扶羸复壮、祛病延年的养生功效。如叩齿闭颌法、虎口摩腰法、涌泉按摩法、饮液翕周法、固精法、炼精化气法、倒阳散火法、仿生导引法等等。其中的仿生导引法便是指在房室生活中有意识地模仿某些动物的特殊动作、姿态，配合以一些导引的方法进行交接的房中保健方法。仿生导引的机理，在于男女在交合过程中由于双方性器官的兴奋和运动，能促使阴部筋脉扩张、气血汇聚，而男悦女欢则有益于气血的和谐流畅。若再加上性器官的直接接触，并根据男女精血充旺的生理节律变化规律配合以意引导精气等多方面的作用，则既能促进“阴阳互感”，又能达到“互补”的目的。古代房中家将许多导引交接方式以动物的动作命名，除了具有“象其势而录其名，假其形而建其号”的象征意义外，还在于各种动物皆以其特有的行为和生活方式，来适应自然界优胜劣汰的竞争，从而获得了生存的资格与能力，因而先人有意或无意地模仿某些与动物生存本能相关的动作姿态，无非是为了借此增强本身的生命活力，“五禽戏”便是这其中的一例。

房中导引的方法有很多，如《合阴阳》、《天下至道谈》有“十节”、“十势”之说,《素女经》则有“九法”的归纳,《洞玄子》更推衍出“三十法”。现据《养心方》所载《素女经》之九法为例，略述其大概：

龙翻法：本法系模仿龙交翻腾动作而命名。女方取仰卧位，屈曲双腿稍向外展，男方伏卧其上，行八浅二深、弱入强出之法。据云此法有强身防病之效。

虎步法：本法系模仿老虎步游之势而名。女方取胸膝位（俯卧，屈膝内收抵腹部抬高臀部，以胸、膝部着床），男跪其后，双手抱其腹部，以深刺进退相薄，有顷即止。据云有“百病不发，男益盛”之效。

猿搏法：本法如猿相搏戏之势。女仰卧，男担其股膝，使女方臀背部稍上抬；先行浅刺之法，女可略摇动，待阴户津溢则深内不动，行吐纳闭气固精之法。谓本法有强壮、祛病作用。

蝉附法：本法效仿蝉附于树上之势。女方俯卧，伸直躯体，男附其身后，小举臀尻扣刺之，女快而止。谓本法可消除因喜、怒、忧、思、悲、恐、惊七种情绪导致的病症。

龟腾法：本法模仿龟鳖腾展之势。女方仰卧屈膝，男方推其足至乳而交，缓而勿急,深浅适度,任其摇曳勿动,女快即止,慎勿倾泻。据云久行该法,可令精力倍增。

凤翔法：本法取凤翔之势而交。女方仰卧，两手侧伸，自举其脚，男跪女方腿股之间，两手据席抵进挺刺，女快即止。据云有防治房室病之效。

兔吮毫法：本法以模仿兔吮舔毫毛之态而命名。男方取仰卧位，伸直双足，女反跨其上，双膝外展，低头持茎纳刺，女快即止。谓“百病不生”。

鱼接鳞法：本法似鱼鳞相接之势。男方取仰卧位，女跨坐其腿股之上，徐徐纳入相交，浅尝即止，女方独摇，以激其势，务令持久。谓能主治积聚诸症。

鹤交颈法：本法取义于鹤交颈相拥之势。男方正坐，女叠坐于男方腿股之上，一手环抱其颈，一手持茎纳入；男方与女交颈而拥，两手托抱其臀，乘势助女摇举，感快即止，反复多次。据云可治内伤诸疾。

房中导引法主要适宜于成年夫妇调节房事活动，并可用于防治多种房事疾病，如阳痿、早泄、遗精、月经不调等，也可用于防治因纵欲伤身而引起的一些虚损性病症，在强身健体、延缓衰老及防治性功能衰退方面有特殊的康复功效。其中涉及的呼吸吐纳、内观意守及房中修合等方法，比较适合于中老年夫妇，而不宜用于新婚、青年夫妇及患有各种严重器质性病变的患者。作为与房事生活相结合的房中导引术，与普通的导引功法相比，更注重于聚精、固精这一特殊效应，亦即《十问》所强调的“治气有经，务在积精，精盈必写(泻)，精出必补”。古代房中医籍强调聚精、固精的关键，在于应于平时加强治气抟精的修摄，而不仅限于房中导引方法和技巧的熟练掌握。孙思邈就特别强调，房中之道非为淫逸纵欲而设，其宗旨在于“务存节欲以广养生”、“意在补益以遣疾”。

四、四季节欲法

自然界的四季周而复始地更替变化，这已经成了规律，正因为有这个规律，万物才有了春生、夏长、秋收和冬藏。正如《内经》所说：“阴阳四时者,万物之始终也,死生之本也。逆之则灾害生,从之则苛疾不起,是为得道。”人与自然界是统一的整体，一年四季的变化同样也影响着人体的五脏六腑、四肢九窍、皮肉筋骨脉等组织的机能活动。人的性生活，作为一种生命活动，一种自然界中的现象，当然也不能例外。

《养生要集》以季节计算施泄方法,如“春天三日一施精,夏及秋当一月再施精,冬当闭精勿施，夫天道冬藏其阳，人能法之，故很长生。冬一施当春百。”意思是春天万物复苏，亦是人们性生活的高潮期，这时候施精（交接）对身体有益，相反的是，冬天则万万不可任意施泄。古人认为，冬天是固精保精的最佳时机，就像动物的冬眠一样，冬天的珍藏是为了春天更好地施泄，若冬日当藏不藏，就会破坏肾的封藏功能，使肾水枯竭，导致阴虚阳盛。这同《黄帝内经》中“春夏养阳，秋冬养阴”的理论基本上是一致的。这种认识也正是道教“天人合一”思想的反映。

具体来说，春天为万物生发的季节，冰雪消融，万物苏醒，蛰虫活动，自然界中的一切生机勃勃，万物呈现欣欣向荣的景象。人体阳气也顺应自然，向上向外疏发。因此，春季养生首先要节制和宣达春阳之气。此季的房室生活，夫妇双方皆不必过于禁锢，也不必刻意追求，只要情绪好，心情好就可以。另因人体肝经环绕阴器，春季又是肝经主气，肝气性喜条达舒畅，最怕抑郁、压制情绪，所以，在肝主气的季节里不妨顺遂人意，和谐共处。

夏季是一年当中阳气最盛的季节，此时天阳下济，地热上蒸，天地之气上下交合，花木繁茂，生息旺盛。人在夏日，阳气浮长，此时心情愉快，性的欲望也相对较强，性生活应随其意愿，使体内的阳气不受任何阻碍地向外宣通发泄。因此，夏季房事也可随己所愿，顺其自然，不必过度约束，使肌体在“阳气浮长”之际，保持旺盛之势。不过，需要注意的是，当天气燥热时，人体肝脏功能相对减弱，暑邪易侵犯人体阳气，此时房事应适当减少。

秋季，自然界阳气渐收，阴气渐长，地气清肃，金风送爽，万物成熟，正是收获的季节。但在气候方面，又由于天气转凉，草木凋落，内热转寒，即处于阳消阴长的过渡阶段。因此人也应该宁神静志，收敛精气，在性生活方面，须适当克制欲望，降低性生活频度，使体内阳气不至于过多地向外发泄，以贮藏精气，为抵御冬季的严寒做好准备。

冬季是一年当中最冷的季节，草木凋零，昆虫蛰伏，万物生机闭藏，阳气潜伏，阴气盛极，万物潜匿，养精蓄锐，以适应来年春天的生机。此时人体的新陈代谢也处于相对缓慢的水平。因此，这个季节应严格控制性生活，尽可能地减少性生活次数。如果恣情纵欲，势必导致体内精气过多地外泄，机体抗病能力低下，容易引发各种疾病，而且会失去明春的良好开端。如《内经》所言:“冬不藏精，春必病温”。

所以说，冬季性生活的调谐，是四季调谐的关键，切不可等闲视之。

另外需要强调的是，一年之中，有两个时间尤其不宜交合，即冬至、夏至更迭前后，因为“冬至阳生，真火正伏：夏至阴生，真水尚微，此一年之虚也”（《广嗣纪要 · 协期篇》）。冬至为一年当中阴气最虚弱之时；夏至则是一年当中阴气最不足之刻，此两时节交合易令男子阳气受损，易令女子阴液耗伤。故善养生者，于夏冬二至前后一月之间，酷热严寒之际，不论老年青年，皆应禁欲，宜独宿保养元气。

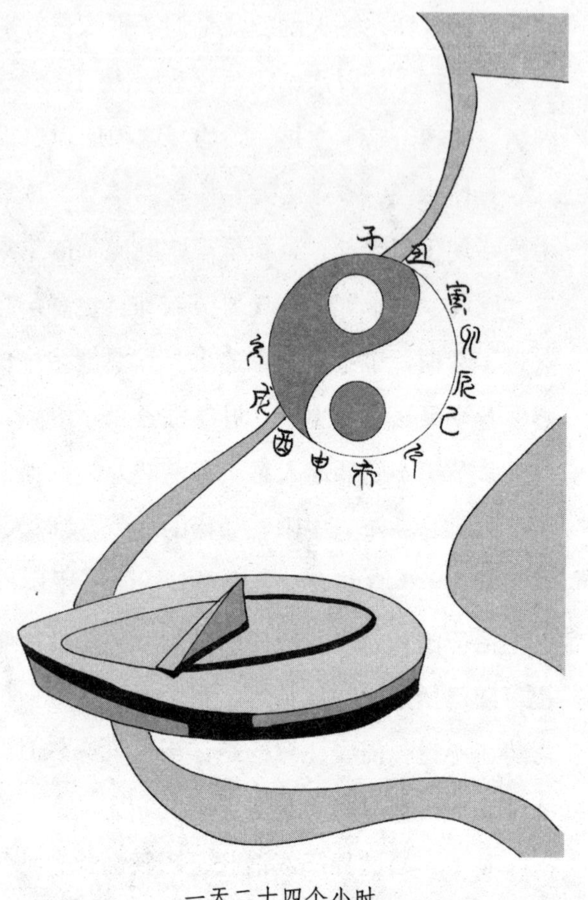

一天二十四个小时

顺便还要提一下，在四季当中，如果在某个季节房室活动调节失当，不仅有损于该季节相应的脏器（春应肝，夏应心，秋应肺，冬应肾），而且会给机体在下一个季节的健康带来各种不利影响。这一点，每一个欲求养生之道的人，尤当知晓。

除了四季之外，昼夜变化节律也影响人的房室活动。《太极自转图》和《采气图》就讲到了什么时候是交媾的最好时辰。一天 24 个小时，两个小时为一个时辰，一天则有子、丑、寅、卯、辰、巳、午、未、申、酉、戌、亥 12 个时辰。在这 12 个时辰当中，有四个时辰为交媾的最佳时刻，即子、午、卯、酉。子时为夜里 11 点至早上 1 点，午时为中午 11 点至 1 点，卯时即早晨 5 点至 7 点，酉时即下午 5 点至 7 点。之所以把这四个时辰确定为最佳交媾时刻，原因在于这四个时辰正是阴阳交替的时候，也是阴阳最和合的时候，此时交媾，最有利于采补阴阳，使男女双方均可受益。

五、房中禁忌

我国古代房中养生家，从人与自然界的关系以及人的身体状况、精神心理变化、饮食起居等方面，对夫妻房室生活的宜忌进行了多方面的探索与研究。除了遵守性事的节度外，古人还规定了性事生活的诸种禁忌及注意事项，如《素女方》中有“七忌”的见解，《玉房秘诀》也有“三忌”之说。

概而言之，能影响到房室生活质量的，也无非就是环境的因素和人自身的因素两大方面。今简述如下：

1．环境禁忌

在性生活的环境要求上，《灵枢》曰：“人与天地相参也，与日月相应也。”人与自然息息相关，时时刻刻都在不断地进行信息传递，自然环境与人的性生活是有重要联系的。

关于交接的天时，《玉房秘诀》是这样说的：“消息之情不可不去，又当避大寒、大热、大风、大雨、日月食、地动雷电，此天忌也。”这是引长寿老人彭祖的话。意思是说，当天地之气发生剧烈变化的时候，人须避开。自然界的剧烈变化，可导致人体的阴阳气血及脏腑功能发生改变，例如严寒可伤阳气，大热可耗散阴精，地摇雷电可能使人心神不宁等。倘若在这个时候交接，不仅二心不和，达不到神交的和谐程度，而且容易引致疾病。只有在天气晴朗，气候宜人，神清气爽，精力充沛，男女情动的情况下，才可能有鱼水之欢。

《玉房秘诀》又云：“天垂象，见凶吉，圣人象之。礼云：雷将发生，生子不成，必有凶灾，斯圣人作诫，不可不深慎者也，若夫天变见于上，地灾作于下，人居其间，安得不畏而敬之，阴阳之合，尤是敬畏之大忌也。”说明人生活在自然环境之中，要适应天气的变化和遵循自然环境规律，并以此来约束自己的行为。天气突然恶劣变化“见于上”，大地发生的灾害“见于下”，而人生活在两者之间，怎能不畏惧它，顺应它！男女阴阳相合，尤其需要警惕，避免这些与人无益的情况。这种把气象学与性医学结合起来的天人相应观，是十分宝贵的。

《广嗣纪要 · 协期篇》写道：“上弦前，下弦后，月廓空，此一月一虚也”，亦须谨慎避之。现代研究表明，月亮与地球之间的引力关系，对人体健康有着直接的影响。例如女性的性欲随着月经周期而有所升降，正如“妇女阴质，取象于月”。因此根据一月之内阴阳变化的生理特点，当然也包括性机能的变动特点，切实掌握好最适宜的行房时间，无疑是有益的。至于上弦月前，下弦月后之说，意在类比，不必拘泥。

至于交接的地利，《玉房秘诀》中写道：山水神社、五谷寺庙和井灶等地势阴险之处，是不宜交接的，这叫做地忌。《妇人规 · 子嗣 · 地利》指出：“如寝室交会之所，亦最当知宜忌。凡神前庙社之侧，井灶冢柩之旁，及日月火光照临，沉阴危险之地，但觉神魂不安之处，皆不可犯，倘有不谨，则夭枉残疾，飞灾横祸，及不忠不孝之流，从而出矣。验如影响，不可慎哉”。由于我国自古以来的风俗习惯、传统文化教育及宗教观念的影响，人们一般认为性事是隐秘、邪鄙的，若在神庙坟冢旁、火光照耀之处交合，会有亵渎或难堪之感，令人心绪不宁。故张景岳归纳为“凡神魂不安之处，皆不可犯”。因此，交接环境的幽雅、安静、舒适，无疑对行房有利。

《广嗣纪要 · 协期篇》补充说：“天地震动，卒风暴雨，雷电交加，晦逆弦望，月煞日破，大寒大暑，日月薄蚀，神佛生长，庚申甲子，本命之日，三元八节，五月五日，名山大川，神祠社庙，僧宇道观，圣贤像前，井灶前后，火光闹烘。以上时地禁忌，切须审之，不可交合。犯之者，令人寿夭，小则生病，或若生男，令其丑貌怪相，形体不全，灾疾夭寿”。上述各种禁忌，无论从性医学或优生学说看，都是十分正确的。

另外，《洞玄子》一书在交接的时日方位方面的禁忌也很有见地，如“交接所向，时日吉利益损，顺时效此大吉，春首向东，夏首向南，秋首向西，冬首向北；阳日益，阴日损；阳时益，阴时损；春甲乙、夏丙丁、秋庚辛、冬壬癸”。意思是说，男女性交时，其头部的方向、时日的选择，都与身体的益损、事物的吉利有关，如能遵照四季，时间、方位的顺序去做，就能大吉大利。春季头部宜朝东，夏季头部宜朝南，秋季头部宜朝西，冬季头部宜朝北；阳日为单日，性交有益；阴日为双日，性交有损，半夜子时以后到正午时以前为阳时，性交有益；午时以后到半夜子时以前为阴时，性交有损；甲乙年的春季，丙丁年的夏季，庚辛年的秋季，壬癸年的冬季，为男女交接正旺之时，故有益。这里提到性交时在不同季节采取不同的身体方位，从现代科学的角度考虑，可能与地球磁力场有关，是值得深入探讨的。

2．个体禁忌

在个体方面，首先情绪影响房事和谐。《玉房秘诀》云：“……喜怒、幽怨、恐惧，此人忌也。”明确指出，情绪激动，愤怒与忧虑，怨恨与惊恐时，禁忌同房。犯此根本禁者不仅性事不能和谐快乐，反可致生疾病。《素女经》云：“交接之道在于定气、安心、和志，三气皆至，神明统归。”男以精为本，贵在清心寡欲以养精；女以血为本，贵在平心定志，以养其血。情绪安定，心态平静，意志和畅，神与形和谐统一，这是房事顺利进行的必要条件。从性心理活动方面而言，也是非常科学的。

其次，起居、饮食也影响房事和谐。古代房中养生家认为饱食、醉酒、疲劳等情况下均不宜行房。《三元延寿赞书》指出：“书云：饱食过度，房室劳损，胭气流溢，渗入大肠，时便清血腹痛，病名肠癖。”饱食伤脾，谷力尚未行，脾未散精，输注血脉，加之房事损精，气血逆乱，可导致腹痛、便血，此病叫肠癖。饱食后不宜行房，这是合乎生理卫生的。至于饮酒后入房，特别是醉后行房，古人尤持反对态度，《素问 · 上古天真论》对饮酒后入房所产生的病理变化，叙述得十分清楚，书中指出:“以酒为浆，以妄为常，醉以入房，以欲竭其精，以耗散其真，不知持满，不时御神，务快其心，逆于生乐，起居无节，故半百而衰也。”饮酒后入房，贪图一时之快，却耗散真元损伤肾精，这是早衰形成的根本原因。同时，女则月事衰微，恶血淹留，患生恶疮。而且酒性湿热，不仅乱性，亦可乱精，对生育也有不良影响，可见醉后禁止入房是极符合科学道理的。另外，重病初愈，尤其是患病期间亦忌房事。忌忍小便入房，“当溺不溺以交接，则病淋，少腹气急，小便难，茎中痛”（《玉房秘诀》）；忌忍大便入房，“当大便不大便而交接，即病痔，大便难。”

其三，对于女性而言，经期、妊娠、生产与房事关系重大。《千金要方·房中补益》云:“妇人月事未绝而与交合，令人成病”。妇人月事，冲任满盛，应时而下，经行之时，最需调养爱护，若能调理得宜，可得其常候而无病。而调护之中，尤忌房事。因女子行经期间，宫城开启，经血时下，机体易出现暂时的气血不足，肝肾偏虚，抗邪能力自然较弱，本身就容易感受病邪。倘若强力行房，血气错行，轻则月经不调，重则可致崩漏。所以女子行经期间，禁忌房事，既合乎月经生理卫生，又合乎性卫生，并有益于男女双方身心健康。

女性在妊娠期间应慎行房事。《万氏妇人科·胎前章》写道：“妇人受胎之后，所当戒者，曰房事，曰饮食，曰七情，曰起居，曰禁忌，曰医药，须预先调养，不可少犯，以致伤胎难产，且子多疾，悔之无及。”若不加禁忌，纵情纵欲，则“有触动胎气而堕者，有胎肥硕而难产者，有败精凝裹而碍产者，有生子多疾、痘疮稠密者，皆多房事故也。”（《万氏妇人科·确论胎养胎教数条》）。女性在妊娠期间，既要保护母体健康，又要孕养胎儿，故孕期卫生保健十分重要。妊娠头三个月及最后三个月，应忌房事。因为妊娠初期，胎盘在子宫里未长牢，性交易刺激子宫收缩而导致流产。妊娠后期，性交易引起早产、子宫出血或产褥热。妊娠期的其他时间性生活也要节制，动作不应剧烈，不要过分压迫女性腹部。关于这一点，张景岳分析得较为详细：“凡小产……总由纵欲而然。盖胎元始肇，……此其正无依，根尚无地，巩之则固，决之则流。故凡受胎之后，极宜节欲，以防泛滥。此外如受胎三月五月，而每有堕者，虽衰薄之妇常有之，然必由纵欲不节，致伤母气，而堕者尤多也。故恃强过勇者多无子，以强弱之自相残也；纵肆不节育者多不育，以盗损胎元之气也。岂悉由妇人之罪哉？”这是从妊娠生理与节育机制，说明妊娠行房所致暗产、胎堕的病理原因，在于纵欲不节，致伤母气，盗损胎元之气。所以，古人提倡孕妇独宿以养胎，不仅产育无难，生子多贤，亦少疾病。“妊娠之妇大宜寡欲”，含有深刻的科学道理。至于分娩后至子宫复原以前（约6—7周）亦应忌房事，否则将容易引起生殖器官疾患，影响伤口愈合及产后健康的恢复。

其四，年龄影响房事。通常每个人都要经历青年、壮年、老年三个阶段，在生理机能，特别是性机能方面，三个阶段有着明显差异，因此，房事生活的宜忌也有所不同。青年期正是生长发育旺时，血气方刚，性欲强烈，往往情动难禁，交接较多，此乃情理之事，不足为怪。但青年人贵在欲而有制，不可随势放纵。倘若倍力行房，不过半年精髓枯竭，身体虚弱，寿命则不会长久。《养生四要》说得好：“少之时，气方盛大而易溢，当此血气盛，加以少艾之慕，欲动情胜，入接无度，譬如园中之花，早发必先萎也，况禀受怯弱者乎”。中年是由青年向老年过渡的时期，在生理功能上开始表现出衰老的迹象。在性生活方面，由于夫妻间的长期配合，已取得了和谐性生活的经验，房事生活已成为家庭生活的一部分，一种调节剂。即使在某些方面发生暂时的障碍，也能通过夫妻间的相互抚慰、相互谅解而最终获得圆满的解决。中年时期，一方面要保持身体健康，保护性的功能不致早衰；另一方面又要让性生活所带来的享受，成为维系与加深夫妻感情，保持家庭和睦的一种力量。因此中年的房事应当是乐而有节，不纵欲但也不完全戒绝，否则都是有害的。人入老年，肾脏精气日渐虚衰，性功能与生殖能力亦随之减退或消失，形体亦逐渐衰老。《千金要方》卷二十七《房中补益》写道：“六十者闭精勿泄，若体力犹壮者一月一泄，凡人气力自有强盛过人者，亦不可抑忍久而不泄，致生痈疽。若年过六十，而数旬不得交合，意中平平者，自可闭固也。”一般来说，人过六十岁，寡欲是养生的重要内容。老年人当闭守精关，尽量不要施泄。但若体力尚健，阳事仍盛，可一月施泄一次。若体质和精力特别强盛，迥异于常人，则不宜强行抑制而久不施泄，若强抑施泄，可能发生痈疽等病。

六、求子术

“广继嗣”是古时人们结婚、性交的一个重要目的，同样也是古代房室养生探讨的一个重要内容。从两千多年前的《素女经》，到南北朝时期陶弘景的《养性延命录》，从宋朝陈自明的《妇人良方》、明朝洪基的《摄生总要》到清朝汪朴斋的《产科心法》等，所谓“种子法”、“求嗣门”等皆不绝于书。其中许多论述都谈到了如何得男，如何使孩子聪明、富贵、长寿。

总结以往典籍，求子之法大体有以下几个方面：

1.“种子”时机

《素女经》中说：“素女曰：夫人合阴阳，当避禁忌，常乘生气无不老寿。若夫妇俱老，虽生化有子，皆不寿也。” 素女说，人类为了要符合阴阳之道，一定要避免若干禁忌。当气势最好时，生下的孩子，通常都会长寿的。如果夫妇都很年老，即使在气势最佳时，生下孩子，也都不会长寿的。此气势最佳时，应该是男女双方身体健康最好的状态，相互有深厚的爱情，性生活达到和谐满足的时候，这个论点和现代性医学几乎是一致的。

《素女经》又曰：“素女曰：求子法自有常体。清心远虑，安定其衿袍，垂虚斋戒，以妇人月经后三日，夜半之后，鸡鸣之前嬉戏。令女盛动，乃往从之。适其道理，同其快乐，却身施与。勿过远，至麦齿，远则过子门，不人子户。若依道术，有子贤良

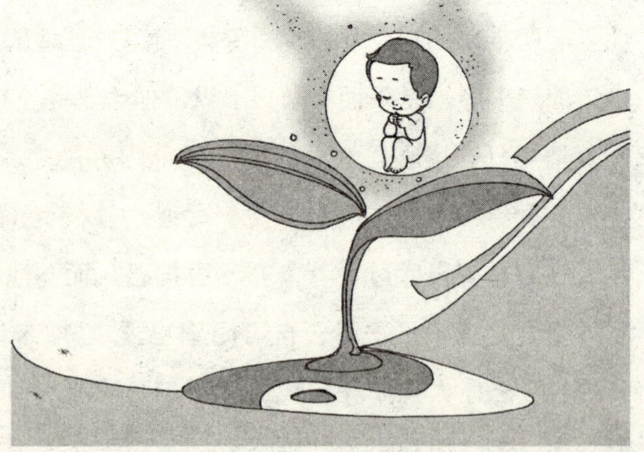

“广继嗣”是古时人们结婚、性交的一个重要目的，同样也是古代房室养生探讨的一个重要内容

而老寿也。”意思是说，求子的方法，自有其一贯的法则，身体轻快，心无忧虑，情绪平静，衣冠整齐、专心斋戒，当女人月经完毕的三天之后，过了夜半，鸡鸣之前，开始抚爱。先使女人渐渐兴奋，接着进行房事，按照房中术的道理，共同享受其间的快乐。泄出精液时阳具不要急于抽出，若抽出过度，会脱离子宫门，精液就进不去子宫。假如依照这种技术而得子的话，那他一定是一个很杰出而且很长寿的人。

《玉房秘诀》亦谓：“彭祖曰：求子之法，当蓄养精气，勿数施舍，以妇人月事断绝洁净三五日而交，有子则男，聪明才智，老寿高贵；生女清贤配贵人。当向晨之际以御阴阳，利身便躯，精光盖张，生子富贵长寿。男子满百岁生子多不寿；八十男可御十五、十八女，则生子不犯禁忌，皆寿老；女子五十得少夫亦有子。”这里提到求子之法，当先节制性欲以蓄养精气。前面提到的诸如“养精、保精、固精”之法，虽是为了强身健体，实质上也是为了“种子”打好基础。“种子”须在女子月事断绝洁净之后交合，男女年纪太大时所生下的孩子不能长生，但如果八十岁的男子，娶一位十七八岁的少女，也照样能生子。反之，五十岁的女性跟年轻丈夫也会生育子女。

《养性延年录》联系御女论提出一些优生的理论，如：“若欲求子，令子长命、贤明富贵，取月宿日施精大佳。天老曰：‘人生俱舍五常，形法复同，而有尊卑贵贱者，皆由父母合八星阴阳，阴阳不得其时中也。不合宿，或得其时人中上也。不合宿，不得其时，则为凡夫矣。合宿交会者，非生子富贵，亦利己身。大吉之兆，月二日、三日、五日、九日、二十日，此是王相生气日，交会各五倍，血气不伤，令人无病。仍以王相日，半夜后，鸡鸣前，徐徐弄玉泉，饮玉浆戏之。若合用春甲寅、乙卯，夏丙午、丁未，秋庚申、辛酉，冬壬子、癸亥，与上件月宿日合者，尤益佳。若欲求子，待女人月经绝后一日、三日、五日择中王相日，以气生时，夜半之后乃施精，有子皆男，必有寿贤明。其王相日，谓春甲乙、夏丙丁、秋庚辛、冬壬癸。凡养生，要在于爱精。若能一月再施精，一岁二十四气施精，皆得寿百二十岁。’”

对优生受胎，明代张介宾所著《景岳全书》有“十机篇”，认为男女交合时应把握好的十个要点，即：阖辟、迟速、强弱、远近、盈虚、劳逸、怀抱、暗产、童稚、二火。若能把握好此“十机”，不但能使男女双方都获得高质量的房事生活，更能较顺利地怀胎受孕，优生子女。此十机之论，被认为荟萃了有关房中术的精华，与现代性学的认识大致相同或吻合。

另外，四季当中以春季为受孕的最佳时机。原因是春季阳气浮长，人的心情愉快，性欲较强，最宜于受孕。而且春季受孕，妊娠中期刚好在夏季或秋季，此季流行性感冒和病毒感染少，有利于胎儿的大脑正常发育。同时，春季怀孕，胎儿娩出时间为秋季，正是收获的季节，有利于产后母亲的营养补充。

2.“种子”禁忌

关于房中怀孕的众多禁忌及犯忌的后果，在房中书和医书中极为常见。

《医心方》卷二十八引《产经》有“九殃”之说：“夫合阴阳之时，必避九殃，九殃者：日中之子，生则欧逆。夜半之子，不喑则聋盲。日食之子，体戚毁伤。雷电之子，必易服狂。月食之子，与母俱凶。虹之子，若作不祥。冬夏日至之子，生害父母。弦望之子，必为乱兵风盲。醉饱之子，必为病癫，疽痔有疮。”所谓“日中之子”，是指在日中时性交所怀上的孩子，其余仿此。在这样九种情况下触犯禁忌而怀胎的孩子，生下后不是自身伤残不幸就是祸及父母。

《医心方》卷二十八引《玉房秘诀》有“七忌”之说：性交时晦朔弦望，后果是生子必刑残；雷风天地感动，生子必臃肿；新饮酒饱食，生子必癫狂；新小便，精气竭，生子必妖孽；劳倦重担，志气未安，生子必夭残；新沐浴，发肤未燥，生子必不全；兵坚盛怒，茎脉痛，则内伤有病。

又有修真之法曰：“凡御女子，先明五弃：声雄皮粗、发黄性悍、阴毒妒忌，此一弃也。貌恶面青、头秃腋气、背陀胸凸、雀跃蛇行，二弃也。黄瘦羸弱、体寒气虚、经脉不调，三弃也。癫聋喑哑、跛足眇目、癣疥瘢疯、太肥太瘦、阴毛粗密，四弃也。年四十以上，产多阴衰，皮宽乳慢，无益有损，五弃也。交合有期，五忌须知：三元甲子、本命庚申、天地交合、日月薄蚀、晦朔弦望、大风大雨、雷鸣电掣、三光之下，此一忌也。山林园沼、道堂佛殿、宝塔神祠、江淮河济，二忌也。大寒大热、大饥大饱、大喜大醉、大小便急、鼎气无情，三忌也。连日醉酒、久病方痊、远归疲倦，四忌也。妇人产后未满七七，秽污尚存，五忌也。唯此五弃、五忌，当知避之，犯者不惟自损，即种子亦多残废不良，盖由禀赋之不正也。”

类似之禁忌还有很多，大抵格局相同而细节互异。古代“种子禁忌”中的绝大部分内容是有一定道理的，如大醉、劳倦、大饥、大饱及雷鸣电掣等情况下交合，可能会对胎儿不利，在现在看来也是合乎科学的。尤其是如果母亲相貌不端，品行不正，身有残疾，生子必然受到影响，这在现代遗传学看来当不为过。

3. 孕期禁忌

求子方术的第三个重要方面，实际上是关于胎教和孕期卫生的一些常识。如《医心方》卷二十八引《洞玄子》曰：“凡女子怀孕之后，须行善事，勿视恶色，勿听恶语，省淫欲，勿诅咒，勿骂詈，勿惊恐，勿劳倦，勿妄语，勿忧愁，勿食生冷醋滑热食，勿乘车马，勿登高，勿临深，勿下坂，勿急行，勿服饵，勿针灸。皆须端心正念，常听经书。遂令男女如是聪明智慧，忠真贞良，所谓胎教者也。”

第十章 起居养生保健法

一、日常起居与健康长寿

起居，主要是指作息以及对日常生活细节的安排。道教养生家认为，人的长寿原因之一，就是合理地安排起居作息。《黄帝内经》奠定了中华养生学的基础，如将养生原则概括为“法于阴阳，和于术数，饮食有节，起居有常，不妄作劳，故能形与神俱，而尽终其天年，度百岁乃去；起居无节，故半百而衰也。”这说明要健康长寿，就需要顺应自然规律，建立符合自身生物节律的活动规律，否则就会影响人体的生理机能，导致气机逆乱，使健康受损。并且，《黄帝内经》在“天人相应”法则的指导下，还提出“顺四时而适寒暑，和喜怒而安居处，节阴阳而调刚柔”的生活起居摄生观念。

其实，人类早在原始时期，在生活中就有自发的趋利避害活动，随着人类社会的进步而不断积累了许多养生保健经验。与疾病、健康、长寿息息相关的日常起居劳作，生活起居中的宜与忌，以及如何在生活中进行自我调摄便成为人们最为关心的内容。我国现存最早的文字甲骨文中就已有“沐”、“浴”等与个人清洁卫生相关的文字记述。随着火的发现和酒的利用，有了烹饪和食养的开端。汉晋时期，道教盛行于世，炼丹术、神仙术、服石法、吐纳导引

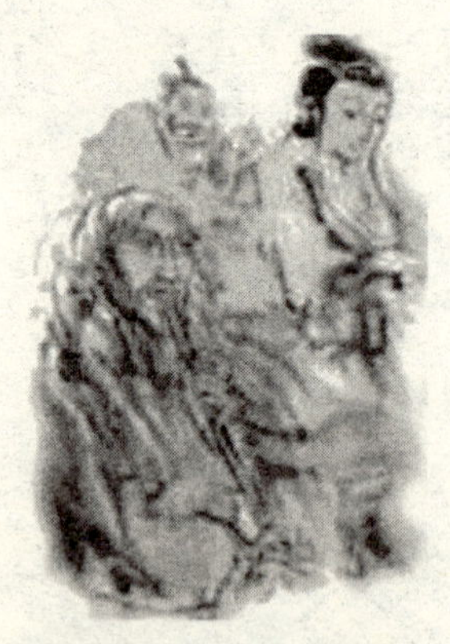

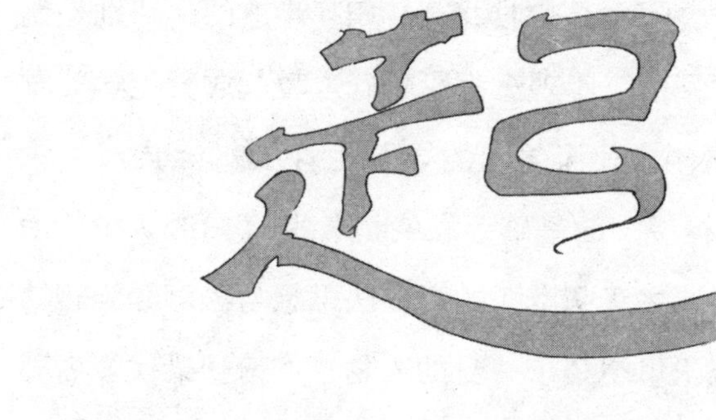

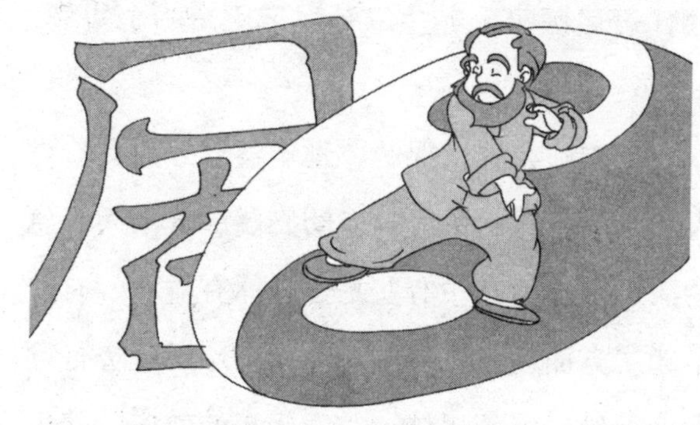

人的长寿原因之一，就是合理地安排起居作息

术、房中术的兴起对人们的生活起居产生了重大影响。在探索与总结中，道教养生艰难而曲折地发展着。南朝齐梁时期的道教思想家、医学家，陶弘景精于医学，通晓佛、道，他的《养性延命录》收录了梁代以前各类书籍所载的日常养生法则和养生学家的方术，其中包括顺应四时、调摄情志、节制饮食、适当劳动、节欲保精、服气导引等多个方面，可说是世界最早的养生学专著。

唐宋以来，道教养生学有了极大的进步，与生活起居养生密切相关的饮食养生观念日益普及，食养、食疗的经验大为丰富。孙思邈对人们的生活起居和行为规范从养生祛病的角度作了较为全面的阐述，有关服饵、食养、养老、沐浴、坐卧、居处、远行、避忌、房事等无不概括。孙思邈不仅致力于临床治病和学术研究，提倡养生、食治、怡老，并且身体力行，活到了101岁的高寿。他的养生心得就是“四体勤奋，每天劳动，节制饮食，细嚼慢咽，饭后盥漱，睡眠充足”；同时还要顺其自然，因为人生的每个阶段都有其生理、心理特点，人体有其自然的发展规律，养生之道只有顺其自然，才会有利于健康。特别是人在进入老年之后，生理、心理、体质、性格、脾气、兴趣、言行等方面都会发生变化，只有适应这些变化，不逆自然而动，才不至于损害健康。另外，孙思邈极其重视调摄精神，认为情欲过度是罹疾早衰的重要原因之一，提倡起居养生要保持中庸之道，不能太过，也不走偏锋，这是与现代养生观念相符合的。以后历代道家、医家不断加以补充与发展，蔚为大观。

尽管早期养生学流派纷呈，但各派之间也是兼收并蓄、相互渗透的，特别是儒家的“中和”思想，佛家的“禅定”、“顿悟”等观念都影响着道教起居养生学的发展。孙思邈的《千金要方》就汲取了诸多古代天竺国的导引吐纳方法。《内经》中的人身“三宝”论，就是在道家“精气神说”的基础上发展起来的，《内经》中“治未病”的思想也是老子“为之于未有，治之于未乱”的辩证法思想与医疗经验相结合的产物。许多著名医学家也是各种流派思想集于一身的人物，如南朝梁代著名养生家陶弘景是个精通佛、道的医家；唐代著名医家、养生家孙思邈更是一个集儒、释、道三家精粹于一身的代表人物。

日常起居养生作为道教养生学的一个分支，在养生保健、延年益寿方面有着重要的积极意义。日常生活起居与每个人的生活息息相关，对老幼妇孺、健康人、急慢性病患者都广泛适用。一个人一天的活动很多，其中有些是于身体有益的，有些是于身体有损的。若能在日常生活养生起居方面树立正确的观念，有意识地进行调摄，通过坚持不懈的努力，必将产生防病保健、强壮机体、益寿延年的效应。养生能于此根本处探究，才是根本之道。

二、择地而家居

健康是长寿的先决条件，而每个人的健康状况在很大程度上又取决于他所生活的环境。无数事实已经证明，人类之所以长寿，除了与遗传、个人修养有关外，还与长寿者生活起居所处的环境有关。《黄帝宅经》曰：“宅者，人之本。人以宅为家，居若安即家代昌吉。若不安，即门族衰微。”《三元经》曰：“地善即苗茂，宅吉即人荣。”意思是说阴阳平衡、通风透光、格局良好的住宅对人的发展有提升的作用。相反，五行偏颇、阴阳失衡、格局不佳的住宅，对人可起到限制、干预、破坏的作用。道教的居室养生法便是指通过合理选择和布置居住房宅，保持居室清洁卫生等方法来促进身心健康的一种自我保健养生法。

人类生活在天地之间，必然要经常受到各种自然因素与环境的限制和影响。道教医学养生学中关于风、寒、暑、湿、燥、火，以及阴、阳、风、雨、晦、明六气致病学说，反映了自然环境的变化与健康的密切关系，“顺应自然”是防病延年、保健益寿的重要方法之一。居室养生与个人生活密切相关，这其中包括对居住环境的选择、居室的布置及环境卫生等方面的内容。

1. 居住大环境

居住大环境，主要是指除了区域的发展、周边整体的建设和规划以外，个人居住地所在的周围环境。居住的环境中，洁净而充足的水源、新鲜的空气、充沛的阳光、良好的植被、幽静秀丽的景观等这些方面都是需要具备的。水源、空气、土壤都是人类赖以生存的自然环境，我们要健康地生活，就一定要慎重地选择适宜的自然环境，尽量避免自然环境中的有害因素对人体的不良影响。

古人对居住环境与健康寿夭的关系很早就有了认识，如《素问 · 五常政大论》中黄帝有“一州之气，生化寿夭不同，其故何也”之问，岐伯答道：“高下之理，地势使然也。崇高则阴气治之，污下则阳气治之，阳胜者先天，阴胜者后天，此地理之常，生化之道也……高者其气寿，下者其气夭，地之小大异也。”可见中医早在2000年前就认识到了居处环境与寿命的关系，因此《内经》强调养生应“和于阴阳，安于居处”。孙思邈非常重视养生，在居住方面，他强调“背山临水，气候高爽，土地良沃，泉水清美”，并列居处法、择地、缔创等专篇阐述，道家历来重视居室卫生，由此可见一斑。事实上，不少“寿星”出自于山清水秀、鸟语花香、空气清新、环境幽静之处。

道教宫观多修筑于深山清幽、草木丰茂之处，道门中人通常称之为“洞天福地”。这既是道门中人修道的地方，也是他们日常作息的场所；是他们与自然界，与神仙交流对话的所在，也是生命的终极意义之所寄托。尽管中国多名山大川，但并非所有的名山大川都是最理想的修道养生之所。据《洞天福地岳渎名山》记载，道门中人认为最理想的修炼场所只有“十大洞天”、“三十六小洞天”和“七十二福

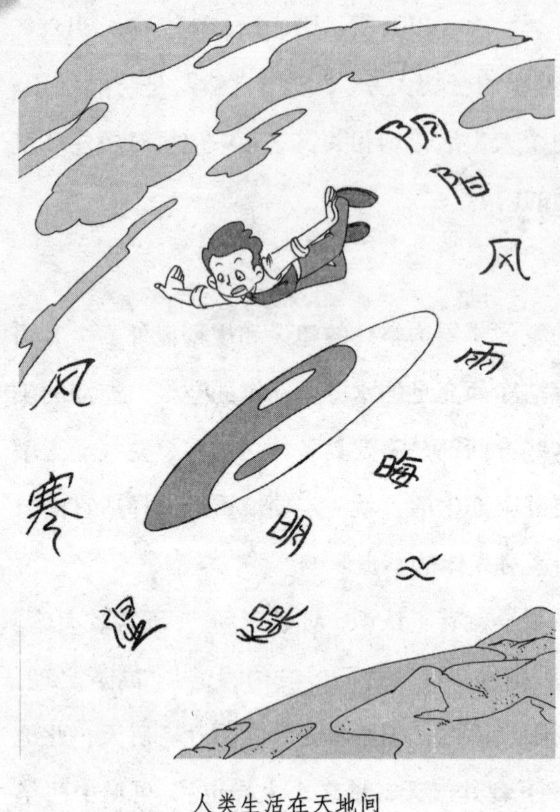

人类生活在天地间

地”。对此，书中解释道：“乾坤既辟，清浊肇分，融为江河，结为山岳，或上配星宿，或下藏洞天。皆大圣上真主宰其事，……为天地之关枢，为阴阳之机轴。”意思是，洞天福地是开天辟地以来清浊二气肇分时就已经形成，是天地自然的造化。道教相信外部的宇宙空间是一个大宇宙，而人身则是一小宇宙，那么，他们所选择居住的自然环境也应该有一个类似于大宇宙的空间结构形态。

自古以来道教宫观及民间阳宅都重视前后左右的周边环境，要看前面是否有“朱雀”，后面是否有“玄武”；左边是否有“青龙”；右边是否有“白虎”。更有细致者，还会动用罗盘来测定方位，看是否与天上之星宿象位相合。历代天师所居之地叫龙虎山，其实也就是左有青龙右有白虎之意。古人认为，气是生命之源，道教建筑受风水影响最大的，就是追求一个适宜的大地气场，只有能把气聚集在一起的地方才是好地方。而“气乘风则散，遇水则止”，水能聚气，所以风水好的地方必有水。气有阴阳二重属性，因此，风水好的地方，就意味着阴阳二气在此处能协调和合，有利于万物的生长。自然之物既然能在此处生长得很好，想必对人也一样。所以，古人讲究以河为邦，以山为居。

住宅选址原则上要背山面水、山龙昂秀、水龙环抱、明堂宽大、水口收藏。因为有山便有“骨”，有水便能“活”，山水相匹，相得益彰。山要求大气雄浑，植被茂盛，高爽干燥。房屋必须要依山而建，顺势而盖。房屋的基地一定要前低后高才可以。前低后高就能感觉到房子是依山而盖，坐势很稳健，这样的话就可使人的运势一步一步逐步达到完美的境界；如果前高后低，就感觉房子向后滑下去，走下坡路。

水是人类生存的必需物质。《吕氏春秋》认为“轻水所，多秃与瘿人；甘水所，多好与美人；辛水所，多疽与痤人”，显然古人已经认识到饮用水源与疾病和健康的关系。择居安家，首先要考虑选择在洁净甘甜的水源附近。其次，依川而建的房子，一定要根据排水的顺势安排，不能逆水而行。还有沿海、沿河的房子必须要盖在海湾、河湾里面，而不可盖在相反的一面，即河或海向住宅突出的地方，这就是风水中顺势而建的概念。在山脊上、逆沟里、风浪之上，这不是顺势而盖，而是逆势而行，那么它的风水就不好，住在这种地方不但人没有成就，而且身体也会日渐衰弱。

空气的质量直接影响健康与长寿，现代研究发现，清新而富含负离子的空气能清醒大脑，放松精神，消除疲劳，有助于高血压、神经衰弱、心脏病的康复和治疗，对患有哮喘等呼吸系统疾病的患者尤为重要。森林、海滨、乡村等处，空气中负离子浓度较高，而空气污染日趋严重的工业化城市中含量很低，因此，选择居住环境应尽可能远离空气污染源的地区，保持有良好的清洁卫生，没有噪声污染。阳光充足和环境绿化也是必须考虑的因素，阳光和绿地能净化空气，对呼吸道疾病有很大益处。绿地还能调节气温、湿度和空气中二氧化碳浓度，能起到防风、降尘、杀菌、降低噪声及缓解神经紧张、消除视觉疲劳等方面的作用。

由于人们对自己的居住环境往往难以自由选择，如城里工作的人，一般无法选择山区、海滨作居处，可以通过营造适宜的居处小环境来改善其生活的大环境。最常用的方法就是绿化，如种植花卉草木、养金鱼水草，不仅可以怡情养性，丰富业余生活，而且还可以改善环境，保护健康。

2．家居小环境

住宅是人们生活环境的重要组成部分，它可以避免外界对人的伤害，让人们舒适安乐，人们需要在家中休养身心、享受天伦之乐。家居的格局对整日生活在其中的人有着重要影响，这不仅是关于健康的问题，而且它还关系到家人之间感情的和谐、事业上的进退和创业上的成败。家具、隔间这些有形的东西，里面都有一种无形的格调，它培养着一个人的思想、感情和精神，支配着人的行为。所以，对家居小环境的调整要从装潢初期就开始关注。不管是有形的还是无形的，最后都要给人一种美的、和谐的感觉。家里的一切空间与物体都应与自然有一种吻合，与人体结构有一种吻合，这样才能得到最佳的居住效果。

良好的光照、通风、温度、湿度，能起到维护人体健康的作用，对各种急、慢性疾病均有裨益。通常来说，就我国的地理位置而言，住宅的朝向以坐北朝南为佳，这样的房屋朝向有“冬暖夏凉”的优点，有利于室内采光、通风及温度、湿度的调节。居室面积不宜太大，也不宜太小，太大不利于保暖，太小妨碍空气的流通，也不利于湿度、温度的调节。一般来说，城市以人均 9 平方米、农村以人均 12 平方米为佳。居室高度应适中，以满足采光要求和空气的自然流通，室高以 3 米左右为宜。居室的进深直接影响采光、通风和日照，通常一侧有窗户的房间，进深不宜超过从地面至窗户上缘高度的 2—2.5 倍。居室装修应方便生活，素雅清洁，不宜奢华，这种布置能使人摒弃奢华浮躁，调节精神、情绪。色彩直接影响人的情绪，如浅蓝色能使人产生安闲、幽雅感，淡黄色可增加房间的宽阔度，给人以典雅高贵的感觉。对于体质较弱的中老年人或有低血压、心动过缓的人，房间可布置成暖色调，有助于提高循环系统功能，促进新陈代谢；对于有高血压、冠心病且性格急躁的人，应将居室布置成冷色调，使人产生一种安全感。老年人的居室内，家具应低矮、稳固、简约，地板须防滑，卫生间应增加安全设施。

环境卫生对健康影响极大。污水滞留易滋生蚊、蝇等，故要定期大扫除，经常疏通下水道，厕所要随时冲洗。房间内最好每日打扫，经常开窗通风，并定期拆洗和晾晒被褥。保持好环境和居室的卫生，能减少致病微生物的孳生，从而有效减少传染性疾病的发生。

三、顺时而作息

《内经》认为，个人最佳的起居作息，就是跟随太阳的升降出没，“日出而作，日落而息”。一般人都认为公鸡是看到旭光才报晓，其实这是错误的，公鸡是依气运的变化来报晓，因而不受阴天雨天的干扰。大自然是一气共运的，动物保持了这种生理本能，人类则在渐渐丧失。尤其是电力发达以后，人们的入睡时间越来越晚。越来越多的人漠视气血依时辰营养五脏六腑的规律，子时不卧，血不归肝，久而久之，必致疾病。

《素问 · 生气通天论》说：“起居如惊，神气乃浮”。清代名医张隐庵也说：“起居有常，养其神也，不妄作劳，养其精也。夫神气去，形独居，人乃死。能调养其神气，故能与形俱存，而尽终其天年。”神、气在人体内具有重要作用，若能保证起居有规律，合理作息，就能够保养神气，使精力充沛，生命力旺盛；反之，如果起居作息不能合乎自然规律和人体常规，天长日久则会神气衰败，从而使人精神委靡，生命力衰退。而且起居有规律，并保持良好的生活习惯，还能提高人对自然环境的适应能力，预防疾病的发生，达到延缓衰老、健康长寿的目的。

四季阴阳的消长变化之气直接影响人体的生长发育、健康长寿、衰老和死亡。所谓：“人以天地之气生，四时之法成。”天有冷暖，人有虚实，时有冬夏，人有寒热，《素问 · 四气调神篇》指出：“逆春气，则少阳不生，肝气内变；逆夏气，则太阴不长，心气内洞；逆秋气，太阴不收，肺气焦满；逆冬气，则少阴不藏，肾气独沉。”在日常的养生保健中，运动健身、饮食药补、起居着装等等都必须遵循这种阴阳消长的规律来进行。

春天是万物欣欣向荣，推陈出新的季节。春天人体内阳气生发，人体气血像自然界一样，需要舒展畅达。因此，养生需晚睡早起，以迎阳气。起床后松缓衣带，免冠披发，舒展形体，多到室外活动活动，以更好地吸取大自然的活力，使自己的精神情志与大自然相适应。我国有句古老的生活谚语：“春捂秋冻”，这是人们经验的总结，即是说刚步入春季，切忌减衣过速，否则风寒之气便会乘虚而入，招致风邪侵袭。春应肝，肝气性喜通达舒畅，最怕抑郁、压制情绪，所以春天调节情志十分重要。克服情志波动的最好方法在于增加休闲活动，努力做到心情舒畅、人际关系融洽。

夏天阳盛阴虚，为了顺应阴气的不足，可以晚些入睡；但要早点起床，多呼吸新鲜空气，以顺应阳气的充盈与盛实，有益增强体质。由于夏季炎热，体力消耗较大，又日长夜短，相对睡眠不足，经过一上午的活动劳作，一般会有疲劳之感，可在中午利用午休做适当的补偿，这样下午才能够精神焕发。但午睡的时间不宜过长，久眠则神昏，最好控制在一小时之内。虽然午睡时间比较短，但也不能草率从事，需注意睡眠卫生，如饭后不能立即躺卧，应稍微活动一下，以利于食物的消化；不能坐着打盹，不能在有穿堂风经过的地方午睡，不要让电扇直吹，以防贼风所袭；午睡时最好脱下外衣，并在腹部盖上被单之类。虽然夏天多阳光，但也要坚持做适当的运动，以适应夏季的养长之气。夏日炎热出汗增多，需经常沐浴，以除汗垢。此外另有一法，就是时时想着“冰雪在心”，用自身的意念来克服外界的炎热，这样就心静自然凉了。亦可练习坐功，选择通风遮阳之地，端正身体姿势，调整呼吸，收心降火，以预防中暑，养阳强身。切忌大悲大喜，以免以热助热，火上加油。

秋天处于由热转冷的过渡阶段，阳气日退，阴寒日升，宜早睡早起，起居有规律，以提高抗病能力。由于天气渐凉，早晚温差悬殊，要注意逐渐增添衣服但不宜忽增忽减，以免影响人体对气候变化的适应能力。秋冬之时，自然界凄凉的景色容易引起人的悲观伤感情绪，所以应特别重视心理保健，调节情趣，丰富休闲生活，保持心情愉快，充满乐观，方可增进健康。此时，在精神行为上要使神志安宁，收敛神气，使肺气清降，避免秋天肃杀之气的侵害。这些都是适应秋气的养收之道，如果反其道而行之，将会损伤肺气。秋天宜从事适合自身的体育锻炼，对预防疾病，改变身体状况十分有利，并可为健康地渡过寒冷的冬天做好准备。秋天气候多变，许多慢性疾病容易发作，不妨练练健身养肺操，如摩鼻、摩喉、深呼吸、捶背等，对健康颇有益处。

冬天寒冷，万物闭藏，人体也应避寒保暖，使阳气不致发泄，但又不要过分暖和而使皮肤出汗。起居方面宜早睡晚起，必待日光，并因地制宜地加强自我健身运动，使气血流畅，筋骨强壮。可在室内做做强身按摩、导引、太极拳等锻炼，身体好的可以到户外活动活动。锻炼时应当注意自我保健。有些慢性病人，要注意宿疾在季节和节气变换时发作，及时采取防护措施。虽然冬天气候寒冷，也应重视室内的通风换气，要保证室内有足够的新鲜氧气和光线。老年人及幼儿应尽可能不到空气流通不畅、人多拥挤的公共场所去。此时，在精神行为上要神气内守，使志若伏若匿，以适应冬气的养藏之道。

除了顺应四季阴阳之气以外，起居养生保健还需注意顺应昼夜之间阴阳消长的规律。《黄帝内经·灵枢》曰："以一日分为四时，朝则为春，日中为夏，日入为秋，夜半为冬",这就是说,在一天之中,也有类似四季的阴阳变化。早晨为阳气生发之时，人体的阳气也开始苏醒而发挥功能，所以宜于运动锻炼；至黄昏，阳气已衰，阴气渐盛，应以静养为主，"无扰筋骨，无见雾露"就是指在人夜以后，身体不要做剧烈运动，不要到野外去，精神上不要兴奋过度，否则不利于养生保健。

四、行止坐卧与养生

养生的根本目的在于延缓衰老、防病长寿，对于养生之道，古人很讲究平衡，提倡劳逸适度，反对"过劳"。《内经》告诫人们说："劳则气耗"，因劳力太过则气少力衰,精神疲惫 ；劳心太过,则阴血暗耗,心神失养。《素问 · 经脉别论》说道:"春秋冬夏，四时阴阳，生病起于过用。"所谓"过用"，即是超越常度，违反了事物的固有规律，凡人生病皆源于此。《养生延命录 · 教诫篇》也讲："人不要让他逸乐，逸乐的人不会长寿"。但应当不勉强去做体力负担不了的事，如常担重物，拉硬弓，掘地干苦活，疲倦了还不休息，以致筋骨疲倦衰竭。事实上，古人早已认识到的这种情况，今人还在盲目地做，有些人干起活来拼命，有些人工作起来不分昼夜，这种作息方法是极不可取的。

《素问 · 宣明五气篇》明白地指出了“过用”的危害，如“久视伤血，久卧伤气，久坐伤肉，久立伤骨，久行伤筋，是谓五劳所伤。”视、卧、坐、立、行，既是人的本能，也为日常生活所必需，所以人们很容易忽视对其劳逸的把握，往往不自觉地造成过劳。因“肝受血而能视”，故久视伤血，如看电视、看书报时间过长，易使眼睛疲劳、目眩、头晕、心悸、失眠；睡眠时间过长会伤肺气，因肺主一身之气，过度卧床，新陈代谢降低，气血运行不畅，易使肺缺乏新鲜空气的调节，肺的机能不强健，所以人体内的气也因此而受损，脑、心等内脏及全身肌肤细胞的氧气和营养物质供应相对减少，易造成精神不振，周身乏力，动则气喘的气虚症；久坐使下肢乃至全身血脉运行不畅，脾脏功能减弱，肌肉缺乏锻炼，易发生肌纤维萎缩，肌肉力量减弱，故伤肉，使人消瘦乏力，食欲减退，体重减轻；骨为支持体重的支架，久立不动则躯体重量全由下肢承担，易使下肢血液上行回流不畅，损伤腰肾膝胫，所以伤骨；久行使膝关节过度疲劳，而膝为筋之府，所以说久行伤筋，尤其是倘若不顾年迈或体弱而进行长途步行，容易发生脚筋扭伤、跌倒或其他心血管意外疾病。因此过劳或过逸都可能影响人体的健康，甚至招致疾病。久视、久坐，乃脑力劳动者养生之戒；久行、久立，为体力劳动者保健之忌；而久卧，则人人皆不宜。

相反，若能避免过劳或过逸，保证适度养生，则对促进健康和长寿大有益处。华佗认为：“人体欲得劳动，但不当使极尔，动摇则谷气得消，血脉流通，病不得生。”意思是要使百病不生，还需适当地劳动。如适当地看看有益的书籍，可使人精神愉快，脾胃健运，食欲旺盛，再看看远山景物，又能使视神经得到放松，改善情绪，血液生化自然充盈；适当的躺卧休息或睡眠，有利于外在肢体筋肉之气及内在脏腑之气恢复充盈，可使全身自然放松，有利于肝脏获得较多的供血，这对食物的消化、体内营养物质代谢和吸收及药物解毒都大有益处；不拘形式地从容步行，可使全身关节筋骨得到适度的运动，有利于提高机体的抗病能力，并可促进新陈代谢；适当的站立姿势，可促使骨骼肌产生短促迅速的缩张运动，使各骨骼关节受力适宜，利于人体关节的生长发育。

劳逸适度的养生保健作用，在于调节人体的气血运行和益智防衰。人的一生总是处于相对的动静平衡之中，只有动静结合，劳逸适度，才能真正地对人体健康起到平衡促进作用。经常合理地从事一些体力劳动，能促进血液循环，改善呼吸和消化功能，提高基础代谢率，兴奋大脑皮层对机体各部位的调节能力，从而有利于活动筋骨、通畅气血、增强体质、强健体魄、锻炼意志、调节精神，从而保持生命活动的能力。而适当的休息也是生理之所需，它是消除疲劳、恢复体力和精力、调节身心必不可少的步骤。过度疲劳不仅会使生命失去活力，还会降低机体对疾病的抵抗能力，使人易于受到病菌的侵袭。

现在的许多年轻人自恃年富力强，饮食不节，劳作无度，造成社会上英年早逝的急遽增多；很多老年人随着年龄的增长，感觉四肢渐渐无力，不爱活动，又造成机体更加倦怠困软，从而影响寿命和健康，这两种极端都是不可取的，应当引起警惕。

劳逸适度不仅指体力劳动，而且包括脑力劳动。科学用脑是养生的重要内容，尤其是老年人要勤于用脑，读读书，看看报，学习一些新知识，注重训练脑力的功能，同时还要注重对脑的保养，防止过于疲劳。中国有句古话：“刀不磨要生锈，脑不用要腐臭。”一个人若能经常合理地用脑，不但不会加速衰老，反而有防止脑老化的作用，尤其对老年痴呆症有很好的预防效果。劳与逸的形式多种多样，并且劳与逸的概念又具有相对性，人们应当根据个人的具体情况做合理安排。比如体力劳动要轻重相宜，量力而行；体力活动与脑力劳动要相互结合，动静兼修，形神共养；操持家务要安排得当，做到杂而不乱，有条不紊。工作之余的休息保养可做到多样化，观景、钓鱼、下棋、看戏等都是动静相结合，寓静于动的活动，既可达到休息的目的，又能起到娱乐的效果，不仅可以在活动中消除疲劳，而且使生活充满乐趣。

五、睡眠养生法

睡眠养生法是指通过调整睡眠节律以消除疲劳，恢复精神和体力的一种养生方

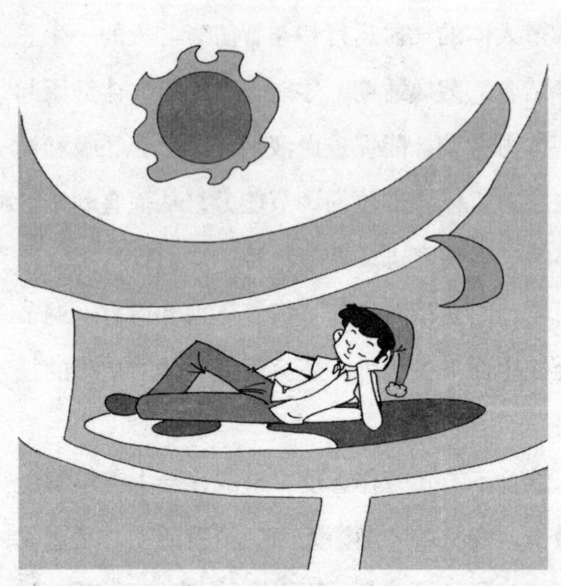

睡卧与活动，二者之间属阴阳关系，因此应遵循阴阳矛盾运动的规律来安排

法。道教养生家认为，人的睡眠是阴阳相互交替的结果，是正常生命活动的过程和体现，因而睡眠是人的一种生理需要。人在睡眠状态下，身体各组织器官大多处于休整状态，气血主要灌注于五脏，使其得到补充和修复。通过对睡眠节律的调节，可以保证人的高品质睡眠，从而消除疲劳，恢复精力，对养生保健具有重要意义。

睡卧与活动，二者之间属阴阳关系，因此应遵循阴阳矛盾运动的规律来安排。一方面，要注意平衡和协调，睡眠过多而活动过少，会使阴气过盛，脏腑功能衰弱，各种代谢废物排泄不利，气血流通不畅，则正不胜邪，疾病由此而生。如果活动过多，而睡眠过少，则阳气消耗过多，肌体得不到保养，也使阴气失其根，阴阳失衡或阴阳俱虚都可能引起人体机能衰退，寿命缩短。另一方面，人的起居阴阳活动要与自然天地的阴阳变化相适应。自然界白天为阳，夜间为阴，人也要依照“日出而作，日落而息”的规律来安排作息，这样人与天地相应，有助于保持阴阳平衡，方可尽其天年。而且，人们对睡眠的需求、食欲、肠蠕动及体温等都在生物钟的控制之下，一个人的生物钟如果能够调整得好，就可以使各种激素得到较好的控制，使它们能够正常分泌，如果调整得不好，在该休息的时候不休息，在活动的时候又要睡觉，生物节律紊乱，又何来健康可言！

所以，通常情况下，夜间十二点到早上六点之间必须睡觉，尽量不要受其他人或事的影响。人的大脑需要在十二点至一点进行调整，一点到两点是调整人的心脏部分，两点到三点是调整肺部活动，三点到四点调整肾脏，四点到五点调整肝脏，五点到六点调整四肢。这个规律一定要把握好，才能保证你的身体得到较全面的休整。

为了得到较好的睡眠质量，睡前可以进行一定的调理，如保持身心安静，避免高强度的脑力活动，不要纵情谈笑或忧思、愤怒、激动。晚餐要避免进食过饱，因为“胃不和则卧不安”，睡前特别要忌茶、巧克力、咖啡等不利于睡眠的饮食。睡前可用温热水泡脚，按摩足心，或使用药枕(如决明子、菊花、蚕砂等药物)帮助睡眠。

有利于养生的入睡姿势，建议尽可能采取古人所说“卧如弓”之睡姿，一般以右侧卧位为佳。这种睡姿有利于全身肌肉的松弛，可更好地消除疲劳，同时不会使心脏受到压迫，还可以帮助食物朝十二指肠方向推进。当然，人在睡眠时不可能总保持一种姿势，应当以自然舒适为度。在睡眠的方位上，道教认为春夏头部宜向东，秋冬宜向西，因为东方属阳主升，春夏头向东卧，以应升发之气，可以养人阳气；西方属阴主降，秋冬头向西而卧，以应潜藏之气，可养人阴气。大多数养生家反对头向北卧，北为阴中之阴，头为诸阳之会，易伤人阳气。睡眠的环境要求安静，光线幽暗。睡前应适当开窗，保证室内空气清新，因新鲜空气含有较多的氧气，有助于入睡。卧室内不宜摆放过多花草植物，以免夜间与人争夺氧气。

另外，还可以选择适当的辅助功法以帮助入睡。现举例如下：

先睡心后睡眼：孙思邈活了101岁的高寿，可以说与他讲究睡眠养生不无关系。《千金要方》卷二十七之《道

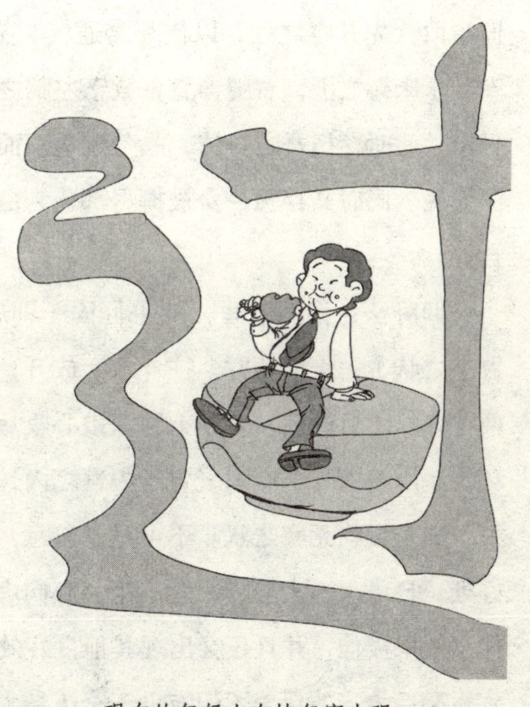

现在的年轻人自恃年富力强

林养性》说："凡眠，先卧心，后卧眼。"即睡前先收心养静，摒除一切喜怒忧思，精神上尽量放松，做到内心安宁，然后闭目入睡。人致虚之极，守静之笃，神炁自然归根，入于丹田之内；呼吸自然绵绵，归于元海之中。此时不必有心调息，而呼吸自会安定；不必用意伏炁，而炁机自然降伏。临醒之时，应当先醒眼后醒心，即先睁开眼睛，后心生知觉，然后慢慢辗转身躯，方可起卧。

夜卧法：当睡卧之时，先伸展手足仰卧，然后存思五脏。再存想天尊在黄庭之中，凝神端坐，放大光明，映照十方。此时须忘却身心，心无杂念，留意内观。思悟自己初生之神，湛然清澈。起初感觉神思昏沉，渐入渐觉心底豁朗，神清熙宁，日月光明照于中宫之内，内外俱通。所存想之天尊形象，分明端坐，无一点尘俗之气，如登仙乐妙境。若见种种奇异神化之景，切不可动意随想，以免心神游荡，妨害功修。日日行此道法，涵养本性。行功日久，清虚朗彻，如在仙境。

侧卧法：左侧卧，屈左臂。以左手心垫于左侧面部下，张开虎口，左耳安于大拇指取食先开空之处，以使耳窍通气。头脊保持正直，舌顶上腭。屈左腿抵腹部，安贴于床褥之上，右腿伸直，放于左腿之侧。右手心贴放于肚脐上，而凝神于脐内丹田。此时存想吾之身体，晶莹剔透。而又好像安卧于平静无波之水面上，下面空洞无底。同时又存想一身被褥尽都化为白采，如同鸡卵一般，而我蛰藏其中，得大自在。

仰卧法：仰面安睡，两手握固（即屈大拇指以其余四指摄住，如同新生婴儿握拳之状），直伸两臂，往外八字放开；两腿同样八字放开，而于开处各离肾囊一两寸许。闭目内视，舌顶上腭，敛心收意，调息入静。存想氤氲之照，如云似雾，环绕于周身内外。心意凝定于中宫之内，若存若亡，绵绵不绝。神意观照于腰背褥下，如若无物无底之状。不可过于着意，周身放松，稍有照顾即可。睡功做得恰到好处，自可入于大静，一念不生，心同虚空。其后转入完全睡眠状态，一夜无梦，休息效果极佳，并且还会出现其他良好效验，妙不可言。

醒后恰当的保养不但有助于全天精力充沛，提高工作效率，而且有利于增强身体素质，促进身心健康和延年益寿。古人倡导许多保养方法，如醒后伸展和转动肢体、挺腹、梳头、鸣天鼓、叩齿咽津、摩面、转睛、调息、提肛等，可使气血流畅，肢体灵活，神清气爽。

第十一章 自然养生保健法

一、道教养生自然观

“自然”是道教哲学的一个重要范畴，也是道教养生文化的一个重要概念。崇尚自然是道家养生的基本法则,所谓“人法地,地法天,天法道,道法自然”,则是对这一法则的阐述。从道的本性理解，道的根本即是自然。在道教看来，道与自然是合二为一的。道教养生文化中的“自然”，主要是就自然性而言，即自然而然，不期然而然，不得不然，是事物的本性，注重的是追求精神的超越，回归人性的本然状态，当然也注意到自然现象。道教养生试图通过揭示自然的本性，来达到利用自然的目的，其实际用意不过是为了延续人的自然生命并使之永恒。因为在道教看来，自然是一个永恒的流变过程，若人的生命能够本于自然，则可以做到长生不老。

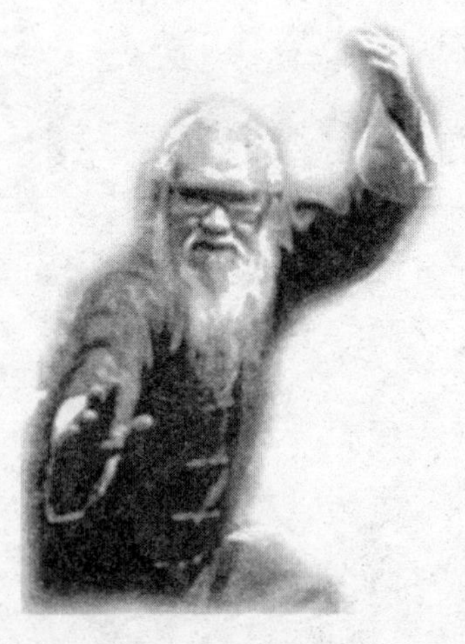

道教养生认为自然之道是最佳的养生方式。自然即道，道即自然，以道养生，养生法自然，这样才能与天地同寿。正如孙思邈所言：“以自然之道，养自然之身。”道教养生注重和顺自然，以摄其形，也就是按自然规律办事，道祖老子说：“无为而已，则无不治矣。” 庄子随之，倡导“顺之以理，应之自然”(《天运》)，反对“以人灭天”(《秋水》)。《黄帝内经》则强调人要依赖自然：“天食人以五气，地食人以五

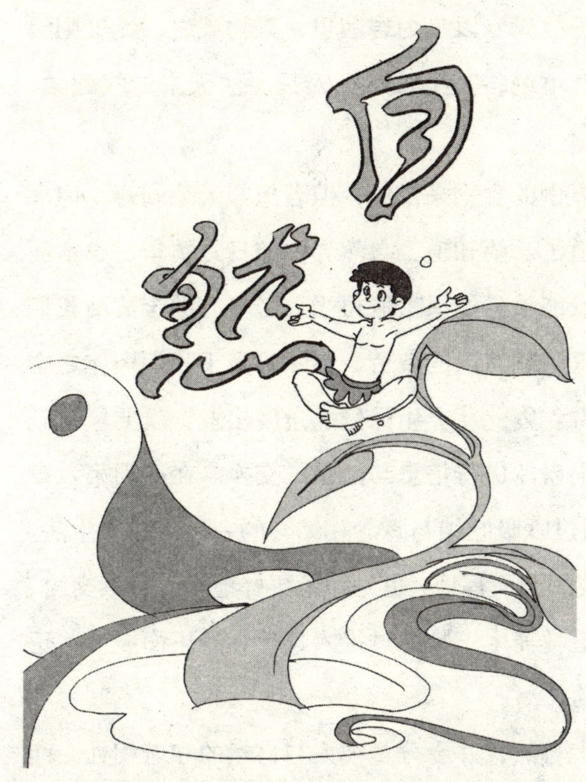

“自然”是道教哲学的一个重要范畴，也是道教养生文化的一个重要概念

味。”人应充分利用自然条件，以养生保生。又说：“把握阴阳，呼吸精气，独立守神，肌肉若一，故能寿敝天地，无有终时，此其道生。中古之时，有至人者，淳德全道，和于阴阳，调于四时，去世离俗，积精全神，游行天地之间，视听八达之外，此盖益其寿命而强者也，亦归于真人。其次有圣人者，处天地之和，从八风之理，适嗜欲于世俗之间……举不欲观于俗，外不劳形于事，内无思想之患，以恬愉为务，以自得为功，形体不敝，精神不散，亦可以百数。”可见，道教养生主旨在于通过道法自然，与自然相和，遵循自然之道，以求长生不老。

“自然”一词言简意赅，意味深长，包天含地，无外无内。从道教养生的角度来看“自然”，则天、地与自然意义最为接近，而且养生所面临的诸多关系中，首要的就是人与天地，即自然界的关系。道教养生的理论基础是天人同构说。依道家哲学而言，人生来与天地同源，同一运行规律，同一构造。人的身体，法天象地，而且“天人相通，精气相贯”(《河上公章句》)，“盖天地一身，一身天地也。”道教认为构成人的精气神的基础来自于天地。“神受之于天，精者受之于地，气者受之于中和，相与共为一道。故人欲寿者，乃当爱气、尊神、重精也。”人就是天地合气的产物。如《太平经》所言：“天者养人命，地者养人形。”生命的孕育及成长，离不开天地运化，若想保存生命，必须顺天之四时，爱地之利我。另外，“天地之道所以能长且久者，以其守气不绝也。故天专以气为吉凶也，万物象之，无气则终死也。”人与天地一气相通，只要守气不绝，其生长存。人只要法天来专气致柔，就能气聚，自然保有生机。

虽说人类生存的能量主要靠自然界中的食物来供给，但若想与天地同寿，但靠这一个渠道来摄取能量显然太微不足道了。要知道，自然界中的日月精华、林木泥沙、色彩气味等，都携带有特定的自然能量，如果摄取得当，必将有助于清洁我们肌体上的尘埃，清洗五脏六腑的废气，清除体内的疲劳，驱除躲藏于我们肉体之中的病魔，从而得以强壮身体，延年益寿。因此从养生保健的角度出发，就要经常到自然界的天地之中去接受沐浴，去与大自然进行信息与能量的交换。在前面第六章中我曾提到服气食气的修炼，那就是通过呼吸吐纳与意念相结合的一种自然养生法。道教宫观多修建于山清水秀，林木繁茂的洞天福地，也是为了更好地与大自然交流，以便能更有效地修道成仙。实际上，道教养生正是通过摄入自然界的正面能量（正气）经人体腧穴注入体内而得以长寿的。

另外，道教不仅关爱人，也关爱大自然，并十分重视人与自然的和谐相处，而这也正是我们今天所热衷探讨的“环境保护”问题。因为人与万物共同禀“道”而来，“天地与我并生而万物与我为一”，故人应该与自然界和谐相处，而不能随意地破坏自然环境。如道经《劝世归真》言：“野外一切飞禽走兽、鱼鳖虾蟹，不与人争饮，不与人争食，并不与人争居。随天地之造化而生，按四时之气化而活，皆有性命存焉。……如无故张弓射之，捕网取之，是于无罪处寻罪，无孽处造孽，将来定有奇祸也。”《老君说一百八十戒》更以戒律的形式规定“不得妄伐树木”、“不得妄上树探巢破卵”等。《文昌帝君阴骘文》对此也有诸多规定。这些戒条，实属较早的环境保护措施，无疑对今日的维持可持续发展具有重要的借鉴意义。

二、日光养生保健法

阳光、水、空气是人类生存的三大前提条件。阳光照耀大地，哺育了地球上的万事万物。地球上的生命一刻也不能离开阳光，阳光是生命之光，它不仅为人类提供了赖以生存的食物，同样也是人类生命活力必不可缺少的重要条件。机体的生理活动会随着阳光的明暗发生微妙的变化，如久晴无雨，阳光普照，人会显得格外烦躁；若细雨连绵，久不放晴，则人心郁闷，情绪不佳。老年人若体弱多病，再久居阴暗房间，机体便缺少了节律和波动，生命便缺少了活力，身体会越来越差。手脚不便的人在光线阴暗的环境中，其平衡感会减弱，易于跌倒。

人们对阳光的重要性早有认识。古人认为阳光“为太阳之精，其光壮人阳气”，有增强机体、温暖壮阳的作用。《万病治疗全书》中也说“日光疗法，其效力在于吸日光热气”，认为自然界的阳光可以补充人体的阳气。于是到阳光下接受大自然能量，便成为一种养生保健的有效方法。人们称这种利用阳光照射人体，促使疾病消除，身心康复的方法为“日光浴”，古称“晒法”、“晒疗”。我国古代有关日光浴的记载和医事活动远早于西方。《黄庭经》指出日光的作用：“日月之华救老残”，宋代《云笈七签》载有“采日精法”，嵇康《养生论》也提出了“晞以朝阳”之说。古人不仅单纯地晒太阳，而且与呼吸吐纳练功结合起来，作为健身防病的重要方法。

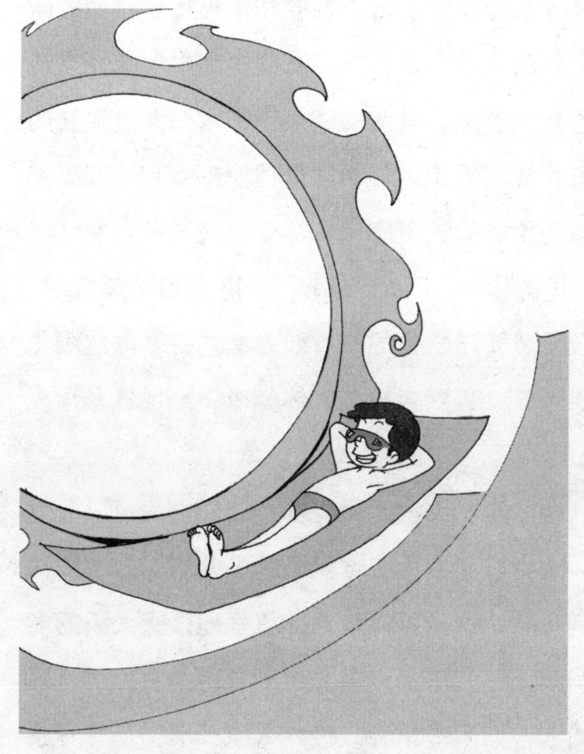

日光浴的作用机理主要在于以天之阳气补人体之阳气

日光浴的作用机理主要在于以天之阳气补人体之阳气。人体督脉行背脊正中，总督一身之阳经，故为阳脉之海。背日而照，日光直补督脉阳气，具有影响全身的效果，尤其对脑、髓、肾精肾阴亏损者，其补阳之效非常突出。太阳辐射中的红、橙、黄、绿、蓝、靛、紫七种可见光，对大脑皮质的兴奋性有明显的刺激作用，它们可刺激机体，使心跳加快，血液循环加快，新陈代谢旺盛，血糖下降；它们还可以提高呼吸系统、消化系统的功能，增加机体的免疫力，提高机体的应急能力。阳光中的不同光线对人体有不同的影响，其中红光可振奋情绪，提高工作效率；蓝光、紫光可使人精神郁闷、兴奋性降低，有一定的镇静作用。

阳光中的红外线可对人体起到温热刺激的作用。红外线被皮肤组织吸收后，放出能量，使组织均匀加温，血流加快，新陈代谢旺盛。红外线的温热作用，可使细胞氧化过程加快，能较好地消除照射部位的淤血，增加局部组织的营养，促进细胞的再生，使局部的损伤较好地的得到修复，较快地消除皮肤炎症，并有利于缓解肌肉痉挛、抵抗感染。阳光中的紫外线具有杀菌作用，可以抑制和杀灭皮肤表面的微生物，有助于预防皮肤病。紫外线还是刺激人体的兴奋剂，能够提高中枢神经系统的紧张度，从而活跃生命过程。适度的日光照晒，可使皮肤血管扩张，促进皮肤的新陈代谢，从而增进皮肤的功能，使皮肤红润健美。日晒还可促使皮脂和汗液分泌增加，保持皮肤润泽，特别是皮肤干燥和柔弱的人更应该多接受日光照晒。紫外线可促进维生素 D 的合成，参与机体磷、钙的代谢，因此，多晒太阳，多吸收紫外线，是预防和治疗小儿佝偻病和成人骨质疏松、骨质软化的最有效方法之一。虽然阳光对人体有一定的益处，但应注意照射要适度，否则会损害人体健康，出现日光性皮炎、皮肤红斑、灼伤甚至皮肤癌变。

日光浴的地点可选在阳台、庭院、游泳池、海滨及野外等多处。方法可以分成三种：背光浴、面光浴和全身日光浴。全身日光浴除头部及眼睛可戴帽子及太阳镜外，全身皮肤都要通过体位改变接受到日晒，这样可以让人体更好地接受太阳的能量，用于一般养生保健或病后康复的调养。背光浴是以日光照晒背部为主，也可适当转身，适合于阳气虚弱、肾虚精亏的人，如阳虚怕冷、慢性久咳、虚损、肾亏腰痛、眩晕等。面光浴是指人仰面对日坐定，让日光充分照晒面部，戴上墨镜或闭眼，当面部自觉热时，适当转身。

日光浴在一年四季都可以进行，但每天选择时间应因地区和季节而有所不同。一般来说，选择气温在 18℃—20℃时较为理想，最好在室外开阔处进行。日光浴锻炼的时间最好选择在上午 9—11 时，下午 3—5 时。夏天可在上午 8—10 时、下午 4—6 时进行。日光浴的时间，开始不宜太长，可从 5 分钟开始，逐渐延长到 20—30 分钟。如果全身反应良好，也可慢慢加到 60 分钟，但夏季不宜超过 20 分钟。空腹、饱食及过度疲劳时不宜进行日光浴。日光浴时不宜睡眠和读书看报，应保持精力集中。但需要注意的是，有些病是不宜进行日光浴的，如严重心脏病、高血压、浸润性肺结核、发热、皮肤有炎症、失眠以及严重贫血和有出血倾向的患者。

三、空气养生保健法

人类的生命活动一时一刻也离不开空气。人体需要通过呼吸运动从空气中吸入必需的氧，呼出废气二氧化碳，借以维持人类正常的新陈代谢。正常情况下，由于空气随时流动，其成分比较稳定。但由于现代工业和交通迅速发展，城市人口密集，各种废气污染物充斥于人们的生活环境中，很容易引起呼吸道、循环系统和神经系统的急慢性中毒或致癌作用。所以我们应该有意识地经常进行清新空气的沐浴洗礼。

因为空气对身体具有各种刺激作用，如空气的温度、湿度、流通度，及日光散射的紫外线、空气负离子等，都对皮肤及呼吸系统有刺激作用。通过这些物理和化学的刺激作用，可以使机体的抗病能力得到提高，使机体的体温调节功能得到增强，并能提高对外界气温变化的应急反应能力。人们称这种利用空气的刺激作用，使人体得以强身保健的养生方法为空气浴。

空气浴主要利用空气的温度、湿度、气流及所含化学成分对人体的综合作用。其中，空气温度是主要因素之一。空气浴时，气温通常可低于体温，对机体形成冷刺激，引起大脑皮层、体温调节中枢、血管运动中枢等发生一系列变化，使皮肤血管收缩，排汗减少，代谢增加。因而经常进行空气浴，可使机体的体温调节能力得以提高。冷而清洁的空气浴能提高人体对寒冷的抵抗力，因而能够提高上呼吸道黏膜的正常防御能力，降低感冒、肺炎等传染性疾病的发病率，对增强体质有明显功效。

另外，新鲜空气中含有大量负离子，能调节中枢神经系统功能，刺激造血机能，促进新陈代谢，增强肺功能和机体免疫力。据测定，不同地区所含空气负离子数是不同的，通常情况下，田野中和傍山依水的树林间负离子含量较多。空气负离子可改善睡眠过程，对治疗失眠、头痛、易疲劳等症有较好疗效。空气负离子还可降低血压，扩张血管，增强心脏功能，对心血管的功能有一定的锻炼作用，可治高血压和血压不稳定等病症。空气负离子可舒张支气管，减少呼吸次数，有一定的杀菌和杀灭病毒的作用，对呼吸系统疾病有着显著的治疗效果，可用于治疗慢性支气管炎、支气管哮喘等病。因此，在田野溪边进行空气浴，可以最大限度地呼入空气负离子，有利于机体的稳定和健康。如果将空气浴与日光浴结合进行，并利用花草的香气，轻轻的微风，及特殊环境中的一些物质，如海滨地区的无机盐类、微量元素，森林地区的芳香物质等，将对机体起到良好的刺激作用，使机体代谢过程加强。

进行空气浴需要有一定的环境条件。一般情况下，以空气洁净清新的山村、田野、树林、河边、湖边、海滩等地比较适宜。凡空气污染，烟尘密布之处，以及深夜之时，均不可作空气浴。如果条件不允许，也可以在居室中进行，但要注意房间内空气要清新。在时间上，一年之中以春夏秋三季为宜，一日之中以早晨7—8时为宜，在天气晴朗、微风徐徐的情况下均可进行。理想的气候条件应当是气温在20℃左右，相对湿度为50%—70%，风速每秒1米左右。每次空气浴的时间，开始宜较短，可进行15分钟左右，随着机体的适应，渐渐加长，一般以60分钟为宜，每日1次。

行空气浴时，可多做深呼吸。吸气动作为：双手手背向上，手心向下，同时平伸，徐徐向前向上，尽量抬高，高过于头时则缓缓外展，随着胸廓的逐渐扩大，

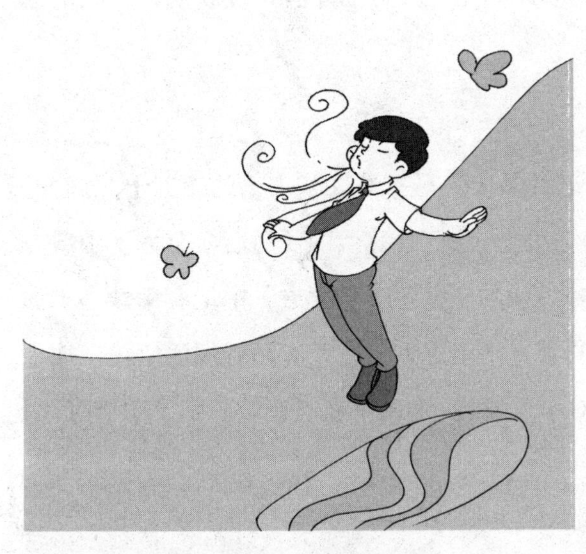

深呼吸法过呼吸道

呼气由浅而逐渐加深，并尽量吸气，使之达到最大限度。呼气动作为：双手臂徐徐向下放并内收，同时尽力收腹，此时随着胸廓的逐渐缩小，呼气由浅而深，并尽力呼出。此一呼一吸，为一息深呼吸，连续七息为一次深呼吸，根据体力情况，每晨可作1—4次。做深呼吸前，可先散步，随意舒展双臂，做做扩胸运动。如果体力较好，可先慢跑或做一遍五禽戏、八段锦后，再做深呼吸，效果会更好。深呼吸法通过呼吸道呼出浊气，吸入清气，但有咳血、吐血的患者，不宜进行深呼吸法。

空气浴的种类，根据气温的高低可分为寒冷空气浴、微冷空气浴、凉爽空气浴、热空气浴四类，可根据个人的体质状况及接受程度适当选择。健康锻炼者、鼻炎、咽炎、气管炎、哮喘、贫血、体质虚弱、一般心血管疾病、神经系统疾病等，皆可进行空气浴。大风、大雾或天气骤变，如寒流时，不要勉强锻炼。进行空气浴时须根据天气变化，选择适当的场地，避免强烈的气流直接袭来。同时注意保护好患病部位，如胃肠疾病应遮盖腹部，关节炎的患者应注意关节局部的保暖。在空气浴时，要掌握好减衣程度和治疗时间，以免受凉。有外感发热或体力太虚者，不宜减衣进行空气浴。空气浴不宜在空腹或饱餐后进行，若患感冒或其他疾病，待治愈后方可继续。3个月以内的婴幼儿、发热患者、体质严重虚弱者，也不宜做空气浴。重症呼吸系统疾病、有出血倾向疾病、严重心肾疾病者不宜行微冷与寒冷空气浴。

四、泥沙养生保健法

根据传统医学的阴阳五行理论，脾属土，若将泥沙敷于人体上，能与脾“同气相如”，将对因脾引起的疾病有一定的治疗作用，并可治疗各种皮肤病，对人的肌肤也有一定的美容效果。

1．泥浴

泥浴的应用早而广，历代古籍中记载颇多。马王堆汉墓出土的《五十二病方》就载有用井底泥敷涂于创伤表面治疗疾病的方法。晋葛洪的《肘后备急方》中载有用井底泥敷涂局部治疗蝎刺伤；唐代孙思邈的《备急千金要方》中记有用灶心土加香油调和敷涂，治疗杖疮臁肿；宋代的《太平圣惠方》记载有用蚯蚓泥研粉，加水调和，制成饼状，敷贴于小儿囟门处，对小儿发烧、鼻塞不畅有奇效。到了明清时代，此疗法更是广泛流传应用，在《本草纲目》中也有不少关于泥浆浴的记载。泥浴系指用自然环境中的泥，如海泥、湖泥等经处理后敷涂或浸浴人体的局部或全身，以达健身祛病之目的的方法。传统泥浴利用天然泥土，如白土、黄土、灶心土、田泥、井底泥等；现代医疗泥浴多采用淤泥，内含丰富矿物质和微量放射性物质。

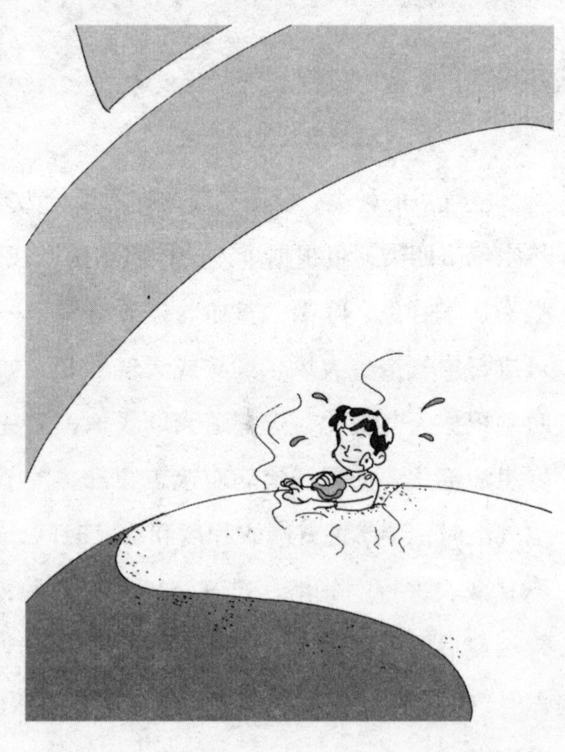
在古代，泥浴的应用早而广

泥浴的保健医疗作用，在于利用湿泥的温热、机械、化学作用，加强和改善人体各个系统的生理功能。淤泥中含有各种盐类，可对皮肤起到杀菌、消毒作用；泥土与皮肤摩擦，在日光照射下，有明显的温热作用和按摩功效，可促进机体血液循环，改善新陈代谢和组织细胞的营养，从而促进慢性炎症、水肿、粘连、浸润、渗出物、瘢痕和血肿等的消散、消炎和吸收，对预防风湿病具有重要作用，并可提高机体的防御能力，从而使各器官功能迅速恢复。皮肤受泥浴刺激后，可引起全身反应，如可使体温稍微升高，汗腺分泌增加，脉搏、呼吸加快，肺换气量增加等，因此泥浴后人会感到疲乏、嗜睡，故泥浴可起到一定的镇静及镇痛作用。因为湿泥有良好的可塑性和黏滞性，又借助其一定的重量，对组织可产生压迫作用及摩擦作用，促进血液、淋巴液的回流，从而对慢性关节痛、风湿性关节炎、痛风、外伤后遗症以及某些神经系统疾病均有治疗、康复作用。泥浆中的各种盐类、微量元素、有机物、胶体物质、气体等，被皮肤吸收或附着体表，作为刺激物，亦可产生一定的化学作用。

泥浴的种类，可分为全身浴和局部浴。全身泥浴温度可控制在 34℃—37℃，时间为 15—20 分钟，每隔 1—2 日进行一次。泥浴结束后，用温水冲洗干净，休息 30 分钟左右，冲洗时不宜用肥皂。全身泥浴适用于风湿性和类风湿关节炎、陈旧性扭伤、挫伤、腰肌劳损、慢性脊椎炎、静脉曲张、周围静脉炎、自主神经功能紊乱、慢性肝胆疾病等症。但是，全身泥浴会加重神经系统和循环系统的负担，引起较强的副作用，须谨慎使用。冷泥浴温度可控制在 25℃左右，每日 1 次，每次 30 分钟左右，适用于高烧、皮肤疔疮、丹毒、瘾疹等症。局部泥浴可根据疾病的程度和机体的功能状态规定泥浆的温度。对体质较好，没有心血管、内分泌以及神经系统障碍的患者可控制在 42℃—48℃；患有轻度心血管疾病和神经系统障碍的患者，可控制在 37℃—42℃；做凉泥治疗时，可控制在 32℃—33℃。治疗时间为 20—30 分钟，隔 1 日一次。泥浴的效果多在 1 个月后出现，疗效能持续 3 个月左右。

进行泥浴疗法，需在治疗前详细检查病情，血管疾病、高血压、老年及体弱者要慎用。治疗过程中若出现心率过速、眩晕、心悸、恶心、呕吐、大汗及局部疼痛加剧、水肿时，应立即停止。浴中因机体失水较多，所以应提前准备盐水或热茶等饮料。为防止受凉，患者在治疗后应注意保暖。泥浴当天，不应过多活动，不可进行日光浴、游泳和长时间散步。因泥浴能促进体内蛋白质与碳水化合物的代谢亢进，因而在食谱中应增加富含蛋白质、糖和维生素 B1 等的食物。

2．沙浴

沙浴指将全身或局部埋入沙中，利用其温热和机械按摩等作用，以达健康祛病的一种方法。热沙是一种很好的热敷材料，它的温热作用可刺激机体，促进血液循环，改善神经功能；它的按摩作用又可摩擦皮肤，增强肌肤的新陈代谢。因此，沙疗可治疗多种疾病。古籍文献中对沙浴有较多的记载。《素问》说“西方者，金石之域，砂石之处，天地之收引也”，认为天人相应，天然沙石之处，天地之气收引，若患者能吸收自然沙石的热量，可使气血通畅，助阳气以活血化瘀，又具有温通经络的作用，对寒湿引起的诸痛有较好的疗效。孙思邈《备急千金要方》记载有以沙覆面法:“上下在沙，但出鼻、口、耳，沙冷湿即易。” 陈藏器《本草拾遗》载:“六月河中借热沙，主风湿、顽痹不仁、筋骨挛缩、脚痛、血脉断绝。取干沙日暴令极热，伏坐其中，冷则更易之。取热彻通汗，然后随病进药及食，忌风冷劳役。”指明了沙浴的适应证、应用方法和禁忌。该书所说的上述适应证，也是今天人们确定的主要适应范围。其所说的“血脉断绝”，可能是指今天的脉管炎一类的病证。热沙疗法一直在民间流传至今。据报道，黄河下游满滩金色河土，当地居民经常赤脚在河滩上行走，因此，很少有人患脚癣。

热沙浴可因沙的来源不同，作用机制而略有差别。若是河沙，具有日光浴、空气浴、热疗与局部按摩的综合作用；使用西北沙地的沙石，可能还多一个磁疗的作用；人工热沙，就只有温热和局部按摩作用了。热沙浴最主要的作用在于增强机体的代谢过程和较显著的排汗作用。由于排出的汗液渗入了沙中，因而出汗并不影响继续进行沙浴。其次，由于热沙的作用，使局部毛细血管明显扩张，从而加强了血液循环与新陈代谢。热沙使局部血液循环加速，冲刷淤血，有利于血肿的吸收，加速水肿的消散，提高新陈代谢，故有较好的消炎作用。再次，沙子的重量对人体的体表可产生压力，一来可以加强沙子的温热刺激作用，二来可对机体起到一种良好的按摩作用，这些作用可以缓解肌肉痉挛，具有较好的镇静止痛作用。故对风湿痛、寒湿以及慢性腰痛等慢性病有特殊的疗效。沙子对皮肤的摩擦，又有利于汗腺和皮脂腺的分泌，可改善皮肤的呼吸和微循环，起到健肤美肤的作用。热沙柔和的机械压迫作用，有利于血液和淋巴液的回流，使血液流向内脏，增加心、肝等重要脏器的供血。同时，腹背部受压，横膈上升，促进了呼吸运动的锻炼。浴者置身于大自然中，在接受沙浴的同时，还经受日光、空气等的综合作用，因此沙浴亦可促进骨组织的生长。

沙浴的方法，可分为自然沙浴和人工沙浴两种。自然沙浴是指在户外大自然中，在海边、河边、温泉湖边的沙滩上或海漠中，利用太阳能加热的沙将全身或局部覆盖进行浴疗的一种养生保健方法。时间最好在夏季，每日最好为上午 10 时到下午 4 时，此时间阳光充足，太阳辐射强，沙子的温度也高，治疗效果好。浴中需戴好草帽、墨镜，以防阳光灼伤皮肤和眼睛。人工沙浴需对沙子进行人工筛选与处理，但不受气候与环境的限制，可在医院、疗养中进行。

进行沙浴疗法，不宜在空腹或饱食后立即进行。老年人、幼儿以及患有心血管疾病者，沙浴时沙温不宜过高，治疗时间也应适当缩短。身体虚弱者，或过度疲劳时不宜进行沙浴，或至少在高温季节不宜行。患有心力衰竭、严重高血压、动脉硬化、炎症急性期、甲状腺功能亢进、发热、肺结核、有出血倾向的疾病及病后体质虚弱者，当禁止沙浴。沙浴过程中若出现心慌、恶心、头晕等症状时，应立即停止。沙浴中往往会大量出汗，需要及时补充白开水或清凉饮料，并要防止中暑。

五、森林养生保健法

森林自古以来与人类的关系特别密切，森林对气候的变化以及海拔高度的变化非常敏感，是富有趣味的自然界。在我国，人们早就自觉或不自觉地利用着森林进行养生保健。《内经》中记载“地有林木，人有募筋”之语，说明了森林与人体健康的密切关系。北齐《刘子》所谓“托性于山林，寄性于物外”，提到利用森林对人体形神有良好影响。唐代孙思邈的《千金翼方 · 退居》中有“山林深处，最为佳境”之说。明代的《寿世保元》也指出“山林逸兴，可以延年”，均肯定了森林对人体的有益作用。

道教认为，植物与人一样，是有灵性、有生命的。植物、人类与宇宙中的其他物质都有自己独特的气场，植物之间，植物与人之间也都存在一种生物场，因而植物与人之间存在一定的生克关系。而且植物还有血型，植物的血型与人类的血型颇为相似，甚至也有许多相同之处，可以进行能量的交换。有些植物还有非常明显的语言、情绪表现，当我们折下植物的枝条时，它会释出愤怒的波；奏乐、浇水时，它会发出和悦的波。植物也合阴阳五行，一般来说，绿色阔叶的植物属阳，细长缠绕的植物则属阴。绿色的环境能在一定程度上使人感觉平静、舒服，还能使人体皮肤温度稍微降低，使脉搏跳动减缓，能增强听觉和思维活动的灵敏性。绿色可以吸收阳光中对人眼有害的紫外线，使眼疲劳迅速消失，精神爽朗。许多绿色植物能够散发出有较强杀菌能力的芳香性物质，它能杀灭空气中许多致病菌和微生物，因而具有抗癌性，能刺激人体的一些器官改善功能。同时，森林中的瀑布、溪流、植物通过光合作用能产生和释放大量“空气维生素”——负离子，它的作用在前面已经有所介绍，因此可以说，森

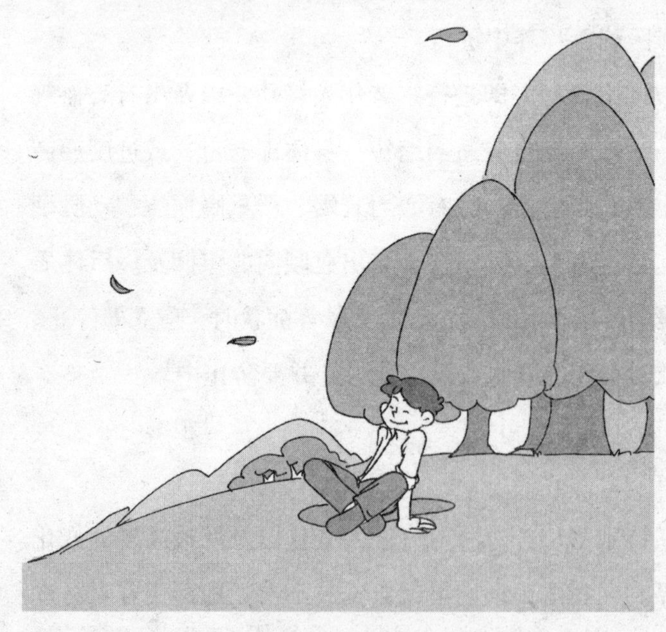

道教认为，植物与人一样，是有灵性、有生命的

林中的空气是经过消毒的，对人体健康是极有好处的。另外，森林里鸟语花香，景色优美，可使人的紧张精神得到松弛，焕发人的青春活力，激发热爱生活的情趣。这种良好的精神状态，又能充分调动机体的潜能，对疲劳的消除、体力的恢复以及生活节奏的平衡具有特殊的功效，有利于人体的健康长寿。

可以说，森林浴对任何年龄的人都有帮助。我们可以在森林中散步，静思养神；也可以跑步、做操，或攀高涉水。最好再配合深呼吸运动，有利于吸入新鲜空气和树木的芳香物质，排出体内的浊气，使大脑和机体得到充分调整，消除疲劳，并能增进食欲，这样收效更大。

由于所处地区和每个人的情况、时间等不同，可将森林浴分为以下四种：一是山区森林浴，即到海拔 1000—2000 米的山地森林中行浴，山区风速大，气温低，对人体的刺激作用大生理反应明显；二是平原森林浴，即在海拔 500 米以下的平原或丘陵地带的森林中行浴，平原林区风速小，气温凉爽，空气含氧丰富，且湿润宜人，对人体的作用较为缓和，其适用范围较广；三是旅居森林浴，即到森林中做短时期的居住，每日到户外进行各种有益的康复活动；四是留居森林浴，即在森林中居住半年以上，并在留居期间，每日进行适当的活动，如慢跑、散步、练太极拳，或观景怡情、听鸟语松涛，呼吸清新芬芳的空气。

进行森林浴，一年四季均可，而以夏、秋两季为最佳。此时太阳辐射强，树木的光合作用好，而且森林中的气温、湿度也十分宜人。每日的行浴时间，以阳光灿烂的白天（上午 10 时—下午 4 时）最为理想。进行森林浴时，可选择常绿植物组成的混合林，需环境幽静、风景秀丽、气象稳定、气候适宜，切忌选择有瘴气、野畜、毒虫、毒蛇的地方。有过敏体质的人，在繁花盛开的季节不宜进行森林浴。因为花粉是最常见的过敏原。即使在无花季节，在行浴时若出现过敏反应，也应立即中止森林浴。患有结核、痢疾或白喉等疾病，可选择桉树、槐树、柏树林进行森林浴，因为这些树木产生的杀菌素可以有效地杀灭上述病菌。葡萄球菌感染的患者和百日咳患者，则应该到白杉、白皮松、油松林区进行森林浴，这些树木产生的杀菌素可将大部分的葡萄球菌和百日咳杆菌杀灭。高血压患者和心脏病患者，可以到柞树林区进行森林浴，因柞树产生的挥发性芳香类物质对心脑血管患者的血液循环有良好的疏通作用。为了保证健康与安全，需穿宽松舒适、透气吸汗的棉织衣服、不滑的运动鞋，戴有帽檐的帽子。

六、高山养生保健法

地势之高下，对人的体质、疾病、寿天的影响，早在《黄帝内经》中已有记载："一州之气，生化寿夭不同，其何故也？岐伯曰：高下之理，地势使然也……高者其气寿，下者其气夭。"《素问 · 异法方宜论》指出："医之治病也，一病而治各不同，皆愈，何也？岐伯曰：地势使然也。"由此产生了中医学"因地制宜"的治疗原则。现实中，道教宫观所在之"洞天福地"多建在繁茂清幽的山上，便证明了《内经》所述的正确。而且，长寿老人多出现在山地也是个不争的事实。宋代洪迈《夷坚志》记载了一患者"得风疾，手足其右不能举"，医者安排患者"于山巅结庵（草屋）"养病，"如是二年，勇健如三十许人"。这就是用高山浴康复身心的生动病例。

道教养生学认为，山高气寒，人体阳气内敛，耗散少，所以会少病而多寿。再者，高山之上视野开阔，使人胸襟宽广豁达，加之幽静恬谧的环境，使人情绪安稳，于是心旷神怡，气血和畅，自然有益于身心健康。另外，高山之上，林木茂盛，万物繁荣，气机活畅，而且高山向阳，阳光充足，空气清新，少尘埃污染，有利于人呼吸精气，以养元气而强身健体。如此，形与神俱得所养，当然有促进康复与延年益寿之功效。

据现代医学研究表明，高山之上，气候适宜，日照充足，空气清新，又有壮丽景观。若能经常登高远望，漫步游览，可使呼吸加深加快，肺活量增大，血液循环得以改善，心肺功能增强，机体新陈代谢加快，使体质得到增强，还有助于慢性呼吸系统疾病、轻度心血管疾病和贫血的治疗。清新的森林空气和大量的绿色植被，有助于改善呼吸，调节视力，清新头脑，对常年处于城市的喧哗和嘈杂之中的易失眠者、

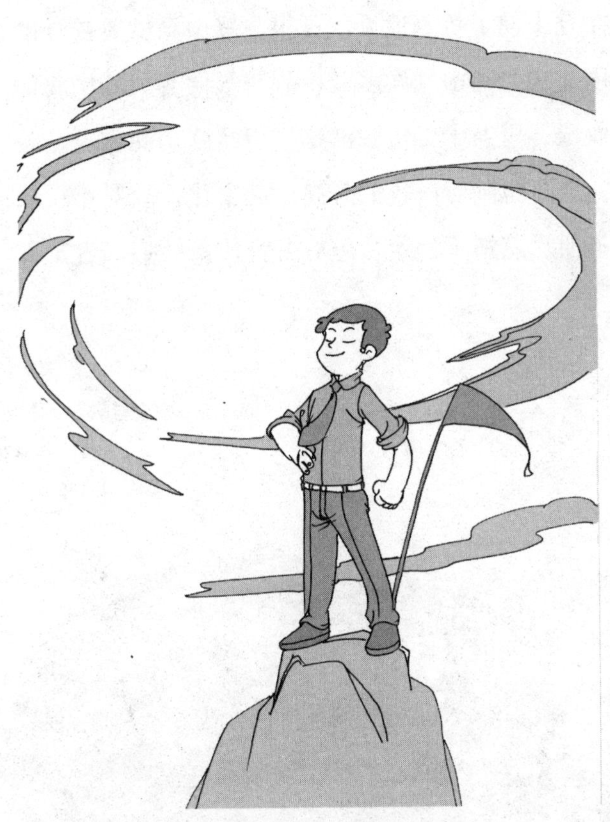

道教养生学认为，山高气寒，人体阳气内敛，耗散少，所以会少病而多寿

情绪波动较大者有良好的镇静作用。可见,高山养生具有超脱心灵，怡情逸兴的独特疗效，对促进人体身心健康是极其有益的。

近年来，由于疗养医学与气象医学的兴起，高山环境对人体的康复作用，越来越受到重视，高山养生保健得到了很大的发展，如在许多名山修建了疗养院，开设了许多专科，收治一些在大城市医院久治不愈的癫狂、痼症及慢性病患者，获得了很好的疗效。但是，过高的山，如超过海拔3000米的山，由于气候寒冷，容易导致其他疾病，不利于体质较差和年老有病者居住，因而不宜用于养生保健。

高山养生保健除了留居高山以外，也可以选择快速登山锻炼、游览登山、旅居登山等方式。体质较好者可选择坡度较缓，视野开阔，生机勃勃之地，进行快速步行登山，以微汗为宜。到终点后，休息10分钟，练习呼吸吐纳功10分钟，再做10分钟导引功，即可缓慢下山。游览登山，可选择景色秀丽，山势伟奇，古迹名胜较多之地，如泰山、黄山等。登山过程中可不缓不急，节奏自由，在轻松愉快的气氛中达到一定高度后,极目远眺,呼吸吐纳。旅居高山,须选择有专门的山地疗养机构，或选用山中古寺或民间小屋以暂住数日，旅居期间，每日可在高山环境下配合其他方式进行锻炼，适宜病程不长、容易恢复的疾病，如百日咳、失眠以及精神紧张等。

不论采取何种方式登山，需要在登山前了解当地天气预报。登山高度要视身体状况而定。各种急性病患者均不宜用此法。高山气候多变，故与气候有关的疾病如严重心血管疾病、肺气肿、严重高血压、胃及十二指肠溃疡、甲状腺功能亢进、关节炎等不适宜。由于山地海拔较高，血压也随着海拔的升高而起变化，故对年龄较大的患者不适宜。体质过弱、行动不便、病情不稳定及患有各种传染性疾病者也不适宜登山。

七、色彩养生保健法

色彩是人们对大自然的一种领悟，人们用色彩来演绎事物的一切发展变化，用色彩去比拟生活中的喜怒哀乐。中国古代的哲人们把色彩与生息相克规律推演为五行学说，并创立了五行生息相克论。木、火、土、金、水，此五行所代表的颜色分别为：木代表青、碧、绿色系列，火代表红、紫色系列，土代表黄、土黄色系列，金代表白、乳白色系列，水代表黑、蓝色系列。知道了五行所属的颜色，还需要了解五行相互间的基本关系，从而创造良好的视觉效果，以构建舒适顺畅的生活氛围。五行间相生的基本关系为木生火、火生土、土生金、金生水、水生木；相克的基本关系为木克土、土克水、

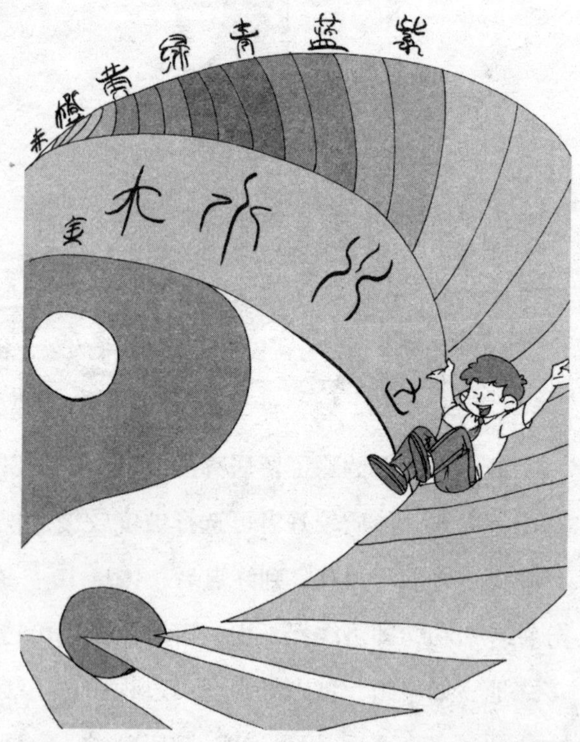

木、火、土、金、水，此五行所代表的颜色分别为：木代表青、碧、绿色系列，火代表红、紫色系列，土代表黄、土黄色系列，金代表白、乳白色系列，水代表黑、蓝色系列

水克火、火克金、金克木。

有关五行的颜色运用与搭配，自古以来就在人们的生活中得到了广泛运用，如有“风水活化石”之美称的故宫紫禁城，其色彩搭配就绝妙地体现了五行相生的原则：红色的城墙，黄色的琉璃瓦及众多殿宇的金顶，体现了五行中火土相生的原理。另外，还可根据个人的生辰八字处理居室及衣着的颜色搭配，如某人的八字中缺木，可在居室中布置较多绿色系列，因有“水生木”的关系，所以还可以布置一些蓝、黑色系列；又由于有“金克木”的关系，所以生活中若有大量属“金”的白色系列，那就较为不妥了；代表五行中“火”的红、紫色系列，在居室中则不宜过多，因为“木生火”的关系，木见旺火有耗损之象。其他可依此类推。

不同的色彩又有着不同的内涵：绿色象征大自然，它又是森林的主调，代表着勃勃的生机，可以使人想到新生、青春、健康和永恒。所以，人们常用绿色来代表和平、健康、安定、智慧及谦逊。红色象征太阳，象征普照大地的阳光，更象征着血液、传统文化的一脉相承。所以中国在各种喜庆场合总是用红色来做主色调，以烘托红红火火，喜气洋洋的气氛。黄色象征大地，象征慈祥的母亲，代表忠厚仁慈的品格；在东方人眼里，它代表的是皮肉之躯；在中国，更代表了我们中华的炎黄子孙。白色在西方象征纯洁、公正、公平、慈爱，因为他们的肌肤是白色的，而在中国，白色象征痛苦、失败、坚强和归为自然的空寂；更象征为民间的丧葬。蓝色最使人联想到碧蓝的大海，抽象之后则使人想到深沉、远大、悠久、理智和理想。黑色，古人认为是蓝色至深后表达出的效果。因为，浅水是蓝色的，深渊是黑色的。黑色象征着庄重、严肃、神秘，更象征着高度的智慧。

色彩对人们的心理、情绪乃至健康都会产生一定的影响，因为不同的色彩所产生的波长不同，眼睛受到这些不同的刺激后，会使大脑发出不同的信号，于是便使人们产生了不同的情绪，情绪又影响到生理的反应，从而对健康造成某种影响。所以人们往往把颜色与人类感情、情绪结合起来，分为暖色和冷色。暖色包括红、橙、黄、赤，冷色则以蓝、白、绿、紫、黑为主。一般来说红、橙、黄等暖色能给人以热烈、辉煌、兴奋的感觉。

红色代表热情，见之令人激奋，因此在面临失败、颓丧境地时，可尽量为自己创造一个红色世界。但是接触红色过多，会使人感到身心受压，出现焦躁感，长期接触红色还会使人疲劳，甚至出现筋疲力尽的感觉。所以，若是在满腔怒火、心急如焚的情况下，应尽量避开红色，以免火上加油。患有高血压和心脏血管疾病者，也应尽量离红色远一点。起居室、卧室、办公室等处也不宜过多地使用红色。黄色也属于暖色但较弱，能给人高贵、娇媚的印象。黄色可刺激神经系统和消化系统，还可使人感到光明和喜悦，有助于加强逻辑思维能力。但是大量使用金黄色，容易出现不稳定感，一般在心烦意乱时，或在精神病患者面前，不宜出现黄色。橙色则能诱发人的食欲，有利于钙质的吸收。

青、绿、蓝等冷色则给人以清爽、娴雅的感觉。绿色让人感到冷静、平和，当人们置身于绿色环境中时，脉搏会减慢，呼吸平稳，体温略有降低，心胸也会感觉开阔，情绪宁静，有助于镇静和消除疲劳，促进身体平衡，对好动者和身心受压者极有益。自然的绿色对于克服晕厥疲劳和消极情绪有一定的作用。蓝色有降血压的作用，可使脉率减慢，对缓解紧张情绪，减轻头痛、头晕、发烧及失眠症状非常有益。但从消极方面看，蓝色也容易激起阴郁、贫寒、冷淡等感情。紫色对运动神经及淋巴系统有抑制作用，对高血压患者及孕妇有镇静作用。白色有镇静的作用。但黑色给人的感觉却是压抑及凝重感，它会增加病人的痛苦和绝望心理。

由于色彩对人的心理及情绪的不同作用，可考虑选择适当的色彩，在居室、衣着等方面进行一定的处理，如休息室或居室涂以冷色系列，如白色、淡绿色等，可消除冶炼、司炉工人的兴奋，恢复心理紧张、消除疲劳；医护人员、科研人员容易产生冷漠心理和疲劳状态，可在生活中多安排浅黄等暖色系列；炎热的夏天选择白色、紫色、绿色的衣服，可让人感觉凉爽、轻松。这样不仅有助于疾病的治疗和身体的健康，还会提高工作效率，美化自己的生活。

八、气味养生保健法

气味是动物赖以生存的重要信息之一。动物们会通过闻嗅气味来寻找食物、追求配偶、趋利避害、区分敌友、辨别道路以及传递信息。人类的鼻腔黏膜上大约有500万个嗅觉细胞，能区分出数千种气味。对于人类来说，气味和色彩相似，只有基本的7种，即樟脑味、麝香味、花香味、薄荷味、刺激味、醚味和腐败味。这7种基本气味按照不同比例混合后，就会变幻出世间千差万别的各种气味来。这些气味在人类的生活中起着极重要的作用。

气味对人生理、心理方面的影响是显而易见的，如有的气味使人精神振奋、心情舒畅,而有的气味却使人恶心、烦闷、抑郁。令人愉快的气味自然是有益于健康的，而令人厌恶的气味也会对健康构成损害。古代道教的香汤沐浴养生法便是利用中药、花草的特殊香味来达到“内以净心，外以净身”的效果。

人们对气味的感受还与种族、性别、年龄、生活习惯、文化教养等有关，比如女人的嗅觉比男人灵敏，对气味的反应也比男人敏感而强烈；人在青壮年时期嗅觉最为灵敏，随着年龄的增长，嗅觉灵敏度会逐渐降低；原始人比现代都市人嗅觉灵敏得多，这与现代人借助现代科学增加其他信息量，从而降低了嗅觉的重要性有很大关系。

焚香在中国可谓历史悠久。焚香原本是一项祛除秽浊气味，抑制毒害的卫生措施。香的种类很多，一般采用各种芳香植物或驱蚊药物及香料精制而成，有的还加入各种中药。居室内焚香，可清洁辟秽、杀虫解毒，还可清心怡情。如梅雨季节在室内焚香可驱除霉腐气味、净化空气；在储藏食品的房间里点上药香，可以杀灭食品中的致病菌；读书熬夜时点燃一支卫生香，则有清心开窍、活跃思维、提振精神的功效。

因为在室内通风不良，或家中有幼儿、病人的房间，焚香过多容易造成化学香精的烟雾中毒，所以最适合增添室内香味的方法，还是种植花草植物。我们的祖先早就认识到可以运用植物的气味来防治疾病。古代名医把丁香花、檀香等用绸制成香囊悬挂于室内，可防治肺结核、呕吐、腹泻等疾病。民间还流行让麻疹患者吸入煮香菜的气味，以促进麻疹的诱发。茉莉、玫瑰、紫罗兰、蔷薇、铃兰、木屏草等，都以香气芬芳而出名，它们不仅能够净化空气，而且对杀灭结核菌、肺炎球菌、葡萄球菌以及预防感冒和减少呼吸系统疾病等均有一定的作用。菖蒲散发出来的气味，对慢性支气管炎具有平喘的效果；茉莉花香具有理气、辟邪的作用，其香气会使人感到轻松、文静；香叶天竹葵的香气能够安定神经、消除疲劳和促进睡眠；丁香花对牙痛患者具有镇痛、安静的作用，是抑制细菌的"克星"；玫瑰、香水草的芳香有除臭、避秽的功效；罗兰、玫瑰之香能使人身心爽朗、欢快；水仙、荷花之香能诱人产生温柔缠绵之感；桂花的芬芳能沁人心脾，使人疲劳顿消；菊花、薄荷之香可使人思维敏捷；浓烈芳郁的夜来香则能够驱散夏秋夜晚蚊虫的侵扰。

不过，花香虽好，有时也会对人体健康产生一些不利影响，比如有些人对丁香的香气有过敏反应，容易引起哮喘、心烦意乱或记忆力减退；兰花、百合花的香气容易使人产生偏激心理；太浓的夜来香往往使人过度兴奋而导致失眠。过于强烈的嗅觉刺激是不利于健康的，所以，哪怕是香味，一旦太浓也会让人觉得不舒服而产生本能的抵抗情绪。因此室内养花不宜过多过杂，尤其是卧室中更不宜摆放太多植物。

九、声音养生保健法

声音是物体因振动发生的声波，经空气传播至耳，再经听神经传至大脑所产生的印象。中国古代音乐中的五音，即角、徵、宫、商、羽，据说是古人取诸自然声籁中的五个类型音阶。对应五行，即木、火、土、金、水，与人体内相应的脏器（肝、心、脾、肺、肾）的功能活动，及人的五志（怒、喜、思、忧、恐）相连。

中国古代就有"五音疗疾"的记载，如《黄帝内经》曰："宫音悠扬谐和，助脾健运，旺盛食欲；商音铿锵肃劲，善制躁怒，使人安宁；角音调畅平和，善消忧郁，助人入眠；徵音抑扬咏越，通调血脉，抖擞精神；羽音柔和透彻，发人遐思，启迪心灵。”这是由五音各自的特性决定的。角音朝气蓬勃，具有木气的属性，可以入肝，能防治气的内郁；徵音热烈欢欣，具有火气的特征，可以入心，有利于防治气机的下陷；宫音雄伟庄重，宽宏和平，具有土气的特性，可以入脾，能防治气机的升降紊乱；商音清净肃穆，具有金气的特点，可以入肺，能防治气的耗散；羽音悠扬柔和，澄静透明，具有水汽的特点，可以入肾，有利于防治气的上逆或过分上炎。单独的一个音，是不可能构成旋律的，对人体也不能起到治疗作用，只有使五音按某种基调构成旋律，才能形成适当的节奏，从而影响人体的气机运化，从而达到调理气血，阴平阳秘的目的。

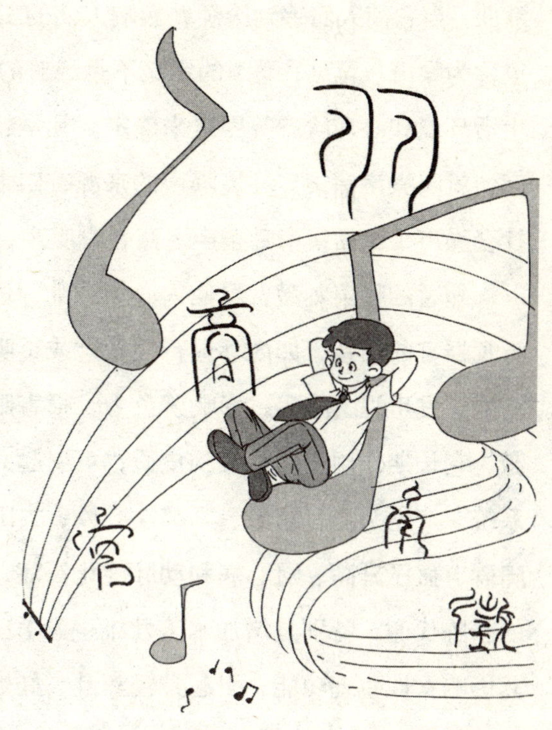

声音是物体因振动发生的声波，经空气传播至耳，再经听神经传至大脑所产生的印象

我们平常听到的声音主要有噪声、语声和乐声三种。乐声是指发音体通过有规律的振动，而发出来的轻柔悦耳的声音。噪声是指发音体的振动不规则，音强较大，听之不和谐甚至刺耳的声音。声音的强度叫音强，一般以“分贝”来表示。对人最适宜的音强为 15—35 分贝，乐声则属于这个范围。一般比较安静的住宅为 50 分贝。当音强高达 70 分贝时，会令人烦躁不安，公共汽车或火车内分贝多在 80—90 之间，属于噪声范围。

噪声是个相对的概念，通常人们不需要的声音，如干扰人们休息、睡眠、工作、学习、思考和交谈等不协调的声音也属噪声范畴。有时出现有旋律的、好听的乐曲、歌曲，当它使人们感到厌烦并影响人们的工作、学习时，也被认为是不需要的声音，也称为噪声。可见，噪声的定义不是绝对的，它的定义往往是根据人们的主观感受、生活环境和心理状态等因素来确定。凡是超过人们的生产、生活活动所能接受的程度，就叫噪声污染。环境噪声的来源有四个，即交通噪声、工业噪声、施工噪声和社会噪声（包括集市嘈杂声、高音喇叭声、家庭电器发出的声音等）。

短暂的噪声刺激，可使人心烦意乱，烦恼易怒。长期接受噪声，则可直接造成听觉器官的损害，如内耳退行性发迹或重听、耳聋。噪声会通过神经系统危害视觉功能，发生视力障碍，影响辨色力，损害眼球运动平衡。另外，噪声是一种恶性刺激，它长期作用于中枢大脑皮质，可引起兴奋与抑制过程失衡，并可累及植物神经系统，产生头痛、眩晕、耳鸣、心悸、失眠、全身无力等症状。严重者可引起精神障碍、血压升高、冠心病和动脉硬化等症，还可引起溃疡病。噪声还会影响到人体的新陈代谢，特别是增加水溶性维生素 B1、B2、B6 和维生素 C 的消耗量。噪声尤其影响女性生理功能，引起月经紊乱、妊娠合并症，容易诱发自然流产，引起畸胎或低体重胎儿。

因此，在噪声区，除采取必要措施，减少或消除工业和交通噪声污染外，还应采取自我防护措施，并适当补充维生素 B、C 片剂以及吃些富含维生素的水果和蔬菜。另外，家庭噪声也不可忽视，尤其是老年人，更应注意减少家用电器所带来的各种噪声危害，否则会影响老人的听力和视力以及儿童的智力发育和身心健康，也会影响人们的睡眠。

与噪声不同的是，美妙动听的乐声带给人的感受却是很奇妙的。庄严的旋律可赋予人丰富的想象，悠扬的乐曲能让人愉快地休息，轻快抒情的音乐则给人带来甜美和欢乐，充满反抗精神和英雄气概的豪放音乐可使人的心灵更加善良，道德更加高尚。道教养生家认为，美妙动听的乐声传入大脑后，能使人紧张疲惫的神经细胞在新的兴奋中得到松弛，获得休息。所以，音乐是神经系统的“保健操”。故经常欣赏音乐不仅会使人精神振奋、心旷神怡，还能提高中枢神经系统的灵敏性，增强大脑的功能和工作能力，使人智力敏捷，精力充沛。

乐声对人体的影响主要是通过心理作用和物理作用两条途径来实现的。乐声的心理作用非常明显，不同的乐声可激发人们不同的情绪。乐声的物理作用则是通过音响来影响人体生理功能。美妙的音乐通过听觉器官和听觉神经被人们吸收后，可使人体的潜在能量被激发出来。乐声的养生保健功能可分为感动式和主动式两种。感动式疗法的重点是让病人听音乐，使其产生心理上的自我调整；主动式疗法是让病人参与创造性音乐活动，即让病人同治疗医师一起在音乐伴奏下演唱或即兴表演，也可让病人自己演奏、演唱等。这两种音乐疗法都可以对病人起到良好的祛病功效，而以后者效果更为明显。

道教养生专家认为，由于个人情绪、情感、文化水平、兴趣爱好、音乐素养等方面的差异，音乐产生的效果也有很大差别。故在音乐养生保健活动中应根据不同的心情状态，选用不同的乐曲，方能产生理想的效果。如要使人感觉放松、心情舒畅，可以播放幽静柔和的《春江花月夜》；要帮助幼儿安静入睡，可以让他听舒缓的小夜曲；要促使难产妇顺利分娩，可让她听轻松愉快的音乐；给老年人播放旋律优美的乐曲，能推迟大脑的衰老，对缓解假性老年痴呆具有明显疗效；治疗中风后遗症，则可选用广东音乐或现代舞曲。美妙的音乐祛病健身，必将促进生活朝着和谐融洽、健康幸福的方向发展。